米子良教授
临证经验集要

主　编　麻春杰　董秋梅
主　审　米子良

中医古籍出版社

图书在版编目（CIP）数据

米子良教授临证经验集要 / 麻春杰，董秋梅主编 .—北京：中医古籍出版社，2018.7

ISBN 978-7-5152-1252-4

Ⅰ . ①米… Ⅱ . ①麻… ②董… Ⅲ . ①中医学—临床—医学—经验—中国—现代 Ⅳ . ① R249.7

中国版本图书馆 CIP 数据核字（2016）第 080137 号

米子良教授临证经验集要

麻春杰　董秋梅　主编

责任编辑　郑　蓉

封面设计　赵石涛

出版发行　中医古籍出版社

社　　址　北京东直门内南小街 16 号（100700）

印　　刷　北京京都六环印刷厂

开　　本　850mm×1168mm　1/32

印　　张　12.125

字　　数　240 千字

版　　次　2018 年 7 月第 1 版　2018 年 7 月第 1 次印刷

印　　数　3000 册

书　　号　ISBN 978-7-5152-1252-4

定　　价　48.00 元

编 委 会

内容提要

　　米子良教授是全国名中医，该书主编麻春杰教授是其学术经验传承人。本书分上、下两篇，阐述了米子良教授临床治疗内蒙古地区多发病、疑难病的独特经验。上篇医论，溯本求真，立论严谨；下篇医案，鲜活翔实，辨析独到。书中所录经验，真实详明，效验可靠。该书所展现的米子良教授独具特色的理论见解和治疗经验，可为医学专业人员及爱好者、患者及家属提供重要素材。

序

　　呼和浩特市乃钟灵毓秀之地，新中国成立前称"归化城""青城"，是塞外著名的政治、经济、文化中心。塞北中医药历史源远流长，文化积淀深厚，几百年来，历代名医层出不穷。内蒙古名老中医米子良教授耽寝中医典籍50余年，学验甚丰。米子良教授年少时，由于父亲得急病早亡，遂矢志于岐黄之术，常诵读《内经》《难经》《伤寒论》《金匮要略》，精研医理，以彰经旨；博览群书，深知"千方易得，一效难求"；细读历代各诸贤高论，了悟"勤求古训，博采众方"是医家之坦途。米子良教授省病问疾，特别谨慎细心；养补宣通，善用各法；学经方而不拘泥原方，承时方而不因循守旧；志存救济，意在奉献。

　　米子良教授、主任医师在内蒙古医科大学从事教学、临床、科研工作数十载，治学严谨，皓首穷经，悟医理之深奥，集临床教学之所得，发展甚多。继承和发扬名老中医经验，是振兴和繁荣中医药事业的必然选择。因而，总结名老中医米子良教授学术经验，旨在传承和弘扬名老中医学术经验，提高中医临床辨治水平，让更多中医学子领略当代临床大家的风采。米子良教授的学术经验传承人麻春杰主编的《米子良教授临证经验集要》别开生面，汇集了米子良教授临床治疗内蒙古地区多发病、疑难病的独特经验，文中叙述了米子良教授对某方、某法、某药之运用体会，娓娓而谈，详尽透彻。所作医论，溯本求真，立论严谨；所述医案，鲜活翔实，辨析独到；所录经验，真实详明，效验可靠。

　　书中着眼于名老中医米子良教授临证经验之细微处，故能取巧求精，而非面面俱到。同时本书以常见病分篇论述，使丰富多彩的名家治验，纲明目细，便于查阅，故可使读者得其要领，易于师法。本书从不同角度反映了米子良教授独具特色的理论见解和治疗规律，为中医理论体系的发展提供了重要素材，因此，本书是一部具有理论价值、实用价值、文献价值的中医专著。

杜茂林

前　言

　　传承名老中医的学术思想和临床经验，是推动中医学术发展、加快人才培养、提高临床服务能力的迫切需求。我的硕士研究生导师米子良教授是内蒙古自治区名老中医、内蒙古自治区首批老蒙医中医专家学术经验继承工作指导教师，我有幸成为他的学术经验继承人。跟随米子良教授学习和临床多年，使我在专业上得到很大提升，他的言传身教，让我受益终生。米子良教授医德医术、高尚的人格魅力，以及在教学、科研、临床中的建树成就在患者、同仁和弟子的口碑中广被称颂。特别是米子良教授学识渊博，医道精湛，谦虚和蔼，平易近人，是我们中医人的楷模。为了更好地传承米子良教授的学术思想和临床经验，我们撰写此书，旨在把他的学术思想和经验传递给更多同道。

　　本书分为上下两篇，上篇医论部分是米子良教授的学术思想总结；下篇医案部分主要是米子良教授的临床经验，介绍了米子良教授临证 40 余载各科经典医案，分述了内科病证、妇科病证、外科病证以及儿科病证。其中内科病证中分为脾胃病证、心系病证、肺系病证、肝胆病证、肾系病证、气血津液病证等，妇科病证主要包括月经病、带下病，临证医案中共收集病案共计 160 余例。全书展示了名老中医米子良教授的临证思辨特点和处方用药经验，对中医同道具有参考价值。

　　本书编写人员均为米子良教授的弟子和学生，因跟师学习的时间和编者水平能力有限，尚不能完全体现米子良教授精深的学术全貌，尚有待进一步修缮。由于时间仓促，书中难免会有一些不妥之处，敬请诸位同道批评指正。

　　　　　　　　　　　　　麻春杰
　　　　　　　2015 年 12 月于内蒙古医科大学

目 录

上篇 医论

第一章 米子良教授治学与学术思想精要 ………… 3
第二章 米子良教授辨治脾胃病学术思想研究 …… 11
第三章 米子良教授辨治妇科病证学术思想研究 … 35

下篇 医案

第一部分 内科病证 …………………………… 49
第一章 脾胃病证 ……………………………… 49
（一）胃脘痛 ……………………………… 53
（二）泄泻 ………………………………… 70
（三）痞满 ………………………………… 86
（四）呕吐 ………………………………… 89
（五）痢疾 ………………………………… 92
（六）便秘 ………………………………… 95
（七）呃逆 ………………………………… 98
（八）噎膈 ………………………………… 99
（九）关格 ……………………………… 100
第二章 心系病证 …………………………… 102
（一）不寐 ……………………………… 106

（二）胸痹 ································· 116

（三）心悸 ································· 119

第三章　肺系病证 ························· 122

（一）感冒 ································· 127

（二）咳嗽 ································· 130

（三）喘证 ································· 131

（四）哮病 ································· 137

（五）肺胀 ································· 140

（六）鼻渊 ································· 148

（七）鼻衄 ································· 150

第四章　肝胆病证 ························· 153

（一）胁痛 ································· 158

（二）黄疸 ································· 166

（三）头痛 ································· 168

（四）眩晕 ································· 175

（五）中风 ································· 179

（六）耳鸣、耳聋 ······················· 183

第五章　肾系病证 ························· 189

（一）水肿 ································· 193

（二）淋证 ································· 196

（三）癃闭 ································· 203

（四）阳痿 ································· 205

第六章　气血津液病证 ····················· 209

（一）郁证 ································· 214

（二）血证 ……………………………… 220

（三）消渴 ……………………………… 228

（四）内伤发热 ………………………… 235

（五）汗证 ……………………………… 239

（六）痰饮 ……………………………… 240

第七章 其他病证 ……………………… 243

（一）痹证 ……………………………… 243

（二）腰痛 ……………………………… 257

（三）雷诺氏病 ………………………… 260

（四）恶性胸膜间皮瘤 ………………… 262

（五）肺癌术后化疗反应 ……………… 264

第二部分 妇科病证 ……………………… 267

第八章 月经病 ………………………… 272

（一）月经先期 ………………………… 272

（二）月经后期 ………………………… 277

（三）月经先后无定期 ………………… 281

（四）经期延长 ………………………… 283

（五）痛经 ……………………………… 286

（六）崩漏 ……………………………… 292

（七）经闭 ……………………………… 297

第九章 绝经期前后诸症 ……………… 301

第十章 带下病 ………………………… 305

第十一章 其他病证 …………………… 311

（一）癥瘕 ……………………………… 311

（二）缺乳 ………………………………………………… 314

（三）乳癖 ………………………………………………… 316

（四）乳衄 ………………………………………………… 322

第三部分　外科病证 …………………………………… 324

第十二章　皮肤病 …………………………………… 327

（一）粉刺（痤疮） ……………………………………… 327

（二）白疕 ………………………………………………… 333

（三）牛皮癣 ……………………………………………… 337

（四）蛇串疮 ……………………………………………… 339

（五）湿疮 ………………………………………………… 341

（六）瘾疹 ………………………………………………… 344

（七）扁平疣 ……………………………………………… 347

（八）脱发 ………………………………………………… 350

第十三章　其他病证 ………………………………… 352

（一）口疮 ………………………………………………… 352

（二）脱疽 ………………………………………………… 359

（三）瘿病 ………………………………………………… 363

第四部分　儿科病证 …………………………………… 368

1. 补肾固摄止遗治疗小儿遗尿 ………………………… 368

2. 健脾和胃，润肠生津治疗小儿厌食 ………………… 369

3. 滋阴清肺润燥，通腑泄热治疗难治性咳嗽 ………… 371

4. 清热宣肺，下气平喘治疗小儿疹毒内陷咳喘 …… 372

5. 甘缓止痛，行气消积治不典型虫症 ………………… 373

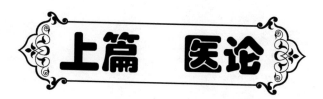

上篇 医论

第一章　米子良教授治学与学术思想精要

　　米子良，男，汉族，1939年出生，内蒙古自治区呼和浩特市人，中共党员。米子良教授于1958年考入内蒙古医学院中蒙医系中医专业，1963年以优异的成绩毕业，并被分配到内蒙古自治区卓资山县医院工作，后又调至乌兰察布市中心医院中医科从事中医临床工作。1982年，米子良教授为进一步提高自己的专业水平，参加了内蒙古自治区卫生厅举办的"中医研究生班"学习，毕业后，时值内蒙古自治区卫生厅为发展自治区中医教育事业，培养更多高级中医专业人才，特将米子良教授调至内蒙古医学院中蒙医系执鞭任教，先后担任伤寒教研室、中医临床基础教研室主任、硕士研究生导师，主讲《伤寒论》《金匮要略》等课程。米子良教授为享受国务院特殊津贴专家，2008年评为内蒙古地区名中医，自治区首批老中医专家学术经验继承工作指导教师，国家"十二五"中医药管理局重点学科"伤寒学"学术带头人，2013年被聘为内蒙古中医药学会名誉副会长。米子良教授曾任中国中医药学会仲景学说专业委员会委员、内蒙古自治区卫生厅药品评审委员会委员，历任内蒙古自治区教育厅、卫生厅高评委员会专家。

　　米子良教授从事中医临床与教学数十载，学验俱丰，在多年的临床、教学实践中逐渐形成了特色鲜明的学术特点和治学思想。

一、践行大医精诚、仁心至上之德

米子良教授从毕业伊始参加工作，从条件艰苦的县乡医院、盟市医院，到现在的大学附属医院，每天接诊内、外、妇儿不同科别的各种急、慢性病患者几十名，历练了沉着冷静接诊心态和高超的诊疗水平。无论每天接诊多少患者，无论患者是来自乡村的农民，还是身居高位的官员，他都一视同仁，认真对待，从不急躁发火。在他出诊时，经常中午不能按时下班、吃饭，有时甚至会延续到下午，随着年龄的增长，大家担心他年事已高，身体吃不消，但他对于那些要求加号的患者，总是尽量满足，尤其是对那些从边远乡下、外地赶来的患者，都会加班给他们看病，还常给挂号室、药房的同事们解释说，患者那么远来看病真的不容易，我辛苦一下没关系，希望大家多体谅。米子良教授总是告诫年轻人要换位考虑问题，多体谅患者，真乃"大医精诚"的真正践行者。

早年的基层临床工作，让米子良教授切身体会到农村患者看病难、看病贵的疾苦，因此，米子良教授处方用药尽量为患者考虑，极少开大处方、贵重药，同类药物能用便宜的，就绝不用贵的，常常在用药时反复斟酌，例如：能用厚朴的就不用砂仁，能用党参的绝不用人参，在米子良教授的处方中，很少出现血竭、鳖甲、龟板等贵重药材。他在带教、讲课中也常常告诫学生和年轻医生，"医乃仁术"，更要仁心至上，行医者首先必须要具有高尚的品德修养，以"见彼苦恼，若己有之"感同身受的心，才能策发大慈恻隐之心，进而发愿立誓"普救含灵之苦"；博极医源，精勤不倦，学好、用好医学知识，绝不能"恃己所长，经略财物"，特别是在经济社会追求效益的当今社会，一定要让医学知识、技术真正为广大人民群众患者服务，而不能成为谋取利益的手段。而且，米子良教授一直以身作则，为人师表，行为示范，成为广大学生和医生们学习的楷模。

二、治学严谨，医教协同，倡导中医药学术开放、创新

1982年回到大学校园的米子良教授，先后担任了伤寒教研室主任、中医临床基础教研室主任，讲授了《伤寒论》《金匮要略》等课程，同时对《黄帝内经》《温病学》也颇多研究，临床辨证用药多以经方为主。米子良教授的这种从临床到教学的经历，使他深刻认识到，中医学理论只有应用到实践中，才能得到检验，而实践经验也必须要通过理论学习，才能不断提高，医教协同具有不可替代的重要性。虽然回到学校，但教学工作之外，米子良教授一直坚持临床一线工作，在教学中积极发挥自己的长处，将多年的丰富临床经验系统整理归纳，应用于课堂教学，深入浅出，将古奥的《伤寒杂病论》原文与临床实践紧密结合，增加了学习的趣味性，以利于学生理解与记忆，深得历届学生的喜爱与尊崇。米子良教授治学严谨，诲人不倦，不仅向学生传授书本知识，更注重

培养学生的高尚情操。

《伤寒论》是内蒙古医学院中医专业的第一个硕士研究生学位授权点，作为该专业的硕士研究生导师，他倍感责任重大，经常思考如何做好医、教、研共同发展，促进中医药学术事业的进一步提高。米子良教授有着自己的思想，在繁忙的教学、临床工作同时，还承担了多项科研重任。他常讲："研究中医药，不仅要继承，更要发展。"在积极推进开展中医药科研工作方面，早在20世纪90年代，米子良教授就大胆提出，采用现代科技手段，研究中医理论和中药作用机制，开风气之先，体现了米子良教授开放和创新的学术理念。米子良教授先后主持、参与国家及自治区级科研课题5项，其研制的"三宝大造片"曾荣获内蒙古自治区科技进步四等奖，主持完成的内蒙古自治区科委课题"内蒙古中蒙食疗药学的研究"荣获内蒙古自治区科技进步三等奖。米子良教授和他的研究生们历时多年进行胃和冲剂的系列研究，明确了胃和冲剂治疗胃溃疡的作用机制，为临床应用提供了科学依据。

米子良教授先后培养了9名硕士研究生，在他严谨治学态度的影响下，他指导的学生现均已成为区内外中医临床、科研的带头人和骨干力量。在长期的教学、医疗科研工作中，米子良教授笔耕不辍，著述颇丰，先后发表学术论文50余篇，主编和参编《内蒙古食疗药》《中华临床药膳食疗学》《黄帝内经类编》等著作。

现今，已过古稀之年的米子良教授身体健康、精神饱满，不仅每周出诊，而且每年都应邀为在校的本科生、硕士生研究生，以及内蒙古自治区的骨干医师学习班、经典传承培训班等进行专业学术报告，将自己的临床经验倾囊相授，其对中医事业之爱和启迪后人之心，令人非常感动。春风化雨，润物无声，从米子良教授身上让人们切实感受到其为人师表的那份责任，医从其道的担当以及对科学研究的执着。

三、疾病诊治，尤为重视脾胃，以"和"为旨

在长期的临床实践中，米子良教授诊治了大量的消化系统疾病患者，积累了丰富的经验，这也促使他潜心于脾胃学说的研究，以《黄帝内经》和《伤寒论》为指导，以脾胃的生理病理为基础，结合个人临床心得与各家思想，形成了独具特色的学术思想。米子良教授宗《内经》"有胃气则生，无胃气则死"之论，及《脾胃论》"脾胃内伤，百病由生"之核心，十分强调胃气的作用，他认为不论急症缓病，还是新疾旧患，只有让病人能够吃得进饭，后天气血化生有源，才有可能控制治疗疾病，所以在临证中尤其重视脾胃，主张以顾护脾胃为先。米子良教授深谙中医学中"脾主升清、胃主降浊，脾升胃降为人体气机之枢纽"的理论证机，他认为，调和脾胃，顾护中焦具有保持机体气机正常升降出入，使血脉、津液运行通畅，脏腑阴阳平衡各司其职的重要作用。他创制的治疗慢性胃炎系列方剂，以《伤寒论》寒热并用、辛开苦降、调和中焦的半夏泻心汤为主加减而成，又取名为"胃和冲剂"，即是最好明证。

"和"不仅体现在米师对脾胃病证的中医论治上，而且

还表现在他的整体施治用药上，其临证处方很少用到药性大寒大热、大补大泻有可能伤及脾胃的峻猛之剂，如：川乌、草乌、附子、细辛、麻黄、大黄、石膏等，即便有证当用，也多剂量较小，中病即止。米子良教授临证选药多为性味平和者，如温阳多以桂枝、肉桂、干姜、良姜等，补气多以太子参、党参、黄芪、炒白术等，化湿和中以厚朴、陈皮、砂仁、竹茹、佩兰多用，清热以炒黄芩、黄连等为多用，理气多用柴胡、炒枳壳等，而活血则以制玄胡、香附、川芎、赤芍、丹参等多用。

米子良教授不仅在临证治疗、用药时体现出一个中医处处强调的"和"字，而且其性格也非常平和，从不以大家自居，非常谦和。他强调中医学的阴阳、气血、脏腑的平衡相济，反映在疾病诊治过程中，便是在面对复杂疾病时的从容不迫，驭简于繁，每每遇到证情复杂，有上有下、有寒有热、有实有虚之疾，米子良教授多遵《素问·太阴阳明论》中"脾者土也，治中央"及《临证指南医案》所云"上下交损，当治其中"之意，不治上下，但治其中，从中焦入手，以调和脾胃为突破，恢复脾胃升降和合，即可事半功倍。当然，米子良教授之调和脾胃，既包括补脾益胃，温运中阳，也含清热利湿、通腹降逆等意。

四、深谙药性，提出用药不宜偏颇，尤喜轻疏之品

米子良教授倡导吴鞠通《温病条辨》所论"治上焦如羽，

非轻不举；治中焦如衡，非平不安，治下焦如权，非重不沉"之说，他认为吴氏之法，并不单以温病为是，故此，尤为擅长应用轻清疏散之品。他认为中医祛邪其实不必尽用重剂，而在于因势利导，特别是中上两焦之病，针对邪气在上、在表的头痛、皮肤病、中风、顽固性面神经麻痹等，多首选菊花、桑叶、荆芥、防风、羌活、蔓荆子、凌霄花等，多获良效。在脾胃病的治疗中，米子良教授更是强调中焦脾胃疾病重点在于调和，恢复升降，轻清之剂常可发挥四两拨千斤之效，应用香橼、佛手、玫瑰花、羌活、升麻、竹茹、葛根等，在治疗胃脘痛、痞证、呕吐、泄泻等病时常取得意想不到的效果。他总是告诫后辈，用药如用兵，不可使蛮力，治病重在辨证，用药务必精准，不必尽用重剂大方，以免徒伤及脾胃，药过病所。纵观米子良教授处方一般多选 8 ~ 12 味药，用量普遍以 6 ~ 15g 为主，药性平和，鲜有大方峻剂。

米子良教授认为，药物剂量过大或药物的种类过多，都将给已经受损的脾胃加重负担。他推崇《脾胃论》所载："大忌苦寒之药损其脾胃。"蒲辅周亦说："中气虚馁，纯进甘温峻补，则壅滞气机，反而增加脾胃负担，甚则壅塞脾之运化，使胃腑更难通降。"脾胃虚弱，易致气滞、食积、瘀血等停留，若大剂峻补，则致邪气留恋不去，故当补中寓行，酌加理气醒脾之品。

五、倡导辨证与辨病结合，重在提高疗效

米子良教授可谓经方大家，以"方证对应"，抓病机，抓

主证，圆机活法，以经方治愈大病、重病之案例不胜枚举。他非常强调辨证论治在临床用药的重要性，但却从不故步自封，并且主张要必须不断学习应用新知识、学技能，积极利用现代医学的检测手段，临证中强调中医辨证要与西医诊断的病相结合，宏观要与微观相结合，这样才能提高临床诊治疾病的准确性。如他认为现代理化检查结果或数值可成为中医辨证的延伸，在诊治脾胃病中，常常结合胃镜所见进行辨证用药，如胃镜检查慢性胃炎局部见水肿、充血、色红、黏膜糜烂，为热郁湿重，用药多选黄芩、黄连、蒲公英、紫花地丁、白花蛇舌草等；在诊治妇科病中，对西医诊断为子宫肌瘤引起的月经不调以逐瘀祛湿消癥为主要治法，善用桂枝茯苓丸。

第二章　米子良教授辨治脾胃病学术思想研究

米子良教授从事中医临床与教学数十载，擅长内科杂病的治疗，潜心于脾胃学说的研究。以《黄帝内经》和《伤寒论》为指导，以脾胃的生理病理为基础，结合个人临床心得与各家思想，形成了独具特色的脾胃病诊治学术思想。

一、辨治脾胃病，需详审病因病机

中医脾胃学说构建于《黄帝内经》《伤寒论》，唐宋金元时期得到全面的发展，并于明清时期充实完善，千百年来经久不衰，对中医学理论的发展起到了极大的推动作用。中医认为，脾为脏属阴，恶湿而喜燥，其气主升；胃为腑属阳，恶燥而喜润，其气主降。二者互为表里，阴阳互济，可消化、吸收、输布水谷精微，化生气血，供给脏腑经络整个机体的营养需求。气血津液是构成人体和维持人体生命活动的基本物质，均依赖于脾胃化生而成，故有"脾胃为后天之本""诸病皆由脾胃生""有胃气则生，无胃气则死"之说，脾胃的病理表现主要是受纳、运化、升降、统摄等功能的异常。

米子良教授不仅是张仲景"勤求古训，博采众方"的实践者，而且上自四大经典，下至李东垣、叶天士和近代名家著作，无不研读，在此基础上结合自己多年的临床经验对脾胃病病因病机有了较为系统的认识，并提出新的见解。

1. 六淫以湿为重，土湿受邪，脾病生焉

风、寒、暑、湿、燥、火六淫之邪，皆可损伤脾胃，然以湿邪对脾胃的损伤为重。湿邪可分为外湿与内湿。外湿多由气候潮湿、涉水淋雨、居处潮湿、水中作业等环境中引发，湿性黏滞，易阻气机，气不行则湿不化，一旦湿邪损伤脾胃，其病势必缠绵日久难愈，或反复发作。《素问·至真要大论》说"诸湿肿满，皆属于土""土湿受邪，脾病生焉"。脾胃是人体气机升降之枢纽，《素问·阴阳应象大论》指出："清阳出上窍，浊阴出下窍；清阳发腠理，浊阴走五脏；清阳实四肢，浊阴归六腑。"湿邪损伤脾胃，阻滞脾胃气机，运化水湿功能失常，可生成湿、痰、饮等病理产物，此乃内湿，内湿又可加重外湿所带来的损伤。米子良教授认为，天人一体，自然环境的变化对人体有着莫大影响，如气候异常变化可引发阴阳失衡乃至疾病。因此，重视疾病发生过程，祛除病因，调整阴阳成为米子良教授治疗疾病中的重要步骤。湿性黏滞极易阻滞气机，脾胃为气机升降之枢纽，因此湿邪为脾胃病中常见病因。脾胃气机通畅，则各个脏腑的生理功能则能正常发挥。湿邪损伤脾胃，阻滞脾胃气机，则肺气不宣，肝气不舒，心火不下，肾水不上，而生百病。

2. 七情多见忧思，过度忧思则伤脾

过度情志刺激，可使脏腑、精气、阴阳功能失常，气血

运行紊乱。脾在志为思，过度思虑则伤脾。《灵枢·本神》说："愁忧者，气闭塞而不行。"《景岳全书》载："但苦思难释则伤脾。"都指出过度忧思可使脾胃气机结滞，运化失职，引起不思饮食、纳呆腹胀、便溏等症状。米子良教授认为，脾胃是一身气机升降之枢纽，脾胃枢纽瘫痪，则会形成一系列的疾病。脾胃居于五脏之中心，和其他脏腑关系密切，米子良教授十分重视脾胃与他脏的关系，尤其重视肝脏与脾胃的关系。肝属木，脾属土，依据五行学说，木克土，而土通过生金制木，二者相辅相成，相互制约。肝主情志，因此情志变化常易累及脾胃，表现为肝胃不和证、肝郁脾虚证。

3. 饮食不节，伤脾损胃

《灵枢·五味》载："天地精气，其大数常出三入一，故谷不入，半日则气衰，一日则气少矣。"过饥则胃腑失养于水谷，损伤胃气，气血生化乏源。《素问·痹论》说："饮食自倍，肠胃乃伤。"过饱则脾胃难于消化转输，积滞不去，壅塞于内。饮食五味各有不同作用，不可偏废。如果长期偏嗜某种性味的食物，就会导致该脏脏气偏胜而发病。《素问·至真要大论》："久而增气，物化之常用也。气增日久，夭之由也。"说明五味偏嗜，既可引起本脏功能失调，也可因脏气偏盛，以致脏腑之间关系失衡而出现他脏病变。正如《素问·生气通天论》所言："味过于酸，肝气以津，脾气乃绝；味过于咸，大骨气劳，短肌，心气抑；味过于甘，心气喘满，色黑，肾气不衡；味过于苦，脾气不濡，胃气乃浓；味过于辛，筋脉沮弛，精神乃央。"此外偏嗜酒肉、煎炸炙煿之品，可酿生湿热，阻滞脾胃运行；偏嗜生冷，则易损伤脾阳。胃为水谷之海，经其腐熟作用后化生的水谷精微，是人体能量的重要来源。随着社会的进步，人们生活水平的提高，饮食过量的人越来越多。由于饮食的量过多，超过了人体自身的消化能力，就会成为伤害脾胃的因素，造成脾胃消化能力下降，产生脾胃疾病。因此，米子良教授极为重视饮食摄入量的多少，不同的人、不同的年龄段、不同的职业状态，人体所应进食的量亦各不相同，故此，凡来诊者米子良教授均提醒对方控制进食量，特别是晚饭要少食，防止过度进食伤脾损胃。

4.劳逸过度皆伤脾

"善人体欲得劳动，但不当使极耳。动摇则谷气得削，血脉流通，病不得生，譬犹户枢不朽是也。"意即人们要经常活动肢体，但应避免过于劳累。经常活动，能够加快食物消化，促进血液循环，从而减少疾病发生，如同门枢轴时常转动使用就不会僵涩失灵。人体之气有先天与后天之分，先天是指来源于父母的精气，即肾脏所藏之气，后天是指水谷所化生的脾气，相对于先天之气来说后天之气更易损耗。过度劳累易耗伤内脏精气，导致脏气虚少，尤易损耗脾气。《素问·举痛论》说："劳则气耗。"中气虚损，脾胃机能减退，消化功能紊乱，出现纳谷不香、气短乏力、神疲懒言。过度安逸也可使人体脏腑经络及精、气、血、神失调而导致病理变化，安逸少动，气机不畅，脾胃呆滞不振，运化无力，日久耗伤中气，出现食少、腹胀、肌肉软弱、肥胖壅肿。米子良教授认为，随着生活水平的提高、工作环境的改变，越来越多的现代人经常久坐于办公桌前，缺少肢体活动，"久卧伤气，久坐伤肉"，影响血液运行和津液代谢，致使气滞血瘀，水湿痰饮内生，这也是很多脾胃病产生的病因病机。

二、查明舌脉是脾胃病辨证的关键

米子良教授从医数十载，在继承传统理论的基础之上，广纳诸家论说，结合临床经验，总结出一套完整的脾胃病诊治规律，其中诊查时重视舌诊和脉象是米子良教授辨治脾胃病学术思想内容之一。

1. 望舌象而悉病因病机

望舌象包括望舌质、舌体、舌苔三部分。舌为心之苗，舌为脾之约。舌质的变化（特别是色泽的变化）、舌体形态的改变，反映了人体脏腑的虚实和气血的盛衰，与脾主运化、化生气血的功能直接相关。章虚谷又言："脾胃为中土，邪入胃则生苔，如地上生草也。"苔为胃之候，舌苔为舌体上附着的苔状物，由胃气蒸腾所生，有苔质、苔色等变化，反映病位的浅深、疾病寒热性质、病势的进退和胃气的有无等。米子良教授认为寒邪客胃时，舌质多紫暗，苔白滑津液较多；热毒内蕴时，舌质红常见肝热犯胃或胃热炽盛，舌红苔黄厚腻或灰腻或黑燥津液少，多见于脾胃俱热或食滞肠胃；舌质胖嫩边有齿痕，苔白滑，多见于脾胃气虚或脾胃阴虚；舌质红或绛，舌面无苔如镜为胃津干涸；舌红有裂纹或花剥为胃阴不足、阴虚内热；舌暗或舌边有瘀点、瘀斑，均为胃络瘀阻之象。舌苔有色泽、厚薄、润燥等变化。有苔，表示胃气存在，有抗御病邪的能力；少苔、剥苔、无苔，表示胃气受损或胃阴损耗，就程度而言，少苔较轻，剥苔、无苔较重。舌苔由薄变厚，表示病情逐渐加重；舌苔由厚变薄，表示疾病逐渐减轻。鉴于不同胃镜诊断类型与舌苔分布有显著规律性，反映病情越重的舌象与病情越重的胃镜诊断类型具有一定相关性，[1]米子良教授非常认同，在诊病时亦将胃镜的诊断与舌象有机结合，进一步提高辨病、辨证的准确率。

《灵枢·经脉》篇中指出，足太阴脾经"散舌下"，米子良教授对久病患者多察舌脉，即查舌下系带两旁的静脉，若增粗、增长、迂曲暴露、色紫色暗，其外侧充血成半柱状、粗枝状或囊状突起，均显示有瘀阻。

2. 详诊脉象而利辨证论治

人是一个有机的整体，其生命现象均可通过脉象的变化反映出来。《景岳全书》载："脉者血气之神，邪正之鉴也，有诸内必形诸外。"因此，通过诊脉可以了解气血的虚实、阴阳的盛衰、脏腑功能的强弱，以及邪正力量的消长，为治疗疾病指出方向。《难经·一难》载："寸口者，脉之大会，手太阴之脉。"肺为十二经之起始，营卫气血循经会于气口，诊寸口能够了解营卫气血的盛衰，独取寸口还因动脉浅，易触知易分辨。《素问·平人气象论》："人以水谷为本，故人绝水谷则死，脉无胃气亦死。"米子良教授认为正确掌握诊脉方法至关重要，寸关尺要按位准确，指力适度，浮中沉取，应细心体会，且病人体位要自然，同时注意异常脉象之位置，如斜飞脉、反关脉。米子良教授认为胃病患者的脉象多为弦、细缓、涩、数等，右关甚著，而且通过诊察脉象中胃气的盛衰来判断病情的进退和预后，有利于临证处方用药。

三、脾胃病的施治特色

古人有"治中焦如衡，非平不举"之说，以调脾胃升降之气机。胃的生理集中体现在"降"，胃的通降作用，即是胃的排空作用，降则生化有源，出入有序。胃的病理亦集中在失"降"，通降失常则传化无由，壅滞为病。米子良教授指出，胃能够保持通的状态，有赖于胃气的推动作用，因胃气的运动特点是降，只有通降正常才能使饮食物经腐熟后向下传送至小肠。因此，胃的功能正常，常用"以降为顺""以通为和"来说明，简称"胃主通降"，故诊治胃病当以通为用，以降为顺，以滞为逆，亦即通降是治疗胃病之大法。米子良教授在治疗胃病时，在注重"通降"的基础上，又体现出以下特色，这也是米子良教授辨治脾胃病学术思想的精髓。

1. 辨证与辨病（宏观与微观）结合，悉心潜药

米子良教授临证中强调中医辨证要与西医诊断的病相结合、宏观要与微观相结合，这样才能提高临床诊治脾胃病的准确性。同时还认为，现代的理化检查结果或数值可成为中医辨证的延伸，如胃镜检查慢性胃炎局部见水肿、充血、色红、黏膜糜烂，为热郁湿重，用药多选黄芩、黄连、蒲公

英、紫花地丁、白花蛇舌草；胃黏膜苍白，或是红白相间，血管显露，为气虚血瘀，用药多选丹参、延胡索、郁金、田七等；肠腺化生或见上皮细胞者为瘀毒郁结，是癌前病变的反应，用药多选白花蛇舌草、半边莲；若伴胆汁反流者，为胆胃不和之象，用药多选用芩连温胆汤。胃、十二指肠溃疡见胃、十二指肠黏膜苍白，溃疡浅表，表面覆有白苔为虚寒，用药多选用党参、白术、生姜、桂枝、黄芪。这些微观现象可弥补中医之不足，通过进一步悉心遣药可明显提高临床疗效。

2. 脾胃病治疗与整体调节相结合

米子良教授辨证时不仅注意脾胃主运化与升降失常的临床表现，更注意观察患者全身整体的状态，以及年龄、体质、性别、职业、环境、气候、饮食等对机体的影响，综合考虑后才确定治疗方案。正如《沈氏尊生书·胃痛》云："胃痛，邪干胃脘病也。……唯肝气相乘为尤甚，以木性暴，且正克也。"脾为土脏，灌溉四旁，是以五脏中皆有脾气，而脾胃中亦皆有五脏之气，故善治脾胃者，能调五脏，即所以治脾胃也。只有通过整体调节，脾胃病症状才能得以好转，全身情况也会有明显改善。

3. 胃病多见寒热夹杂，治宜辛开苦降

胃病临床表现常见胃脘痞满、嘈杂、反酸，饭后有饱胀感，纳呆食少，口干口苦，舌苔黄腻，脉弦滑等。其证表现为寒热错杂，虚实夹杂。米子良教授认为辛温的补益、理脾降气药具有调整胃肠动力的作用，如半夏、干姜、党参、木

香、厚朴等都对上消化道有促动力作用；黄芩、黄连苦寒降泄，可清热。临证善用半夏泻心汤加减，补虚泻实，散结除痞，寒热平调，并通过实验证实半夏泻心汤对胃运动具有双向调节作用。[2]

4. 肝脾（胃）同治

肝属木，主疏泄而藏血；脾属土，主运化而生血。木赖土以滋养，土得木则疏通。肝木能疏泄脾土，调畅全身气机；脾土濡养肝木，气血生化之源。二者相辅相成，相互制约，如果出现偏盛或偏衰，都会形成肝脾失调之证。如肝失疏泄，脾胃纳运失常，肝郁气滞则可致血瘀或化火等；如肝气横逆犯胃，肝胃不和，可见胃胀胁满，嗳气反酸，其治疗当疏肝解郁或敛肝缓急。肝的疏泄功能正常，气顺则通，胃自安和，即"治肝可以安胃"；胃病亦可影响及肝，脾胃虚弱，中焦运化失职，气机壅滞，土壅木郁，其治当培土泄木。米子良教授对于凡来诊者中见烧心、呕酸、腹痛或腹胀不明显但反复发生者，特别是脉弦，且左侧寸关、右侧关脉大者，认为多有胆囊疾病，临证每每应验。因弦脉主肝胆之经，肝经木旺伤脾土，结合其呕酸、烧心、腹胀或腹痛之症状，对诊之有胆囊病变者，米子良教授开具的肝胆 B 超无不提示有胆囊炎或胆结石，其治多用泻心汤、四逆散加减，并酌加旋覆花、代赭石、槟榔等药物以降逆抑酸化石。

5. 通降治酸抑菌

米子良教授认为，感染幽门螺旋杆菌、胃酸和胃蛋白酶过量分泌是形成溃疡炎症的必要条件，多以郁热犯胃，湿热中阻，胃失和降为主要病理特征。幽门螺旋杆菌的存活与湿热体质相关，苦寒药能清热祛湿，米子良教授常用黄连、黄芩、蒲公英等药来杀灭幽门螺旋杆菌，同时可通过清热燥湿改善体质，降低幽门螺杆菌寄生几率。临床中常用左金丸、生姜泻心汤、半夏泻心汤、枳壳、煅瓦楞、乌贼骨等通过和降胃气可使胃酸减少，实热证常用浙贝母、黄芩、川连、蒲公英，虚寒证常选用砂仁、木香、陈皮、半夏等。

6. 溃疡宜托剂

先贤云："形不足者，调之以甘药。"米子良教授治疗溃疡病善用建中汤类，如常用小建中汤、黄芪建中汤加减。特别是注重用黄芪，还常用桂枝、当归、白芍、乳香、没药等。米子良教授认为，药物要对人体产生作用，如同食物一样，首先必须经过脾胃的消化、吸收、转输于脏腑、肌肉、四肢、五脏才能禀受药气，引他经之气血注于空虚之经。胃属土而喜甘，土为万物之母，故中气不足者，非甘温不可。小建中汤出自《金匮要略·虚劳》："用于虚劳里急、衄、腹中痛、梦失精，四肢酸疼，手足烦热，咽干口燥者。"用于治疗先有阳虚，后阳损及阴的阴阳两虚证。黄芪建中汤出自《金匮要略》："虚劳里急，诸不足，黄芪建中汤主之。"黄芪能够固表托毒，去腐生肌，可增强脾胃运化精微能力，为"补气药之最"。脾胃运化功能失常的根本原因在于脾胃气虚。脾主运化功能的实现依赖于脾气，若脾气旺盛，则脾能健运，饮食水谷的消化、吸收与运输功能即正常；若脾胃气虚，则脾失健运，消化吸收和运输饮食水谷精微的功能失常，就会出现食欲减少、胃脘胀痛、大便溏泻、消瘦乏力等症状。现代药理学研究证实，黄芪含有苷类、多糖、黄酮、氨基酸、微量元素等，具有促进机体代谢、抗疲劳、升高低血糖、降低高血糖、增强和调节机体免疫功能，这就是黄芪抗炎、抗溃疡、抗变态反应的机理所在。

7.米子良教授对脾胃病证中一些常见症状的用药新见解

（1）胃脘嘈杂，灼热：法宜清热温润，常用黄连、干姜、蒲公英、九香虫，酌用连翘、百合、芦根等。

（2）脘腹隐痛：宜温通降气，常用白术、玄胡、当归、没药、苏梗、香附、乌药、半夏等。

（3）脘腹刺痛：宜活血和胃，常用白及、三七、蒲黄、五灵脂等。

以上3种病症均可加白芍和炙甘草，用于缓急止痛。

（4）呃逆嗳气：宜平冲降逆，常施半夏、橘皮、旋覆花、生姜、苏梗、代赭石、丁香、柿蒂、香橼、佛手等。

（5）痞满，胀满：实证者，宜理气通脾，常用枳实厚朴汤，如枳壳、大腹皮、瓜蒌、槟榔片、厚朴、旋覆花等，阳明实热用承气汤类；满闷虚证者，宜健脾和胃，用党参、茯苓、陈皮、半夏。

（6）大便不畅：用生白术（30～60g）以运脾除湿，畅腹消胀。凡草木之性，生者凉，而熟者则温；熟者补，而生者则泻。生白术有促进肠胃分泌作用，使肠胃分泌旺盛，蠕动增速，这可能就是白术通便的机制所在。

四、注重养护与药疗相结合

1. 强调顾护胃气

"邪之所凑，其气必虚"。米子良教授指出，脾胃病者多因于脾胃虚弱，因此其临证每每强调顾护胃气，调理脾胃之重要性。李东垣："百病皆由脾胃衰而生也。"不论外感、内伤疾病，皆与脾胃功能旺盛与否相关。四季脾旺不受邪，脾胃为人身盛衰的根本故治病以顾护脾胃为主。米子良教授曾说，脾胃功能健运，饮食营养才能吸收转化，促进气、血、阴、阳平衡，卫、气、营、血功能正常，则可促进疾病向愈，亦可增强机体抗病能力，防止外来病邪损伤。因此，米子良教授认为治疗脾胃病的同时，应尤重保养，即三分治疗，七分保养。

2. 药物剂量宜小，同药宁可再剂，不可重剂

药物剂量过大或药物的种类过多，都将给已经受损的脾胃加重负担。米子良教授推崇《脾胃论》："大忌苦寒之药损其脾胃。"蒲辅周亦说："中气虚馁，纯进甘温峻补，则壅滞气机，反而增加脾胃负担，甚则壅塞脾之运化，使胃腑更难通降。"脾胃虚弱，易致气滞、食积、瘀血等停留，若大剂峻补，则致邪气留恋不去，故当补中寓行，酌加理气醒脾之品。米子良教授治疗脾胃病的处方一般用 8 ~ 12 味药，每味药剂量多在 6 ~ 10g。

3. 食量宜少，不可过饱

《素问·痹论》云："饮食自倍，肠胃乃伤。"米子良教授

一直主张进食要细嚼慢咽，每餐八分饱，晚饭更要少食，因少食不仅对一般人健康有益，对脾胃病患者的康复更是必不可少。

4. 药食同源，补精益气

食疗法是将有药效作用的食物，通过日常的饮食，达到保健和辅助治疗的目的。中国食疗思想由来已久，早在《内经·素问》中就提出："五谷为养，五果为助，五畜为益，五菜为充，气味合而服之，以补精益气。"食疗思想受到众医家认可，孙思邈在《备急千金方》中指出，食疗平和稳妥，既可疗疾又不伤正，善用食疗者才是良医。

现代人因为生活节奏加快、社会压力增大等原因，导致机体处于亚健康状态，这种状态并不能被现代仪器检查诊断出来，也没有针对性的药物。米子良教授长期潜心于《伤寒论》的学术研究中，发现《伤寒论》是记载食疗方及食药两用品种最早最多之书，载方115首（含附方两首），除两个方药佚失外，方药俱全的113方中含食物药者达107方（占94.69％）。若以病证计（或条文计），绝大多数病证（或条文）治疗的方剂中，都含有食物药，其中纯食药方治47条，药膳方治161条（不含重复方条文），无食物药的方剂，治疗的病证（或条文）仅7条（除外重文和佚方4条）。由此证明，研究《伤寒论》中食物药的运用经验，对于发展现代药膳食疗学科也是大有裨益的。为了提供更生活、更自然的健康指导，使人们拥有更理想的饮食，米子良教授结合中医药学的丰富学识和多年临床及生活经验，主编了《内蒙古食疗药》，参编了《中华临床药膳食疗学》。

五、以"和"为宗旨——创制胃和冲剂

米子良教授在脾胃病的治疗中重视一个"和"字,一字虽简却意义深远。"和"是中国哲学思想中非常重要的一个范畴,标志着天、地、人的和谐状态,是人们追求的理想境界。中医药学作为中国传统文化的重要组成部分,其治疗目的、治疗原则和方法,无不体现着"和"的思想。"和"思想植根于先秦诸子,源于《内经》,发展于《伤寒论》,定型于《医学心悟》。《内经》作为现在最早的中医学著作,"和"思想贯穿于阴阳、五行、脏腑、气血、养生等,构建了"和"理论体系,用于探寻生老及疾病的规律。《内经》所使用的"和"并不是作为一种具体的治疗方法提出的,而主要是指机体生理机能的谐和、平和,或是指使处于病理状态的机体恢复到协调、和谐的生理状态这一治疗的根本要求。对于疾病的治疗,《内经》提出"必先五脏,疏其气,令其调达,而致和平"的治疗准则。米子良教授指出,脾与胃一阴一阳,喜恶不同,易见寒热错杂之证;此外,素体胃寒,复加肝郁气滞,郁而化火,火热移胃,亦可导致寒热错杂。因此,其治疗当以"和"为宗旨,寒热药物并用,温清之法并投。多用胃和冲剂Ⅱ号方或半夏泻心汤为主方,旨在借其寒热互用以和阴阳,苦辛并进以调升降,补泻兼施以顾虚实。

半夏泻心汤是调和胃肠之经典方剂,出自《伤寒论》第149条:"伤寒五六日,呕而发热者,柴胡汤证具,而以他药

下之……但满而不痛者，此为痞，柴胡不中与之，宜半夏泻心汤。半夏半升（洗），黄芩、干姜、人参、甘草（炙）各三两，黄连一两，大枣十二枚（擘）。上七味，以水一斗，煮取六升，去滓，再煎取三升，温服一升，日三服。"《金匮要略·呕吐哕下利病脉证治》曰："呕而肠鸣，心下痞者，半夏泻心汤主之。"明确指出该方主治消化道疾病。上呕、中痞、下肠鸣，病变在整个胃肠道。

米子良教授及其团队在研究半夏泻心汤的基础上，结合数年理论研究和临床实践，经大量药理实验、临床应用改进，创制出治疗消化性溃疡、慢性胃炎的新型中药复方——胃和冲剂系列。胃和冲剂Ⅰ号（半夏、党参、黄芪、白芍、干姜、煅瓦楞、炙甘草、大枣）具有温中散寒、降逆止痛之功效，用于脾胃虚寒证；胃和冲剂Ⅱ号（半夏、党参、丹参、干姜、黄芩、黄连、炙甘草、大枣）具有除满消痞、和胃止痛之功效，用于寒热错杂证。

临床观察证实，该药对慢性胃炎、消化性溃疡有着显著疗效。大量现代药理实验证实，该药有增强胃黏膜保护和促进胃黏膜修复功能，其机制可能与增强胃黏膜屏障的"防御因子"有关，具有显著的双向调节胃肠运动作用，并能够通过补中益气来增加体重，保持体温，改善体力。并且经动物长期毒性试验表明，此药未见任何毒副作用，临床应用安全、可靠。胃和冲剂配方中党参、黄芪、甘草、黄连、黄芩、丹参、白芍，经现代药理和体外抑菌实验证实，有抑杀 HP 的作用，特别是黄连、黄芩为广谱抗菌药，对 HP 高度敏感。

附：胃和冲剂的研究概况

米子良教授从医 50 余年，临证多采用经方，尤其是在治疗脾胃病方面有自己的独到见解，用半夏泻心汤加减治疗胃溃疡、慢性萎缩性胃炎等疗效明显，并根据自己临床经验将半夏泻心汤加减研制成胃和冲剂，极大地提高了疗效，并通过实验研究进行其作用机制探讨。

1. 米子良教授辨治脾胃病经验

米子良教授认为，现代人患脾胃病的主要病因有：一是饮食不节，生活无规律，饮食无节制，饥饱无常，时冷时热，恣食辛辣油腻，或嗜酒食甘，均易导致脾胃运化失常，脾寒胃热，寒热错杂于中；二是思虑过度，或久病不治，迁延日久，导致脾胃气虚，因此，辨证属寒热错杂型和脾胃虚寒型者为多见。米子良教授认为，气机升降失调是脾胃病的总病机。脾与胃一脏一腑，同居中焦，脾主升，胃主降，脾胃是气机升降之枢纽，升降失常则易出现呕吐、嗳气、胃痛、便秘、腹泻等诸多症状或疾病。因此，米子良教授在治疗时注意调畅脾胃的气机，从而使脾升胃降、气机畅达，使生化不息，以益后天。

慢性胃炎、胃溃疡等脾胃病患者临床表现以胃脘部疼痛、胀痞、满闷为主症，此在《灵枢·邪气脏腑病形》就有相关论述："胃病者，腹䐜胀，胃脘当心而痛，膈咽不通，饮食不下。"在治疗上，米子良教授认为"治中焦如衡，非平不安"，即以调畅脾胃气机为主要治法，从而使脾能升清，胃能降浊，气机升降平衡。临床常采用经方半夏泻心汤加减治疗，效如桴鼓。

2. 胃和冲剂方解

米子良教授通过研究大量临床病例发现，慢性胃炎和胃溃疡患者中医辨证多属脾胃虚寒型和寒热错杂型，故将半夏泻心汤经过加减化裁研制成胃和冲剂Ⅰ和胃和冲剂Ⅱ号。其中，胃和冲剂Ⅰ号组成为：半夏、党参、黄芪、白芍、干姜、煅瓦楞、炙甘草、大枣。方中党参、黄芪益气补中，半夏、干姜散寒温中，白芍敛阴缓急兼制姜、夏过燥之弊，合方有温中散寒、降逆止痛之功，用于证属脾胃虚寒型患者。胃和冲剂Ⅱ号组成为：半夏、党参、丹参、干姜、黄芩、黄连、炙甘草、大枣。方中半夏、炙甘草降逆和胃，黄连、黄芩泻热消痞，丹参和血止痛，诸药功在除满消痞、和胃止痛，用于证属寒热错杂型患者。现代药理研究认为，半夏有减少胃液分泌、降低胃液游离酸度和总酸度、抑制胃蛋白酶活性、保护胃黏膜、促进胃黏膜的修复等作用，[1]党参能够增强胃黏膜屏障及其防御功能，[2]黄芩、黄连具有一定的抗幽门螺杆菌作用。[3]胃和冲剂Ⅰ、Ⅱ号的组方配伍体现了米子良教授一贯所倡导的"药性与药理相结合"的选方用药理念，将中药性味归经与现代药理结果相结合，提高了临床疗效。

3. 胃和冲剂临床研究

尚桂枝[4]观察胃和冲剂Ⅰ、Ⅱ号对消化性溃疡活动期患者胃十二指肠黏膜和幽门螺旋杆菌的影响，所有患者均经胃镜检查确诊为消化性溃疡活动期,治疗4～8周后胃镜复查,结果显示该药对消化性溃疡黏膜修复有良好作用,治愈率为77.4%,总有效率为93.5%,但疗程较短者(2～3周),疗效较差。对于幽门螺旋杆菌(Helicobacter pylori,HP)阳性患者,治疗后清除率达80%,未转阴者HP感染程度也明显减弱。与西药雷尼替丁进行对照,治疗组和对照组治愈率有显著性差异,说明胃和冲剂促进溃疡愈合有较好的作用。麻春杰[5]观察胃和冲剂对慢性胃炎的治疗作用,并与西药胃必治进行对照,结果显示胃和冲剂总有效率明显高于胃必治,且患者胃痛、腹胀、反酸等症状改善较为明显。脾胃虚寒型和寒热错杂型2组患者的有效率之间无统计学差异,说明中医辨证分型与用药是符合临床实际的。

4. 胃和冲剂实验研究进展

米子良教授及其硕士研究生多年来采用现代科技手段研究胃和冲剂Ⅰ、Ⅱ号治疗消化性溃疡、慢性胃炎的作用及其机制,为其临床应用以及新药开发提供了科学依据。

4.1 胃和冲剂抗消化性溃疡的作用及其机制研究

董秋梅[6]研究胃和冲剂Ⅰ、Ⅱ号对消炎痛所致的实验性大鼠胃黏膜损伤的作用,发现该药能显著抑制溃疡产生。由于消炎痛抑制胃黏膜环氧化酶、干扰前列腺素生成,从而影响黏膜上皮细胞增殖,黏液生成和黏膜血液供应,使黏膜的屏障机能减低,导致溃疡形成。胃和冲剂能使胃黏膜的损伤程度明显减轻,由此推断,胃和冲剂抗溃疡作用的机制,可能是通过增强胃黏膜屏障的防御因子实现的。而胃和冲剂对幽门结扎型大鼠胃液的分泌量、胃液酸度无显著改变，而典型的 H2 受体拮抗剂雷尼替丁却能抑制胃液分泌，升高 pH 值，表明胃和冲剂与雷尼替丁抗溃疡的途径不同。胃和冲剂对乙酸法大鼠胃溃疡有显著治疗作用且可显著提高大鼠血浆前列腺素 E2（PGE2）含量，但对血浆促胃液素含量无明显影响。[7, 8]PGE2 是体内不饱和脂肪酸——花生四烯酸的衍生物，由胃和十二指肠黏膜合成、分泌，它对胃黏膜有保护作用，属于防御因子，而促胃液素可刺激胃酸的分泌，属于攻击因子。因此，胃和冲剂抗溃疡的作用机制不是通过抑制攻击因子，而是通过增强防御因子来实现的，应属胃黏膜保护剂。

4.2 胃和冲剂治疗慢性胃炎的作用及其机制研究

麻春杰[9]等人通过动物实验观察了胃和冲剂Ⅱ号对慢性萎缩性胃炎（chronic atrophic gastritis, CAG）大鼠的影响，结果表明胃和冲剂能够改善 CAG 大鼠胃黏膜病损程度，增加 CAG 大鼠胃窦黏膜腺体层厚度，降低胃窦黏膜肌层厚度，使腺体萎缩得到恢复。胃和冲剂对慢性萎缩性胃炎大鼠胃液中胃蛋白酶活性、血清胃泌素（GAS）和前列腺素 E2（PGE2）的影响，发现胃和冲剂能够明显促进模型大鼠血清 GAS 和 PGE2 的分泌，提高胃蛋白酶活性，增强胃黏膜的防御机能。胃和冲剂[10]能够提高大鼠血清 SOD、GSH–Px 的活性，降低 MDA 含量，说明胃和冲剂能增强 CAG 大鼠抗氧化酶活性，调整大鼠血清氧自由基与抗氧自由基酶系统的平衡，从而使胃黏膜细胞得到保护并使病变逐渐修复。其机制是，一方面胃和冲剂通过辛开苦降、协调升降，改善机体的有氧代谢过程，加强了细胞供能，减少了自由基的产生；另一方面胃和冲剂具有活血化瘀作用，可改善胃黏膜的血液循环，增加胃黏膜血流量，促进壁细胞的再生，从而恢复 SOD、GSH-Px 的活性。胃和冲剂还能提高 CAG 大鼠胃黏膜三叶因子 1（TFF1）的表达，降低 CD34 的表达，抑制血管发生，保护胃黏膜，起到逆转肠化和癌变的作用，从而对 CAG 起到治疗作用并预防癌变。[11]雷丽[12]等人观察胃和冲剂Ⅱ号对 CAG) 大鼠胃黏膜 EGF 和 EGFR 表达的影响，探讨胃和冲剂Ⅱ号治疗 CAG 的作用机制，认为胃和冲剂Ⅱ号可能通过降低胃黏膜组织的 EGF 和 EGFR 的表达，加快胃黏膜细胞的修复和抑制过度增殖，从而对 CAG 起到治疗作用。

4.3 胃和冲剂的其他药理作用

王海明[13]等观察了胃和冲剂Ⅰ、Ⅱ号对利血平致脾虚大鼠模型复健的影响，结果表明，胃和冲剂Ⅰ、Ⅱ号能够通过补中益气来增加体重，保持体温，改善体力。认为胃和冲剂Ⅰ号增加了补益中气的黄芪，它能更好地改善脾虚大鼠的消化功能而达到增加体重，延长游泳时间。胃和冲剂Ⅰ号去掉苦寒的黄芩、黄连，增加黄芪，全方充分体现了温补的作用，为它进一步改善脾虚大鼠消化功能、体温起到了积极作用，而胃和冲剂Ⅱ号优于半夏泻心汤的主要原因是胃和冲剂Ⅱ号的丹参通过改善消化道黏膜血流来进一步提高恢复消化功能的作用。另外，通过墨汁推进小肠实验证明，胃和冲剂Ⅰ、Ⅱ号对小鼠胃肠运动有双向调节作用，优于西药吗丁啉。[14]认为是胃和冲剂中药复方产生的协同药效结果，通过影响消化道植物神经功能，恢复胃肠运动的自稳状态，从而改善胃动力障碍，促进胃黏膜病变的逆转，充分说明了中药对胃肠运动调节的优势所在。

5. 胃和冲剂的质量标准研究

5.1 胃和冲剂 I 号的质量标准的研究

宋美丹[15]等人对胃和冲剂 I 号的质量标准进行了研究，采用薄层色谱法（TIE）对胃和冲剂 I 号中的半夏、黄芪、白芍、党参进行鉴别，采用高效液相色谱法（HPI上）测定制剂中芍药苷含量。结果：薄层色谱斑点清晰，分离良好，阴性对照无干扰。芍药苷在 (0.058 48~0.643 3)μg 之间呈良好的线性关系，平均加样回收率为 103.56 %（n=6），RSD=0.70%。结论：该方法灵敏、简便、准确和重复性好，可作为胃和冲剂 I 号的质量控制标准。

5.2 胃和冲剂 II 号的质量标准的研究

魏玉霞[16]等人对胃和冲剂 I 号的质量标准进行了研究，建立了胃和冲剂 II 号中黄芩苷的含量测定方法。方法：用高效液相色谱法测定 (HPLC)，选用 waters symmetry C18 柱 (3.9 × 150mm，5μ)；流动相：甲醇—水—磷酸 (47：53：0.2)，检测波长：280nm。柱温：25 ℃。结果：黄芩苷在 0.315~1.26μg 范围内与峰面积呈良好的线性关系 (r=0.9985)，平均回收率为 97.7%(RSD 为 4.56%)。结论：本方法简便、灵敏度高、重现性好，可作为胃和冲剂 II 号质量控制方法。

6. 胃和冲剂的毒理研究

麻春杰[17-18]等人对胃和冲剂的毒理进行了研究,观察了胃和冲剂Ⅰ、Ⅱ号对大鼠的长期毒性。方法:胃和冲剂Ⅰ号以16.65g/kg、8.35g/kg、4.17g/kg(为临床日用量的50、25、12.5倍)剂量给大鼠连续灌胃90d,停药15d,分别测量大鼠体重、血液学和血液生化指标,计算脏器系数,并做组织病理学检查。结果:胃和冲剂Ⅰ、Ⅱ各剂量组大鼠的一般状况、体重、血液学和生化学指标、脏器系数与空白对照组比较,均未见明显差异,病理检查未见与药物相关的明显病变,停药后也未见药物延迟性毒性反应。结论:胃和冲剂Ⅰ、Ⅱ号长期用药无明显毒性。推论:临床拟用剂量是安全的。

米子良教授及其研究生关于胃和冲剂的系列研究,不仅从临床研究发现其对消化性溃疡和慢性胃炎的显著治疗作用,而且采用现代科技手段对其作用机制进行深入探讨,为临床应用以及新药开发提供了科学依据,亦为消化性溃疡和慢性胃炎的治疗开辟了新途径,更是"继承—发展—创新"中医药学术发展的主轴与方向的具体体现。

参考文献:

[1]刘守义,尤春来.半夏抗溃疡作用机理的实验研究.辽宁中医杂志[J],1992,19(10):42.

[2]焦红军.党参的药理作用及其临床应用.临床医学[J],2005(4):89—92.

［3］孟庆玲.奥美拉唑与黄连素联合治疗消化性溃疡及根除幽门螺杆菌的疗效观察.现代中西医结合［J］, 2002, 11（24）: 25.

［4］尚桂枝, 米子良, 李秀霞.胃和冲剂对胃十二指肠黏膜与幽门螺旋杆菌的影响.内蒙古中医药［J］, 2001, 3: 12—13.

［5］麻春杰, 魏玉霞, 米子良.胃和冲剂治疗慢性胃炎 68 例.中医研究［J］, 2007, 20（5）: 43—44.

［6］董秋梅, 米子良, 杜锦辉, 等.胃和冲剂对胃溃疡模型大鼠的抗溃疡作用及对胃液的影响.中国中西医结合脾胃杂志［J］, 2000, 8（3）: 158—159.

［7］董秋梅, 米子良, 杜锦辉, 等.胃和冲剂对乙酸法胃溃疡模型及其对血浆 PGE2 含量的影响.中国中医药信息杂志［J］, 2012, 9（12）: 26—28.

［8］杜锦辉.胃和冲剂对乙酸法胃溃疡大鼠血浆胃泌素的影响.中国中医药信息杂志［J］, 2000, 7（11）: 30—32

［9］麻春杰, 王艳, 宋美丹, 等.胃和冲剂 II 号对慢性萎缩性胃炎大鼠胃蛋白酶活性、血清 GAS 和 PGE2 的影响.中国中医药科技［J］, 2011, 18（1）: 17—18.

［10］王艳, 麻春杰, 宋美丹, 等.胃和冲剂 II 号对慢性萎缩性胃炎大鼠病理形态学及抗氧化酶活性的影响.中国实验方剂学杂志［J］, 2010, 16（12）: 129—131.

［11］雷丽, 麻春杰, 史丽芳, 等.胃和冲剂 II 号对慢性萎缩性胃炎大鼠胃黏膜三叶因子 1 和 CD34 表达的影响.中国医药［J］, 2013, 8（4）: 493—495.

［12］雷丽, 麻春杰, 杨喜平等.胃和冲剂 II 号对慢性萎缩性胃炎

大鼠 EGF 和 EGFR 表达的影响.世界中医药[J], 2014, 9（1）：81—83.

[13]王海明,常红.胃和冲剂Ⅰ、Ⅱ号对利血平脾虚大鼠复健的影响.内蒙古中医药[J].2007,（3）：62—63.

[14]王海明,常虹,高喜源.胃和冲剂Ⅰ、Ⅱ号对小胃肠运动的影响.内蒙古中医药[J].2005,（2）30—31.

[15]宋美丹,麻春杰.胃和冲剂Ⅰ号质量标准的研究.中国实验方剂学杂志[J], 2009, 15（10）：27—29.

[16]魏玉霞,董秋梅.HPLC法测定胃和冲剂Ⅱ号中黄芩苷的含量.贵阳中医学院学报[J].2012,34（2）：165—166.

[17]麻春杰,李秀霞,杨巧芳,等.胃和冲剂Ⅰ号对大鼠毒性实验研究.中国实验方剂学杂志[J].2007,13（10）：32—34.

[18]麻春杰,米裕青,王海明,等.胃和冲剂Ⅱ号对大鼠长期毒性实验研究.北方药学[J], 2006, 3（5）：26—28.

第三章 米子良教授辨治妇科
病证学术思想研究

米子良教授积累了几十年的临证经验，不仅擅长脾胃病的辨治，同时精于妇科疾病的诊治。他治学勤奋，深入钻研《内经》中有关妇科的条文和《金匮要略》妇人三篇，并仔细研究历代妇科名著，诸如宋代陈自明《妇人良方大全》、明代张景岳《景岳全书·妇人规》、清·傅山《傅青主女科》、清代叶天士《女科证治》、清代沈金鳌《妇科玉尺》，摄取诸家之精华，加以继承发展和创新，形成了自己独特的妇科病证诊治学术思想。

一、年龄不同治法异

《河间六书》提出了青年治肾、中年治肝、老年治脾的治疗妇科的三大法则。米子良教授临证体会颇深：青年摄肾，勿忘健脾；中年养肝，佐以疏郁；老年健脾，兼补肾气。经多年临床实践，米子良教授认为妇女在不同时期，其发病、病因病理变化和表现之证各异。①青春期：二七（14 岁左右），肾气充，身体正处于生长发育阶段，尤其是生殖机能发育未臻完善，此时若饮食失度，起居不慎，或外感风寒，或邪热内扰，均易损伤肾气，引起机体功能失调。在女子则表现为月经紊乱，故补肾为其正治。但脾为气血生化之源，又主统血，所以补肾同时，又当佐以健脾，二者缺一不可。②成熟期：妇女 20～40 岁之间，发育成熟，虽属气血旺盛，身体健壮时，但亦为多发病年龄，病因病机复杂。这一期妇女是孕育、胎产、哺乳年龄，脏腑经络气血容易失调，情志易于波动，爱生气、易怒，往往会引起各种疾病。因此治疗各类疾病时应注意理气舒肝养肝，因为女子以肝为先天，肝藏血，主疏泄，体阴而用阳。③更年期：指 49 岁左右，脏腑经络气血的机能活动趋向衰退的阶段，对这一阶段主要益气舒肝调理法。④绝经期：大多妇女往往在 49 岁以后，其治疗原则着重健脾，兼补肾气。老年天癸竭，先天肾气已衰，全赖后天水谷之气以为养，故健脾养血、益气固本乃是根本之治。但兼补肾气亦为必需，因老年妇人之体，"任脉虚，太冲脉衰少"，先天肾精衰竭，如在健脾的同时佐以补肾填精之品，则疗效尤佳。

二、知常达变勿忘生理期

米子良教授认为治疗时，抓主病主证时，还要注意其生理阶段不同，病理变化也不同，所应的脏腑病变亦不同，所以应拟出不同的治疗方法。以妊娠期为例，怀孕初期、中期、末期所发生疾病症状不同。如妊娠初期的病证，多在脾胃，中期多在肝，末期多在肾。如治疗子宫肌瘤应用破血活瘀药时，恰逢月经来潮应慎用。妇科疾病如崩漏、不孕等，经净调理，分初、中、末三期为治。经净初期（1 周左右），此时营血大下，血海空虚，应以滋补肾阴为主，兼顾肝脾、气血；经净 1 ~ 3 周为中期，此时治疗要注意有无余热、瘀血等隐患，须知"留得一分热，即生一分火"，经净已 3 周为后期，血海胞宫经血逐渐充盈，已至下次经水来潮的前期，此时以调和为主。

三、撷取各家良方治验多

1.桂枝茯苓丸加减治疗妇科癥瘕

癥瘕指腹腔内癥块，一般隐见腹内，按之形征可验。坚硬不移，痛有定处者为癥；聚散无常，推之游移不定，痛无定处者为瘕。一般以血积则为癥，气聚则为瘕。《妇人大全良方》谓"瘀血成块，坚而不移"，名曰"血癥"，即属此类病症。癥与瘕，按其病变性质有所不同。癥，坚硬成块，固定不移，推揉不散，痛有定处，病属血分；瘕，痞满无形，时聚时散，推揉转动，痛无定处，病属气分。但就其临床所见，每有先因气聚，日久则血瘀成瘕，因此不能把它们截然分开，故前人每以癥瘕并称。故多因脏腑不和，气机阻滞，瘀血内停，气聚为癥，血结为瘕，以气滞、血瘀、痰湿及毒热为多见。米子良教授认为癥瘕辨证要点是按包块的性质、大小、部位、病程的长短、兼症和月经情况辨其在气在血，属痰湿还是热毒。治疗大法以活血化瘀、软坚散结为主，常用桂枝茯苓丸合凌霄花加减，佐以行气化痰，兼调寒热。但又必须根据患者体质强弱，病之久暂，酌用攻补，或先攻后补，或先补后攻，或攻补兼施等法，随证施治，并需遵循"衰其大半而止"的原则，不可一味地猛攻峻伐，以免损伤元气。

桂枝茯苓丸出自《金匮要略·妇人妊娠病脉证并治第二十》："妇人宿有癥病，经断未及三月，而得漏下不止，胎动在脐上者，为癥痼害。妊娠六月动者，前三月经水利时，胎也。下血者，后断三月，衃也。所以血不止者，其癥不去故也，当下其癥，桂枝茯苓丸主之。桂枝茯苓丸方：桂枝、茯苓、牡丹（去心）、桃仁（去皮尖，熬）、芍药各等分。上五味，末之，炼蜜和丸，如兔屎大，每日食前服一丸。不知，加至三丸。"功效活血化瘀、缓消癥块。

方中用桂枝温通血脉，芍药行血中之滞以开郁结，茯苓淡渗以利行血，与桂枝同用能入阴通阳，丹皮、桃仁破瘀散结消癥。《本经逢源》载："凌霄花，癥瘕血闭，血气刺痛，疠风恶疮多用之，皆取其散恶血之功也。"本品辛散行血，能破瘀血、通经脉、散癥瘕、消肿痛。若积块坚牢者，酌加鳖甲、穿山甲以软坚散结，化瘀消癥；疼痛剧烈者，酌加延胡索、莪术、姜黄以行气活血止痛；小腹冷痛者，酌加小茴香、炮姜以温经散寒；月经过多、崩漏不止者，酌加乌贼骨、炒蒲黄、茜草等化瘀止血。若血瘀甚者，兼肌肤甲错，两目黯黑，用大黄䗪虫丸（《金匮要略》）。本方重在取其虫类搜剔脉络，祛瘀消癥。若小腹包块疼痛，兼带下量多，色黄稠如脓，或五色带杂下，臭秽难闻，疑为恶性肿瘤者，酌加半枝莲、穿心莲、白花蛇舌草、败酱草以清热解毒消癥。现代药理实验研究结果证实：桂枝茯苓丸具有催乳素释放激素（LHRH）类似物及抗雌激素作用，并具有较强的镇痛、松弛子宫平滑肌及抗炎作用。

2. 逍遥散加减治疗月经失调

月经失调主要表现是月经周期、经量、色、质的改变和它反映出的症状，如月经先期、后期、先后无定期以及月经过多、过少等证，一般临床综合分析月经失调病出现的经量、色、质等证并与脉合参，米子良教授认为月经失调是由寒、热、虚、实等病因病机所造成的气与血失调。米子良教授多年临证体会：用热药逐寒，不仅寒不去，反易伤血；用寒凉之法，血遇寒易凝，引起痛证；补剂可使气滞，消攻则散气，气伤则使月经不能按时而下或淋漓不断，亦不能破血，破则血必伤，必损冲任，所以对月经失调米子良教授常采用疏肝解郁调经之法论治。

逍遥散是调和肝脾之要方，最早见于宋《太平惠民和剂局方》，以后又有加味逍遥散（《内科摘要》）和黑逍遥散（《医略六书·妇科指要》）。原方组成由《伤寒论》小柴胡汤衍变而来，其功用就由小柴胡汤的和解变为调和肝脾，以治疗肝郁气滞，肝脾不和，气血不调。《医宗金鉴》对逍遥散方义做了精辟的分析："肝之所以郁，其说有二：一为土虚不能升木也，一为血少不能养肝也。盖肝为木气，全赖土以滋培，水以濡溉，若中虚则木不升而郁，阴血少则肝不滋而枯，方用白术、茯苓者，助土德以开木也；当归、芍药者，盖养血以柔肝；薄荷解热，甘草和中；独柴胡一味，一以为厥阴之佐使，一以升发诸阳。经曰'木郁达之'，遂其曲直之性，故名曰逍遥。"徐灵胎《医略六书》中曰："治肝脾血虚，临经腹痛，脉弦虚者，当用逍遥散。"明代赵献可在《医贯》中说："预一方治其木郁，而诸郁皆因而愈，一方者何？逍遥散是也。"由上述可知逍遥散全方气血双调、肝脾同治，有补有疏，且是治疗郁证的有效方，米子良教授治疗妇人月经失调多用此方加减治疗。

3. 仙方活命饮加减治疗乳痈

乳痈是发生于乳房部的急性化脓性疾病，其临床特点为：乳房部结块、肿胀疼痛，伴有全身发热，溃后脓出稠厚，常发生于哺乳期妇女，尤以尚未满月的初产妇多见。《诸病源候论·妒乳候》云："此由新产后，儿未能饮之，及饮不泄，或断儿乳，捻其乳汁不尽，皆令乳汁蓄积，与气血相搏，即壮热大渴引饮，牵强掣痛，手不得近也。"乳头属足厥阴肝经，肝主疏泄，能调节乳汁的分泌。若情志内伤，肝气不舒，厥阴之气失于疏泄，使乳汁发生壅滞而结块；郁久化热，热胜肉腐则成脓。乳房属足阳明胃经，乳汁为气血所生化，产后恣食肥甘厚味而致阳明积热，胃热壅盛，导致气血凝滞，乳络阻塞而发生痈肿。乳汁瘀滞乳头破损或凹陷，影响哺乳，致乳汁排出不畅，或乳汁多而婴儿不能吸空，造成余乳积存，致使乳络闭阻，乳汁瘀滞，日久败乳蓄积，化热而成痈肿，米子良教授常用仙方活命饮配以露蜂房加减治疗本病。

仙方活命饮出自《校注妇人良方》，为阳证疮疡的常用方，被前人赞为"疮疡之圣药，外科之首方""此疡门开手攻毒之第一方也"。功能清热解毒，消肿溃坚，活血止痛，主治阳证痈疡肿毒初起，症见红肿灼痛，或身热凛寒，苔薄白或黄，脉数有力。本方现在常用于治疗化脓性炎症，如蜂窝组织炎、化脓性扁桃体炎、乳腺炎、脓疱疮、疖肿、深部脓肿等属阳证、实证者。方剂组成：白芷、贝母、防风、赤芍药、当归尾、甘草节、皂角刺（炒）、穿山甲（炙）、天花粉、乳香、没药、金银花、陈皮。阳证痈疡多为热毒壅聚，气滞血瘀痰结而成。《灵枢·痈疽》说："营卫稽留于经脉之中，则血泣而不行，不行则卫气从之而不通，壅遏不得行，故热。大热不止，热盛则肉腐，肉腐则为脓。然不能陷，骨髓不为燋枯，五脏不为伤，故命曰痈。"热毒壅聚，营气郁滞，气滞血瘀，聚而成形，故见局部红肿热痛；邪正交争于表，故身热凛寒；正邪俱盛，相搏于经，则脉数有力。阳证痈疮初起，治宜清热解毒为主，配合理气活血、消肿散结为法。方中金银花性味甘寒，最善清热解毒疗疮，前人称之谓"疮疡圣药"，故重用为君。当归尾、赤芍、乳香、没药、陈皮行气活血通络，消肿止痛，共为臣药。疮疡初起，其邪多羁留于肌肤腠理之间，更用辛散的白芷、防风相配，通滞而散其结，使热毒从外透解；气机阻滞每可导致液聚成痰，故配用贝母、天花粉清热化痰散结，可使脓未成即消；穿山甲、皂刺通行经络，透脓溃坚，可使脓成即溃，均为佐药。甘草清热解毒，并调和诸药；煎药加酒者，借其通瘀而行周身，助药力直达病所，共为使药。米子良教授依据《简要济众方》记载："治妇人乳痈，汁不出，内结成脓肿，名妒乳：蜂房（烧灰研），每服二钱，水一中盏，煎至六分，去滓温服。"加用露蜂房，诸药合用，共奏清热解毒、消肿溃坚、活血止痛之功。此方若用之得当，则"脓未成者即消，已成者即溃"。

4. 保产无忧散加减治疗胎漏

胎漏是指妊娠后发生阴道出血，一般不论胎的月份多少，胎未流出者称为"胎漏"，此为流产、早产之先兆。若未进行及时治疗，病情进一步发展，可成为难免流产、过期流产，甚至习惯性流产。本病是妊娠期间最常见的出血性疾病之一，亦属中西医妇产科的疑难病。《医部全录》载："妊娠漏胎者，此由冲脉虚，不能约制手太阳、太阴之经血故也。"《中医症状鉴别诊断学》指出："胎漏一症，总因冲任不固，不能制约其经血，以致荫胎之血下漏。"治疗本病重要的是审明母病或胎病引起的流产，进行保胎。其治疗大法是健脾安胎，脾健则胎安，而加减主要是清热，即遵照胎前宜凉论治原则，凉则胎固。米子良教授常用保产无忧散加减治疗本病，同时认为，治疗时不仅要进行正确的辨证用药，亦应注意患者的精神情绪、饮食偏嗜及生活习惯的影响，在服用中药保胎的同时，还应注意嘱咐患者在妊娠期间要保持心情愉快、精神舒畅，避免过度紧张、焦虑、抑郁、悲伤、惊恐等不良的精神刺激，饮食宜清淡而富有营养，应忌辛辣油腻生冷之品，应改掉熬夜、抽烟、酗酒等不良生活习惯，保证作息规律，避免过度劳累。

保产无忧散见于《傅青主女科·产后编》，又名保产无忧方、神验保生无忧散，俗称十二太保，加一味黄芩则称十三太保（《景岳全书·妇人规古方》），由川芎、当归、白芍、黄芪、羌活、荆芥、艾叶、川贝、菟丝子、厚朴等组成，有养血、补气理气、安胎保产之效，古人誉本方为"安胎之妙剂"。《傅青主女科》谓："保产无忧散保胎，每月三五服。"保产无忧散具有良好的调畅气血、补益虚损、固摄冲任之功效。

5. 四逆散合桂枝加龙牡汤治疗绝经期综合征

妇女在绝经期前后，除月经紊乱外，尚出现全身症状，如头晕、头痛、心悸、惊恐、失眠、多梦、纳差、乏力、口苦咽干、小便不利、大便不爽等。绝经前，脏腑功能衰退，往往首先表现为脾气先虚，脾虚则纳差、乏力，致精微不足，精不足则肾失养，多为肾阴虚，肾阴虚则肝阳上亢，头晕、头痛、心悸、惊恐、失眠、多梦。综合上述症状分析，米子良教授认为绝经期综合征主要病变往往是脾虚、肝郁、肾衰而产生的阴阳失和。本证病变虽为"阴阳失调"，但若采取补阴制阳，又往往产生腻滞，这属于脾虚畏腻的缘故。这时如补阳益阴，病人不仅不见其效，常有不适感。因此米子良教授根据多年临床实践认为，需用疏肝调理脾胃法治疗，常用经方四逆散合桂枝加龙骨牡蛎汤舒肝调脾，调和阴阳治疗本病。

四逆散出自《伤寒论》318 条："少阴病，四逆，其人或咳或悸，或小便不利，或腹中痛，或泄利下重者，四逆散主之。"组成：甘草（炙）、枳实（破，水渍，炙干）、柴胡、芍药。上四味，各十分，捣筛，白饮和服方寸匕，日三服。是古今常用之效方，是疏肝解郁、调和肝脾的祖方。桂枝加龙骨牡蛎汤出自《金匮要略》第六篇："夫失精家，少腹弦急，历头寒，目眩发落，脉极虚芤迟，为清谷，亡血，失精。脉得诸芤动微紧，男子失精，女子梦交，桂枝加龙骨牡蛎汤主之。"桂枝、芍药、生姜各三两，甘草二两，大枣十二枚，龙骨、牡蛎各三两。上七味，以水七升，煮去三升，分温三服。尤在泾曰："桂枝汤能补虚调阴阳，加龙骨牡蛎者，以失精梦交，为神情间病，非此不足以收敛其浮越也。"（《金匮要略心典》）方中桂枝汤可调和阴阳，调和脾胃，取龙、牡潜镇安神以期收涩浮阳，牡蛎咸、微寒，又有养阴柔肝之能。根据上述诸药性能多涉及"心藏神""肝舍魂""后天脾胃难离肝"等脏腑生理、病理，其相互关联与影响可知。本方证常见心肾病变的同时，肝脾功能亦必失常。

四、伤寒思维贯其中

1. 法仲景，妙用桂枝

临诊每遇疑难问题，米子良教授经常研读中医经典之作《伤寒杂病论》，对张仲景妙用桂枝温通尤加重视。张仲景重视人体阳气，桂枝配甘草辛甘合化为阳，温通心阳（如桂枝甘草类方）。人体的病理产物，如瘀血、痰湿、水饮的消除，亦离不开桂枝温通之效，如桃核承气汤、温经汤、桂枝茯苓丸、苓桂术甘汤等都配以桂枝。妇人生理以血为本，《素问·调经论》曰："血气者，喜温而恶寒，寒则泣不能流，温则消而去之。"妇人的胞宫有喜温怕寒的特性。故受张仲景启发，妇科疾病无论病性寒热，米子良教授均佐以温通之法，往往事半功倍，临床疗效显著。

2. 治络病，善用虫藤

张仲景《伤寒杂病论》中已认识到络实证（如旋覆花汤证及鳖甲煎丸证）及络虚证（如当归四逆汤证），且已运用虫类药治疗络病。现代有学者研究认为：络病诊察体会是久、瘀、痛。"久"，指病程较长；"瘀"，指血瘀或津凝之瘀象；"痛"，主要指自觉症状。输卵管不通与久病入络之说相吻合，故米子良教授治疗涉及输卵管疾病常采用通络法，遵张仲景除采用虫类药，还取类比象，选用藤类中药。米子良教授常在清热利湿常规基础上加用通络法，穿山甲、红藤、路路通、丝瓜络等是必配之品。

3. 疗妇疾，每以活血利水

米子良教授认为具有活血利水功效的当归芍药散是四物汤与五苓散合方，四物汤养血活血，五苓散利水，合之则养血活血利水。当归芍药散既可养血活血调厥阴肝，又可渗湿利水调太阴脾，米子良教授在临床常将当归芍药散运用于妇科月经不调、月经前后诸症、痛经、腹痛等诸患。

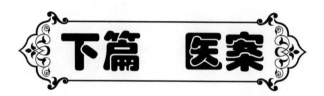

下篇　医案

第一部分　内科病证

第一章　脾胃病证

一、概述

脾位于中焦，在膈之下。脾与胃相表里，同属于消化系统的主要脏器，机体的消化运动主要依赖于脾胃的生理功能。机体生命活动的持续和气血津液的生化，都有赖于脾胃运化的水谷精微，所以称脾胃为气血生化之源，"后天之本"。脾主运化，主升清，主统血，主肌肉、四肢；胃主受纳、腐熟水谷，主通降，与脾相表里；脾、胃共为后天之本，气血生化之源，四肢百骸、五脏六腑皆赖此以充养。因此若脾胃升降失常，则水谷的受纳、腐熟、转输等功能发生障碍，呕吐、呃逆、泄泻、腹胀、胃痛等病证由此而起。脾胃有病，可影响他脏，他脏有病，亦可影响脾胃，其中尤与肝、肾的关系至为密切。脾为后天之本，肾为先天之本，相互滋养，相互为用。脾虚化源衰少，则五脏之精少而肾失所藏；肾虚阳气衰弱，则脾失温煦而运化失职以至泄泻。肝随脾升，胆随胃降，肝木疏土，助其运化之功，脾土营木，成其输泄之用，肝郁气滞，亦可乘侮脾胃，脾胃不健，肝气易乘虚侵犯，常可引发胃痛、腹痛等。

二、米子良教授对脾胃病证的认识

脾胃病证是临床常见病与疑难病，具有病程漫长、缠绵难愈的特点，临床表现多样化。随着现在社会节奏的加快，脾胃病的患病率也迅速提高，据不完全统计，目前社会 70% ~ 80% 的人都患有不同程度的脾胃病。米子良教授认为中医治疗脾胃病，不仅可以消除或减轻症状，近期、远期疗效理想，还可以改善患者整体机能的不良状态，很少发生不良反应，具有明显的临床优势。米子良教授临床尤善辨治脾胃病，不仅形成独特的学术思想，而且对胃痛、痞满、呕吐、呃逆、泄泻、痢疾、便秘等病辨证精确，治疗方法得当，用药灵活，疗效好，患者多为慕名而来就诊。半夏泻心汤是米子良教授治疗脾胃病最常用的方剂，在其基础上加减用治各种慢性胃炎、消化性溃疡、十二指肠壅滞症、食管贲门失弛缓症、反流性食道炎、慢性泄泻等取得良效。米子良教授在多年应用半夏泻心汤的治脾胃病基础上，结合几十年的临床经验，创制了用于治疗慢性胃炎和消化性溃疡的系列方——胃和冲剂，其中胃和冲剂Ⅰ号方（半夏、党参、黄芪、白芍、干姜、煅瓦楞、炙甘草、大枣）用于脾胃虚寒型，胃和冲剂Ⅱ号方（半夏、党参、丹参、干姜、黄芩、黄连、炙甘草、大枣）用于寒热错杂型。另外，米子良教授还常用黄芪建中汤、小建中汤、四逆散、左金丸、参苓白术散、四君子汤等方治脾胃病。

（一）辨治脾胃病，"和"字当先

米子良教授辨治脾胃病，立足整体观念，强调综合临床所见，在诊治过程中辨病与辨证相结合，中医宏观与西医微观相结合，治疗时"和"字当先。米子良教授根据自己几十年临床经验，执简驭繁，以寒热虚实为纲将脾胃病分为四大类。①寒热错杂证：米子良教授指出，脾与胃一阴一阳，喜恶不同，易见寒热错杂之证。再者，素体胃寒，复加肝郁气滞，郁而化火，火热移胃，亦可导致寒热错杂。因此，其治疗当以"和"为宗旨，寒热药物并用，温清之法并投。多用胃和冲剂Ⅱ号方或半夏泻心汤类方加减，旨在借其寒热互用以和阴阳，苦辛并进以调升降，补泻兼施以顾虚实。方中黄芩、黄连苦寒降逆；干姜、半夏辛降和胃，消痞止呕；人参、大枣、甘草甘温补益中州之虚，缓邪气之逆。诸药共用，辛开温散，苦降泄热，攻补兼施，务使中气健运，寒热消散，胃气不痞，邪气不逆，则病乃愈。②热证：包括实热证与虚热证。在脾胃病发生中有重要影响的幽门螺杆菌与湿热体质密切相关，因此在脾胃病的治疗中应用具有杀菌作用的黄连、黄芩、蒲公英，可以清热燥湿改善体质，降低幽门螺杆菌寄生几率。③虚证：包括中气虚证和脾胃虚证。中气虚证治疗多用补益药物，米子良教授喜用黄芪、党参（太子参），且剂量较大；脾胃虚证多见阳虚，香砂六君子汤、黄芪建中汤是常用方剂。④实证：包括肝胃不和证、胃有湿热证、饮食停滞证。至于瘀血证在临床中所见多为伴见证，其用药虚者用当归生血、补血，实者用丹参活血化瘀。

（二）强调顾护胃气

"邪之所凑，其气必虚"。米子良教授指出，脾胃病患者多因于脾胃虚弱所致，因此临证每每强调顾护胃气，调理脾胃之重要性。李东垣曾曰："百病皆由脾胃衰而生也。"不论外感内伤疾病，皆与脾胃功能旺盛与否相关。四季脾旺不受邪，脾胃为人身盛衰的根本，治病以顾护脾胃为主。米子良教授曾说，脾胃功能健运，饮食营养才能吸收转化，促进气血阴阳平衡，卫气营血功能正常，则可促进疾病向愈，亦可增强机体抗病能力，防止外来病邪损伤。在用药上，米子良教授特别强调固护胃气，提倡方剂配伍要精当，忌用大方、重剂，尽量避免因服药而加重脾胃负担。

（三）注重疏肝利胆理脾

众所周知，木邪易克脾土。临证中，米子良教授对具有烧心、呕酸、腹痛或腹胀等症状虽不明显，但反复出现者，认为多有胆囊疾病。见其脉弦，且左侧寸关、右侧关脉大者，多有肝胆病变。因弦脉主肝胆经，肝经木旺伤脾土，结合其呕酸、烧心、腹胀或腹痛之症状，米子良教授开具的肝胆 B 超大多示有胆囊炎或胆结石，其治疗多用四逆散加减，并酌加旋覆花、代赭石、槟榔等药物以降逆抑酸化石。

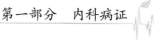

三、医案举隅

（一）胃脘痛

1. 辛开苦降，理气止痛治疗慢性浅表性胃炎

卢某，男，30岁，2012年3月30日初诊。

主诉：胃脘部胀满不适10余年，疼痛3个月。

初诊：患者自述胃脘胀满不适10余年，近3月来频繁发作并加重，进食后胃脘灼痛，受凉或食用辛辣食物明显。曾在多处治疗，效果不明显。胃镜检查示：慢性浅表性胃炎。现症见：胃脘部胀满疼痛，伴有口苦、口干不欲饮，偶有腹胀，无嗳气、呃逆、反酸，舌红苔黄，脉滑数。西医诊断：慢性浅表性胃炎；中医诊断：胃痛。证候：寒热错杂，胃气失和。治法：辛开苦降，和胃止痛。拟方：半夏泻心汤加减。处方：半夏6g，黄连4g，白芍10g，炙甘草5g，厚朴10g，木香6g，焦三仙各15g，当归10g，蒲公英10g，玄胡10g。7剂，水煎服，每日2次，每日1剂。嘱其禁食辛辣和寒凉之物，注意保暖。

二诊（2012年4月6日）：服药后，胃痛次数减少，口干口苦明显减轻。上方去蒲公英，7剂，水煎服。经两周治疗，患者诸症消失，临床治愈。

【按】胃痛最早载于《内经》："胃病者，腹䐜胀，胃脘当心而痛。"指出胃痛是以胃脘部疼痛、胀痞、满闷为主症的一种病证。患者主诉胃脘胀满10余年，疼痛3个月，符合诊断特征。胃脘呈烧灼样疼痛、口苦、舌红苔黄、脉滑数均属胃腑有热之象,同时患者受凉易发病,表明因胃病日久,脾阳已伤,受凉后进一步损伤脾阳,阳虚生寒所致,脾寒胃热是该患的病机关键。米子良教授认为,对于受凉易发病者,在症状上即使没表现出明显的寒象,中医辨证仍属寒热夹杂,治疗宜用辛开苦降之法,以平调寒热、消痞除胀、燮理升降,用半夏泻心汤为主方治疗。方中半夏辛开而温,以散脾气之寒;黄连、蒲公英苦泻而寒,以降胃气之热郁;厚朴、木香理脾行气宽中,调畅气机,具有恢复中焦气机不利、升降失常之功;甘草补中益气,与白芍相伍缓急止痛;加玄胡、当归增强理气活血止痛之效,用焦三仙促进消化防积滞。诸药合用,共奏辛开苦降、和胃止痛之功。

2. 健脾和胃,平调寒热,调畅气机治疗慢性萎缩性胃炎、胃溃疡伴糜烂

成某某,女,46 岁,2012 年 2 月 10 日初诊。

主诉:胃痛、胃胀、反酸、烧心 5 年,加重半年。

初诊:自述患胃病 5 年,以胃痛、胃胀、反酸、烧心为主,症状时轻时重。每遇劳累、生气、受凉、饮食无规律时诱发或加重,去医院检查诊断为"慢性萎缩性胃炎""胃溃疡伴糜烂",HP(+++)。其间曾多次服用西药兰索拉唑、克拉霉素、阿莫西林等,症状有所缓解。此次发病是在半年前,因农忙劳累,饮食不调所致。起初胃胀、食少,进而出现反酸,胃中烧灼感,最后渐至疼痛,尤以饥饿时明显,影响正常生活与工作,故前来求治。现症见:胃痛,胃胀,反酸,烧心,纳差,倦怠乏力,大便数日一行。诊其舌淡胖苔白黄腻，边齿痕，脉弦细，双关大。西医诊断：慢性萎缩性胃炎、胃溃疡；中医诊断：胃脘痛。证候：脾虚胃热，寒热错杂。治法：健脾和胃，平调寒热，调畅气机。处方：半夏8g，川连4g，白芍15g，炙甘草5g，焦三仙各15g，丹参10g，蒲公英15g，玄胡10g，煅瓦楞15g，太子参12g，酒大黄6g，川朴10g，木香8g。7剂，水煎服，每日1剂。

二诊（2012年2月17日）：胃脘痛减轻，仍觉烧心、反酸，上方煅瓦楞加至18g，7剂，水煎服。

三诊（2012年2月24日）：诸症减轻，继服上方加减50余剂，查胃镜未见明显异常。

【按】此患久病正虚，中焦气机升降失常，故胃痛且胀，食少，体倦乏力；中焦蕴热则烧心反酸；胃气不降致肠腑难通，大便数日一行。故治疗以半夏泻心汤辛开苦降，调其寒热虚实，合玄胡、芍药甘草汤以行气活血，缓急止痛；木香、川朴、酒大黄以调气通腑；因久病多瘀，故加用丹参行血祛瘀；蒲公英清热和胃且可抑制幽门螺杆菌；瓦楞子制酸，焦三仙助运，皆为佐使之品。全方合用，健脾和胃，止痛制酸，调气通腑，用药切合病机，故获良效。

中焦脾胃病的调治，重在恢复其气机的升降，即恢复脾主升清、胃主降浊的生理功能，脾气不升主要表现在正虚不能斡旋中焦气机，湿浊内生阻其清阳上升，故治脾多以补益中气、燥化湿浊为法，以党参、黄芪、苍术、茯苓、草豆蔻、薏苡仁多用；而胃之不降，多由肝升太过，乘其本位，或痰湿、水饮、食滞、瘀血、寒热，阻滞气机，使其通降功能失常，常用枳实、厚朴、焦三仙、木香、黄连。脾病多虚，而胃病多实，病程日久，多为虚实寒热错杂，临证时当仔细辨别，若辨证明确，用药贴切，则多能应手生效，多年痼疾亦可治愈。

3. 辛开苦降，寒热并调，行气止痛治疗慢性萎缩性胃炎

张某某，男，29 岁，司机，2000 年 10 月 27 日初诊。

主诉：胃痛 3 年余，加重 1 周。

初诊：患者自述胃脘部疼痛时断时续已 3 年余。1999 年 8 月曾做胃镜诊断为慢性萎缩性胃炎，服用多种中西药疗效不佳，近 1 周因饮食不节，心情抑郁而加重，遂来求治。现症见：胃脘隐痛、胃胀伴纳差、嗳气、食后反酸，形体消瘦，便秘，舌质红苔薄黄、边有齿痕，脉弦缓。西医诊断：慢性萎缩性胃炎；中医诊断：胃痛。证候：寒热错杂，胃气不和。治法：辛开苦降、寒热并调、行气止痛。拟方：半夏泻心汤加减。处方：半夏 8g，川连 3g，黄芩 8g，太子参 8g，炙甘草 10g，厚朴 10g，陈皮 10g，枳壳 10g，煅瓦楞子 12g，广木香 6g，砂仁 6g（后下），玄胡 10g，焦三仙各 15g，槟榔 6g（炒）。5 剂，水煎服，每日 1 剂，分 2 次温服。

二诊（2000 年 11 月 2 日）：患者服上药后胃痛、胃胀减少，频繁矢气，上方加大腹皮以宽中除胀，继服 5 剂。

三诊（2000 年 11 月 7 日）：患者自称服上药后胃部顿觉舒畅，腹胀感消失，胃痛已愈，诊其脉象柔和，舌部黄苔已退，上方继服 5 剂巩固疗效。

【按】胃痛为内科常见病，其原因为脾胃同居中焦，脾升胃降，二者相辅相成，以运化精微、化生气血，若饮食不节、寒温失调，极易损伤脾胃，而致脾胃升降失司。叶天士云："脾宜升则健，胃宜降则和。"所以治疗脾胃病应以恢复中焦脾胃升降功能为主。

患者因职业所迫，长期饮食不节，损伤脾胃，又因情志不畅，土虚木乘而致，脾胃受损，气机凝滞，郁久化热，寒热错杂并见，致胃失和降，气机不利，不通则痛。胃失于和降，胃气上逆，出现嗳气、反酸、腹胀等症。形体消瘦乃脾胃虚弱日久，气血不足所致。脉弦为肝木横逆，脉缓为脾土受损失其健运，故治疗以半夏泻心汤加减，方中半夏辛开散结气，黄连、黄芩苦降泻热，太子参、甘草、砂仁、焦三仙以补脾胃之虚而助运化之源，厚朴、陈皮、枳壳、广木香、焦槟榔宽中顺气，疏肝和胃，玄胡理气止痛，煅瓦楞子制酸止痛，诸药合用，共奏健脾和胃、平调寒热、降逆散结、行气止痛之功。

另外，米子良教授在治疗胃病时，特别强调凡治脾胃病，当遵《难经》"损其脾者，调其饮食，适其寒温"之旨，嘱患者生活中注意调养，做到饮食规律有节，寒温适宜。一则可加速疾病的治疗，再则对预防胃病的复发起着至关重要的作用。此类胃病的发生与情志不畅密切相关，应嘱患者尽量保持心情舒畅，肝郁若解，中土得安。

4. 健脾温肾，和胃止痛治疗浅表性胃炎、十二指肠球炎

王某，男，64岁，2011年9月16日初诊。

主诉：胃脘隐痛1年余。

初诊：自述1年多来，胃脘隐痛时作，胃镜检查：浅表

性胃炎，十二指肠球炎。病理检查：胃窦部浅表性胃黏膜炎；HP 阳性。既往史：胆囊炎。现症见：胃脘隐痛，空腹时疼痛明显，喜温喜按，烧心、反酸、嗳气不明显。平时畏寒，乏力，腰困，二便尚可。舌淡红边有齿痕、苔白厚，脉弦缓关大，左尺细弦。西医诊断：慢性浅表性胃炎，十二指肠球炎，HP 阳性；中医诊断：胃痛。证候：脾肾阳虚，胃脘失养。治法：健脾温肾，和胃止痛。拟方：胃和冲剂 I 号方加减。处方：半夏 10g，生黄芪 15g，党参 15g，白芍 15g，炙甘草 8g，桂枝 6g，玄胡 10g，茯苓 12g，川朴 10g，旋覆花 12g，鸡内金 15g，川断 15g，淫羊藿 15g。3 剂，水煎服，每日 2 次，每日 1 剂。

二诊（2011 年 9 月 19 日）：服药后胃痛减轻，原方去生黄芪，加焦三仙各 15g 以助运化。6 剂，水煎服，每日 2 次，每日 1 剂。

三诊（2011 年 9 月 26 日）：畏寒、乏力、腰困诸症缓解，胃痛消失，继服 6 剂巩固疗效。水煎服，每日 2 次，每日 1 剂。服药后诸症消失。

【按】脾胃为仓廪之官，主受纳及运化水谷，二者在生理上同居中焦，一脏一腑，互为表里，共主升降；在病理上亦相互影响，脾病多涉于胃，胃病亦可及于脾。胃腑在生理上以通为用，宜降则和，病理上以胃失通降、气机壅滞为主，脉络失和，不通则痛。此例中，患者年老体弱，脏腑功能衰退，脾肾阳虚，寒自内生，气机凝滞，胃失温煦，以致胃痛。脾胃运化水谷精微功能失职，则见乏力；肾阳亏虚，不能温煦周身，故见畏寒、腰困。《医学真传》载："虚者助之使通，寒者温之使通，无非通之之法也。"故其治疗用健脾温肾、和胃止痛之法。胃和冲剂Ⅰ号方为米子良教授与课题组成员创制，主要成分有党参、黄芪、半夏、干姜、白芍、炙甘草等，具有温中散寒、降逆止痛之功效，用于脾胃虚寒型慢性胃炎、消化性溃疡的治疗。方中加桂枝、茯苓温阳健脾，川断、淫羊藿温补肾阳，玄胡、川朴、旋覆花理气降逆止痛，鸡内金健脾助运，防止滋腻碍胃。全方健脾益气，温肾助阳，和胃止痛，以补虚为本，契合慢性胃痛以虚证为本的病机特点。

5. 清热和胃，健脾益气治疗慢性浅表性胃炎、慢性萎缩性胃炎

李某，女，36岁，2011年5月27日初诊。

主诉：胃痛，胃胀，胃中灼热伴泛酸3年。

初诊：患者3年前因工作劳累，且饮食无规律，逐渐出现胃部不适，纳差、胃痛、烧心、泛酸等症状，经医院检查，诊断为：（1）慢性浅表性胃炎；（2）慢性萎缩性胃炎，HP（+），服用西药治疗后好转。但每因劳累，受凉或生气时诱发加重，3年来一直间断治疗，未能彻底治愈。近日又因心情不佳而病情加重，经朋友推荐，来找米子良教授治疗。现症见：胃痛、胃胀、胃中灼热感伴泛酸、口苦、纳差、少食，神疲乏力，二便正常。诊其舌偏红，苔微，脉细弦，左右关脉大。西医诊断：慢性浅表性胃炎，慢性萎缩性胃炎；中医诊断：胃脘痛。证候：脾气亏虚，肝胃郁热。治法：清热和胃,健脾益气。拟方:半夏泻心汤合左金丸加减。处方:半夏 8g,黄连 5g,黄芩 10g,太子参 12g,白芍 15g,炙甘草 6g,川朴 12g,吴茱萸 3g,焦三仙各 15g,煅瓦楞 15g,木香 6g,白术 10g。7 剂,水煎服,日 1 剂。

二诊(2011 年 6 月 3 日):药后显效,仅晨起胃中稍觉不适,偶感疼痛,余症均不显,上方去黄芩,加玄胡 8g。7 剂,水煎服,日 1 剂。

三诊(2011 年 6 月 8 日):胃已不痛,偶觉胃胀,上方加莱菔子(炒)12g。7 剂,水煎服,日 1 剂。

四诊(2011 年 6 月 11 日):诸症消失,仍以上方 7 剂以巩固疗效。

【按】此例患者,因劳倦伤脾,复因饮食不节伤胃,致使脾胃亏虚,胃气郁滞,失于和降,脾失健运,引起胃痛、胃胀、纳差、少食;土虚则木乘,引起肝胃郁热,故临床出现胃中灼热,并伴泛酸、口苦;其舌红表明内有郁热,脉弦细,为虚中兼郁之象,两关独大,乃独处藏奸,病在肝脾胃。故治疗用半夏泻心汤加减,温清并用,辛开苦降,健脾益气,合左金丸清肝和胃,以祛郁热,加木香、厚朴疏理肝胃气滞、除胀满,白芍、甘草缓急止痛;煅瓦楞制酸止痛,焦三仙助运。全方合用,清补兼施,和降并用,肝、脾、胃同调,与病机紧紧相扣,虽用药不多,但疗效显著。

6.辛开苦降,和中降逆治疗慢性浅表性胃炎,食管贲门失弛缓症

齐某某,男,42 岁,1995 年 3 月 13 日。

主诉：胃脘胀满 2 年余，近期病情加重且胃痛。

初诊：患者胃脘胀满 2 年余，近来病情加重且疼痛，经胃镜检查诊断为慢性浅表性胃炎，食管贲门失弛缓症。现症见：胃脘胀满时有疼痛且下午甚，经常嗳气、呕吐、烧心、泛酸，食物下咽受阻，哽噎、食少，每因生气恼怒而诱发病情加重。舌质淡、苔薄白，脉象慢、双关部稍大。西医诊断：慢性浅表性胃炎，食管贲门失弛缓症；中医诊断：胃脘痛。证候：脾虚气滞，升降失常。治法：辛开苦降，和中降逆。拟方：半夏泻心汤化裁。处方：半夏 10g，黄连 4g，干姜 6g，党参 12g，云苓 12g，沉香 6g，陈皮 12g，枳壳 12g，砂仁 8g，白芍 15g，代赭石 15g，大枣 3 枚。水煎早晚分服，6 剂，日 1 剂，分 2 次温服。

二诊（1995 年 3 月 20 日）：用药后，诸症见轻，未呕吐，遵原方续服 12 剂。

三诊：（1995 年 4 月 3 日）：病症大减，上方去白芍、枳壳，每周服药 6 剂，连用 24 剂。

四诊：（1995 年 5 月 8 日）：药后病愈，守法再服上方药 14 剂，巩固疗效。

【按】本病例属中医"胃病""呕吐""腹满""噎膈"的范畴。因寒温失调、肝胃不和所致久病耗伤正气，呈寒热错杂，虚中挟实之势，用《伤寒论》半夏泻心汤方化裁治之，半夏、代赭石、砂仁、陈皮、沉香、枳壳、干姜调中降逆，党参、云苓、大枣、补虚和胃，黄连清热健胃，诸药合和，功效渐奏，随访年余，其病未发。

7. 调气清热，和中养胃治疗慢性浅表性胃窦炎、十二指肠炎

王某，男，31岁，1994年11月26日初诊。

主诉：胃脘痛反复发作4～5年，近1个月加重。

初诊：胃脘痛时断时续4～5年，自觉病情近1个月加重。胃镜检查诊断：慢性浅表性胃窦炎，十二指肠炎。现症见：胃脘疼痛右侧偏重，烧心、泛酸，口苦口干，大便干。舌质淡红，苔薄黄，脉象细弦。西医诊断：慢性浅表性胃炎，十二指肠炎；中医诊断：胃脘痛。证候：邪气阻滞，化火伤阴。治法：调气清热，和中养胃。拟方：四逆散方加味。处方：柴胡10g，白芍18g，枳壳10g，炙甘草10g，半夏10g，黄连5g，陈皮12g，云苓12g，大黄5g，当归12g。4剂，日1剂，水煎2次，早晚分服。

二诊（1994年11月30日）：用药后胃脘痛已瘥，余症见轻，守原方进服，7剂。

三诊（1994年12月6日）：诸症续减，仍有时泛酸，再守原方意，加乌贼骨15g，14剂。

四诊（1994年12月24日）：再守原法，酌加养阴之品，巩固疗效。处方：柴胡8g，白芍15g，枳壳12g，炙甘草10g，黄连4g，陈皮12g，生地12g，麦冬12g，花粉12g，煅牡蛎15g（先煎），乌贼骨15g。水煎2次，早晚分服，9剂。

【按】此病证由气滞作痛，病久入络，邪热伤阴所为。一二诊，仿《伤寒论》四逆散方意并加味，以理气和胃，清热降泄为主兼活血消食，诸症较快得到控制，病情续减，又

加制酸药，共进服汤药 25 剂而病愈，为防病情复发，原方减量，酌伍养阴和胃之品，以巩固疗效。

8. 和解表里，宣通上下治疗慢性胃炎、十二指肠炎伴感冒

云某某，女，67 岁，1988 年 9 月 28 日初诊。

主诉：胃痛、发烧 3 日。

初诊：感冒发烧 3 天，并胃疼。数日前曾做钡餐透视检查诊断：慢性胃炎，十二指肠炎。现症见：发烧，头痛，胃脘疼痛，食欲不振，大便干。舌质淡，苔白腻，脉象浮弦，上腹部压痛明显。西医诊断：慢性胃炎，十二指肠炎，感冒；中医诊断：胃痛，感冒。证候：外感风邪，引发宿疾，营卫不和，胃气壅滞。治法：和解表里，宣通上下。拟方：柴胡桂枝汤化裁。处方：柴胡 8g，半夏 8g，甘草 8g，桂枝 6g，白芍 12g，生姜 6g，大枣 3 枚，黄芩 4g，云苓 10g，陈皮 10g，大黄 3g。水煎，1 日 2 次分服，6 剂。

二诊（1988 年 10 月 10 日）：用药后，感冒愈，余症亦减，纳食仍少，仿半夏泻心汤意，上方去柴胡、桂枝、大黄，煎服法同前，6 剂。

三诊（1988 年 10 月 17 日）：药后诸症若失，继遵上方 2 剂，制散续服，以巩固胃病之疗效。

【按】本病例属祖国医学"胃痛"和"感冒"病证，因外邪引发旧疾，而致营卫失调，表里不和，用《伤寒论》柴胡桂枝汤加味，兼治表里，重表顾及胃炎，调和营卫，和畅气机，表证痊愈，再疗里疾。二诊药仿半夏泻心汤之意，辛开苦降,寒温并用,调胃理气,恢复中土升降之功能,诸疾并除矣。

9. 温中健脾,化湿和胃治疗浅表性胃炎、十二指肠炎、反流性食道炎

弓某某,男,49岁,2011年5月7日初诊。

主诉:胃脘胀痛两年,加重半个月,伴恶心、吞酸、头晕。

初诊:患者自述两年前因在街边摆摊做生意,饮食无规律,冬冷夏热,甚是辛苦,渐渐出现胃部胀痛,纳食不佳,服用胃必治可缓解,但经常复发。近半个月前又因加班劳累、熬夜,且饮食无规律而复发。行胃镜检查示:"浅表性胃炎""十二指肠炎""部分腺体非典型增生""反流性食道炎A级",遂请中医诊疗。现症见:胃脘胀痛,恶心,吞酸,纳呆,精神不振,且头晕头重,查其舌淡苔厚,脉细缓。西医诊断:浅表性胃炎,十二指肠炎,反流性食道炎;中医诊断:胃脘痛。证候:脾胃虚寒,痰湿内阻。治法:温中健脾,化湿和胃。拟方:小建中汤合六君子汤加减。处方:桂枝8g,炒白芍12g,炙甘草6g,太子参15g,云苓12g,白术10g,川朴12g,煅瓦楞15g,半夏10g,焦三仙各15g,鸡内金15g,天麻10g,玄胡10g,生姜3片,大枣3枚。6剂,水煎服,日1剂。

二诊(2011年5月13日):诸症稍减,上方继服6剂。

三诊(2011年5月20日):近日便秘,上方加槟榔片10g,熟大黄6g。7剂,水煎服。

四诊(2011年5月28日):诸症皆愈,已无不适感,仍

以上方继服6剂以巩固之。且嘱其饮食有节，寒温适宜，避免过劳，以防止复发。

【按】此患者做街边生意，饮食不节，寒温失宜，复加劳累，致使脾胃功能受损，虽经治疗后病情好转，但脾胃正常功能尚未恢复，近期又因劳累、熬夜、饮食不节而复发。因脾胃受损，中焦气机不畅，故见胃脘部胀痛；脾气虚损，清阳不升，则精神不振，头昏头重；胃气受损，降浊无能，气逆于上则恶心、吞酸；其舌淡为虚，苔厚为滞，此脾胃亏虚，健运失司所致；脉细缓主虚、主湿，由此可见，诸症及舌脉所现皆正虚邪滞之象。故方中以桂枝、白芍、炙甘草、生姜、大枣，温中补虚，和里缓急止痛；用半夏、太子参、白术、云苓益气健脾和胃，燥湿化痰；以陈皮增强燥湿除胀、消积化痰作用；用焦三仙、鸡内金以消食行滞，以复健脾升降之职；加用煅瓦楞为制酸之用；天麻清利头目止头晕，玄胡行气止痛皆为佐药；槟榔片、熟大黄亦对症加减用之。末诊所嘱其饮食有节，寒温适宜，避免过劳亦至关重要。《难经·十四难》治损之法云："损其肺者，益其气，损其心者，调其营卫，损其脾者，调其饮食，适其寒温，损其肝者，缓其中，损其肾者，益其精。"其中心、肺、肝、肾四脏之损皆言治法，而唯脾胃之损言："调其饮食，适其寒暑。"由此可见，脾胃病的日常养护至关重要。

10. 温中健脾，和胃止痛治疗十二指肠球部溃疡

娄某某，男，59岁，2011年11月13日初诊。

主诉：胃脘部疼痛反复发作10余年，加重1周。

初诊：患者 10 年前曾患胃病，时常出现胃脘部疼痛，每因春秋季节或饮食不节及情绪不佳时加重，疼痛多发生在餐前或进食后两小时，经钡餐造影检查确诊为：十二指肠球部溃疡。虽多次住院治疗，但始终不能痊愈，病情时好时坏。近 1 周因受凉导致病情加重，频繁出现夜间疼痛，每于夜间三四点钟痛醒，以致无法入眠，进食后疼痛稍有缓解，为进一步彻底治疗特来我院就诊。现症见：胃脘部隐隐作痛，夜间或空腹时疼痛加重，进食后减轻，喜温喜按，纳减运迟，四肢发凉，时泛吐清水，大便偏稀，体倦乏力；面色萎黄，形体消瘦；查舌质淡黯苔白，脉沉细弱。西医诊断：十二指肠溃疡；中医诊断：胃痛。证候：脾胃虚寒证。治法：温中健脾，和胃止痛。拟方：黄芪建中汤加味。处方：生黄芪 15g，桂枝 10g，炒白芍 18g，炙甘草 6g，煅瓦楞 12g，玄胡 12g，砂仁 10g，云苓 12g，木香 6g，白术 10g，焦三仙各 12g，生姜 3 片，大枣 3 枚。5 剂，水煎服，日 1 剂。

二诊（2011 年 11 月 18 日）：胃脘疼痛明显减轻，疼痛次数减少、持续时间缩短，泛吐清水减轻，仍纳差，上方加丹参 10g，继服 5 剂。

三诊（2011 年 11 月 23 日）：近日仅疼痛 1 次，余症均减，效不更方，继服 10 剂。

四诊（2011 年 12 月 5 日）：胃痛一直未作，纳运俱有改善，四肢渐温，体倦好转，大便正常，但胃部仍怕凉，上方加干姜 6g，继服 10 剂而愈。

【按】十二指肠溃疡好发于十二指肠球部，疼痛部位多位于上腹正中，多为夜间或餐后 3 ~ 4 小时发生，一般持续 1 ~ 2 小时或更长。消化性溃疡多于秋冬或冬春之交发作，气候寒冷、饮食失调、情绪波动、过于劳累均可诱发或使本病加重。中医认为，十二指肠溃疡和胃溃疡均属于胃脘痛的范畴，《内经》云："木郁发之，民病胃脘当心而痛""胃病者，腹䐜胀，胃脘当心而痛。"胃痛之作，当分虚实，虚者盖由脾胃虚弱，中阳不足，温煦失职或胃阴亏虚失于濡养使然；实者悉由寒邪所犯、饮食所伤、肝气所乘、瘀血阻络等导致。胃痛的治疗，应首分虚实，虚者补而通之，实者泻而通之。

该患胃脘痛已 10 余年，久病多虚、多瘀，这是疾病发展的一般规律。况其受凉加重，夜间痛甚是因阳气不足失于温煦所致。受凉为寒邪外犯，阳气内虚，御寒无能，气血凝滞故致痛甚。而夜半之时，阴气内盛，诚如《内经》所言："合夜至鸡鸣，天之阴，阴中之阴也……故人亦应之。"此时天地阳气虚极，阴气盛极，人体亦然，而阳虚之人逢此阴气盛极之时，阳气无力以承制阴气，虚寒内生故而作痛。饥饿作痛，是因中焦气血亏虚，胃络失养所致；食入于胃，游溢精气，濡养胃络故痛减；喜温喜按、纳迟运迟、四肢发凉、泛吐清水、体倦乏力、大便偏稀、面色萎黄、形体消瘦，皆为中焦阳气不足，温煦运化失司，气血化生不足所致；舌淡主虚，舌黯主寒、主瘀；脉沉细弱，是阳气内虚所致。故治疗首选《金匮要略》治"虚劳里急，诸不足"的黄芪建中汤，方中黄芪温中缓急补虚，以治其本，加用煅瓦楞抑制泛吐清水，加白术、云苓，合桂枝、甘草为苓桂术甘汤可温化内饮、扶阳益胃，玄胡行气止痛，古有"心痛欲死，急觅玄胡，以其能散胃脘气血滞痛"之说，故米子良教授遇胃痛患者多惯用之；木香、砂仁芳香化湿，善醒脾胃之气而止胃痛，可恢复脾升胃降之功，诚如李时珍言"木香，乃三焦气分之药，能升降诸气"；《开宝本草》言砂仁"治虚劳冷痢，宿食不消，赤白泻痢，腹中虚痛，下气"；焦三仙助运中焦。山楂在此可显三种功用，一以消食助运，一以行气止痛，一以活血逐瘀。全方合用，温中补虚为主，兼以化饮、行气、消导、活血止痛之法，标本兼治，故收效明显。二诊加用丹参，虑其病已年久，舌色黯淡，可逐胃络之瘀，使瘀去而新生，促使溃疡面的新陈代谢而加速溃疡的愈合。三诊加干姜，增强温中散寒之力。

此方药简效宏，配伍合理，米子良教授每遇证属中焦虚寒之胃脘痛，多用之，治愈者无数，且收效甚速，值得学习、效法。

11. 理气化痰，清胆和胃治疗十二指肠壅滞症

武某某，女，60岁，2005年1月31日初诊。

主诉：胃脘及胁肋部胀痛、吞酸、烧心多年，近1周加重。

初诊：患有十二指肠壅积症多年，曾在当地医院治疗，具体治疗方案不详，效不显，近1周心情不畅病情加重，遂来我院就诊。现症见：胃脘及胁肋部胀痛，经常嗳气，吞酸，烧心，后背心疼，气短，纳少，恶心，舌偏红苔微裂少津，脉弦、关稍大。西医诊断：十二指肠壅滞症；中医诊断：胃脘痛。证候：胆郁痰扰，胆胃失和。治法：理气化痰，清胆

和胃降逆。拟方：黄连温胆汤加减。处方：半夏 10g，川黄连 10g，焦三仙各 15g，云苓 12g，陈皮 10g，川朴 10g，枳壳 10g，旋覆花 10g（包煎），煅瓦楞 15g，柴胡 8g，玄胡 10g，蒲公英 12g，太子参 8g，丹参 8g。10 剂，水煎服，日 1 剂。

二诊（2005 年 2 月 18 日）：上症减轻，嗳气明显，上方加木香 4g。14 剂，水煎服，日 1 剂。

三诊（2005 年 3 月 4 日）：诸症大减，仍有寐差，上方去柴胡加夜交藤 20g。7 剂，水煎服，日 1 剂。

四诊（2005 年 3 月 11 日）：诸症减轻，加鸡内金 15g。7 剂，水煎服，日 1 剂。

五诊（2005 年 3 月 18 日）：诸症好转，再服 7 剂巩固善后调理。处方：半夏 10g，川黄连 10g，焦三仙各 15g，云苓 12g，陈皮 10g，川朴 10g，枳壳 10g，旋覆花 10g（包煎），煅瓦楞 15g，柴胡 8g，玄胡 10g，蒲公英 12g，太子参 8g，丹参 8g，鸡内金 10g，木香 4g。

【按】十二指肠壅滞症是指各种原因引起十二指肠远端阻塞，食糜通过不畅，致使十二指肠近端扩张，内容物壅积而产生的临床综合征。主要为上腹部疼痛和饱胀症状，多在进食过程中或进食后发生，恶心、呕吐胆汁样物，有时因上腹饱胀而自行设法呕吐以缓解症状。此症呈周期性反复发作，逐渐加重，并常出现便秘，属于中医的"胃痛""呕吐""反胃""腹痛"等范畴。

患者由于情志不舒，肝胆失于疏泄，胆胃不和，胃失和降，出现恶心欲呕，嗳气频作；气机不利而壅滞，故胃脘、胁肋部胀痛，痰火上扰可见心烦、寐差。舌偏红苔微裂少津为胆胃郁热之征，脉弦为肝胆受郁之象。证属胆郁痰扰，胆胃失和。米子良教授认为本病多因邪气犯胃，导致脾胃运化、升降失常。病邪多为湿热之邪，而脾胃失调的代谢产物也多湿，且易化热。因此，清热燥湿、调理脾胃气机为本病的基本治法，故以黄连温胆汤加减清胆和胃，理气化痰。黄连温胆汤是孙思邈《千金方》治疗痰热内扰的代表方剂，其辛开苦降、寒热互用、补泻同施的配伍法则，恰中该病病机。方中半夏化痰降逆和胃，枳壳、陈皮理气化湿，茯苓健脾利湿，黄连清热燥湿与半夏为伍，辛开苦降，调理脾胃，诸药相伍，湿热得清，气机宣畅。现代医学研究表明，黄连温胆汤能显著改善胃动力，保护胃黏膜，促进损伤黏膜和腺体的再生与修复。米子良教授又以柴胡疏泄肝胆之郁热，蒲公英清胃降火，旋覆花理气降逆，煅瓦楞、玄胡制酸止痛，少佐太子参补虚，丹参活血，兼顾久病必有瘀。焦三仙、鸡内金以助脾胃消积运化；寐差则以夜交藤安神定志。并嘱患者平时生活调养，睡觉时和餐后 1 小时内，可采用头低臀高的俯卧位，必要时可用腹部托带。宜少食多餐，进食要慢，不可过饥过饱，预防诱发呕吐，饮食当以清淡为原则。立方得当，用药适宜，故病向愈。

（二）泄泻

1. 辛开苦降，健脾运湿，平调寒热治疗下后伤脾致泻

郭某某，女，56 岁，2001 年 5 月 11 日初诊。

主诉：大便稀如水样2月余。

初诊：患者自述2个月前曾患感冒，服药数日后自感口干、口苦、头晕耳鸣、便干、纳食不香，自认为"上火"，服黄连上清片"下火"，服后大便仍欠畅，遂加大剂量服用三黄片，致使大便泄泻如水，一日3～4次，逐渐出现胃脘痞闷、不思饮食、头晕乏力、泛泛欲呕等症，至今已两个月余。今日又出现腹中隐痛、腰痛等症，遂来米子良教授处求治。现症见：大便稀如水样，每日2～3次，胃脘痞满，纳食不香，饮食入胃后自觉胀甚，时时恶心欲呕，口中发黏，头晕乏力，寐差，腹中时痛，腰痛。查其舌淡苔黄腻，脉细弦，右关稍大。西医诊断：腹泻；中医诊断：泄泻。证候：脾胃受损、中焦寒热错杂证。治法：辛开苦降，健脾运湿，平调寒热。拟方：半夏泻心汤加减。处方：半夏6g，干姜6g，川连5g，党参15g，炙甘草10g，桂枝6g，玄胡6g，焦三仙各15g，夜交藤20g，菊花10g，川断12g，白芍15g。5剂，水煎服，日1剂。

二诊（2001年5月17日）：服药后效显，大便成形，每日1～2次，胃胀缓解，腹已不痛，呕止纳增，腰痛亦愈，乏力好转，腻苔化尽，病已愈十之七八，继服上方5剂以收全功。

【按】泄泻是指由于素体脾胃虚弱、感受外邪、饮食不节、情志失调、过用泻药等导致脾胃运化功能失常，脾气不得升清，湿邪内聚而致大便次数增多，便质稀薄，甚或泻下如水的一种病证，其病在脾胃，多由湿邪而作泻。《景岳全书·泄泻》言："泄泻之本，无不由于脾胃。"《难经》亦言：

"湿多成五泄。"所以泄泻发作，多由各种病因先损脾胃，脾胃损伤则水湿无以运化，聚而成邪，流于肠间而作泻，故脾胃虚弱运化失健为泄泻之本，湿邪内聚而作泄泻是为标，标本既明则治不迷茫。《医宗必读》概括治疗腹泻九法，"淡渗、升提、清凉、疏利、甘缓、酸收、燥脾、温肾、固涩"，为后世医家所推崇，而米子良教授又开和解一法，以治此例过用寒凉伤脾致泻者，疗效甚捷，为泄泻的治疗开辟了新思路。

此患者感冒数日未愈，致邪入少阳，邪热内郁，故见口干、口苦、头晕耳鸣，郁火灼津进而大便干燥，此少阳病兼里实之征，当以大柴胡汤和解少阳兼祛里实，然病者自认为火大，连续大量服用黄连上清片、三黄片，因过用寒凉药，伤却中阳，大便虽通，但脾胃重伤，寒从中生，正气内虚则少阳邪热内陷，寒热互结，阻滞中焦脾胃，气机升降失常。脾气不升无力运化水湿则泻下如水；胃气不降，传导失常则胃脘痞闷，恶心欲呕；中焦气虚则头晕乏力；脾胃虚弱纳运不佳，见纳食不香；食入胀甚，口中发黏者，中焦湿热内蕴所致；腹中时痛，属中焦里急；寐差是因思虑伤心，泻下伤脾，致心脾两虚；腰痛者为中虚日久后天不济先天，肾虚失养引起；舌淡主脾虚，苔黄腻是因脾不运湿，中焦湿热内聚导致；脉弦主气结，细主正气不足；右关稍大，为独处藏奸，病在脾胃中焦。当务之急，应调其脾胃，恢复脾胃运化功能，诸证可愈。故以半夏泻心汤和中降逆，平调寒热，方中以半夏、干姜辛开和胃降逆以除痞，加桂枝温通以助祛其寒，川连、黄芩苦降以清其热，党参益中州健脾胃。余药皆米子良教授对症用药，如见腹痛用玄胡，头晕用菊花，寐差用夜交藤，腰痛用川断，运迟用焦三仙，此 7 味药在本方中兼佐使药。全方合用，辛开苦降，使寒热得除，脾胃升降得复，而呕、痞、利自除，主症既愈，中焦气机复常，兼症亦愈。

2. 益气健脾利湿治疗脾虚夹湿泄泻

赵某某，男，45 岁，2006 年 8 月 21 日初诊。

主诉：大便次数多、质稀数月。

初诊：患者以大便次数多、质稀数月就诊。现症见：大便质稀，每日 2 ~ 5 次，伴乏力，有时身冷、腹痛、恶心。舌中有小裂痕，苔薄白腻，脉沉细、左关显。西医诊断：腹泻；中医诊断：泄泻。证候：脾虚夹湿。治法：益气健脾，利湿止泻。拟方：参苓白术散加减。处方：党参 12g，云苓 12g，白术 10g，扁豆 10g，陈皮 10g，山药 12g，莲子 10g，薏苡仁 12g，砂仁 6g，玄胡 8g，白芍 12g，炙甘草 8g，半夏 6g，焦三仙各 12g。4 剂，水煎服，每日 1 剂。

二诊（2006 年 8 月 25 日）：诸症明显减轻，上方加太子参 10g，生芪 12g，黄芩 8g。3 剂，水煎服。

三诊（2006 年 8 月 28 日）：大便每日 1 ~ 2 次，基本成形，其他诸症基本消失。继用上方巩固治疗，4 剂，水煎服，日 1 剂。

【按】泄泻虽病因复杂，但其基本病机变化为脾病与湿盛，致肠道功能失司而发生。泄泻的病理因素主要是湿，湿为阴邪，易困脾阳，故《医宗必读》有"无湿不成泻"之说，但可夹寒、夹热、夹滞。脾主运化，脾虚失运，湿浊内停，则肠鸣泄泻，腹痛，恶心。脾胃为后天之本，气血生化之源，气血阳虚不足失养则见身冷、乏力，所以本证是由脾胃虚弱，运化失司，湿浊内停所致，故用参苓白术散以益气健脾，利湿止泻。方中加芍药甘草汤以酸甘化阴补液、缓急止痛，加陈皮、半夏、焦三仙燥湿和胃。二诊加太子参、黄芪益气生津，加黄芩清热燥湿且有防湿郁化热之功。诸药合力，效果颇佳。

3. 温脾助阳和胃治疗脾虚湿盛之泄泻

常某某，男，29岁，2006年2月13日初诊。

主诉：腹泻1月余。

初诊：患者自述腹泻月余。现症见：每日泻下无数次，伴肠鸣、腹隐痛、矢气多，无下坠感，进肉类食物后更甚，纳少，精神不振，舌淡苔白腻，脉弦缓关大。西医诊断：腹泻；中医诊断：泄泻。证候：脾虚湿盛。治法：温脾助阳和胃。拟方：理中丸合半夏泻心汤加减。处方：党参10g，干姜6g，白芍10g，炙甘草10g，黄连13g，黄芩10g，半夏6g，木香8g，葛根12g，焦三仙各15g，肉桂6g，乌梅10g，玄胡10g，厚朴6g，罂粟壳4g。4剂，水煎服，日1剂。

二诊（2006年3月24日）：用药后诸症减轻，大便中有冷气泡沫，肠鸣消失，效不更方，继服上方6剂。

三诊：（2006年4月10日）：患者基本痊愈，守法巩固，上方去黄芩，加诃子10g。6剂，水煎服，日1剂。

【按】泄泻的病因复杂，其基本病机是脾虚湿盛。该患初诊时腹泻频繁，肠鸣隐痛，矢气多，无下坠感，纳少，精神不振，舌淡苔白腻。证属脾阳虚弱，痰湿中阻，气机不畅，胃失和降。方中以理中丸去白术加肉桂来温补脾阳，加葛根升阳止泻；以半夏泻心汤去大枣加木香、厚朴来降逆和胃，下气燥湿除满，以乌梅、罂粟壳、玄胡来涩肠止泻、止痛，白芍养血柔肝以防肝旺克脾，再加焦三仙消导和胃。用药准确，药到病除。米子良教授治疗泄泻多用芍药甘草汤，取其酸甘化阴、缓急止痛的作用，与现代医学的腹泻失液、肠肌痉挛则疼痛腹泻的治疗有异曲同工之妙。

4. 辛开苦降，健脾化湿，理气宽肠治疗泄泻

樊某，男，41岁，2011年9月23日初诊。

主诉：腹泻2周。

初诊：患者于2周前出现腹泻。现症见：每日大便3~4次，便前脐周疼痛，便后痛减，排便不爽，腹胀，矢气，纳差，神疲乏力，自觉口中黏腻，饮酒或受凉后大便次数增多。平素嗜酒，察其舌脉，见舌淡有痕，苔黄厚腻，脉滑数。西医诊断：腹泻；中医诊断：泄泻。证候：寒热错杂，虚中夹实。治法：辛开苦降，健脾化湿，理气宽肠。拟方：胃和冲剂Ⅱ号方加减。处方：半夏8g，川连4g，黄芩10g，党参15g，干姜10g，川朴12g，丹参12g，木香6g，白术12g，薏苡仁20g，马齿苋15g。7剂，水煎服，每日2次，每日1剂。医嘱控制饮酒。

二诊（2011年10月10日）：诸症减轻，口中无黏腻感。大便每日1~2次，仍不成形，原方加土茯苓20g。7剂，水煎服，每日 2 次，每日 1 剂。

疗效：痊愈。

【按】本例患者素喜饮酒，食辛辣刺激，致使脾胃受损，湿热内蕴，运化失常，升降无序，清浊不分故致泄泻。《医宗必读》说："无湿不成泄。"《景岳全书》说："治泻不利小水，非其治也……形气强壮者可利，酒湿过度，口腹不慎者可利。"胃和冲剂Ⅱ号方以半夏泻心汤为基础创制，是治疗中气虚弱、寒热错杂、升降失常而致肠胃不和的常用方。以此为主方，平调寒热，燮理阴阳，调畅气机，加用白术健脾益气，薏苡仁、马齿苋利水渗湿，川朴、木香理气宽肠。诸药合用，共奏辛开苦降、健脾化湿、理气宽肠之功。二诊在原方基础上加土茯苓，《本草正义》载："土茯苓，利湿去热，能入络，搜剔湿热之蕴毒。"土茯苓所含的落新妇苷有明显的利尿、镇痛作用。利小便以实大便，是治疗泄泻的重要原则，方证相应，故能起效。

5. 健脾益气，渗湿止泻治疗食道肿瘤切除手术后致泻

程某，男，53 岁，2009 年 2 月 6 日初诊。

主诉：腹泻半年余。

初诊：患者半年前行食道肿瘤切除手术，术后出现腹泻。现症见：饭后即大便，每日 3 ~ 5 次，大便不成形，进食生冷荤腥腹泻明显加重，口干，不欲饮水，肠鸣音明显，腰困，神疲乏力，偶有腹痛。舌红中裂苔薄黄白腻，脉沉细弦缓。西医诊断：腹泻；中医诊断：泄泻。证候：脾虚湿盛。治法：益气健脾，渗湿止泻。拟方：参苓白术散加减。处方：

党参 10g，茯苓 12g，白术 12g，陈皮 10g，山药 15g，炙甘草 8g，莲子 10g，薏苡仁 20g，砂仁 6g，川连 4g，川朴 8g，木香 6g。7 剂，水煎服，每日 2 次，每日 1 剂。

二诊（2009 年 2 月 13 日）：服药后无腹痛，腹泻稍减，腰困明显，余症减轻。上方加川断 15g，桑寄生 10g。7 剂，水煎服，每日 2 次，每日 1 剂。

三诊（2009 年 2 月 19 日）：腹泻明显减轻，每日 2 ~ 3 次，前方去党参、薏苡仁、砂仁，加焦三仙各 15g。6 剂，水煎服，每日 2 次，每日 1 剂。药后痊愈。

【按】此例患者术后元气大伤，脾气虚弱，运化无力而生湿，湿胜则濡泻。湿盛可困遏脾运，脾虚又可生湿，故而其泄泻日久不止。病久及肾，肾精虚耗，筋脉失濡，可见腰困。治宜益气健脾，渗湿止泻，拟方以参苓白术散加减。方中党参、茯苓、白术益气健脾渗湿，山药、莲子、薏苡仁健脾益气止泻，砂仁、陈皮醒脾和胃，行气化湿，木香、川朴行气化痰，川连清胃泻火，全方共奏益气健脾、渗湿止泻之功。久病及肾，脾失运化，肾失所养，肾气亏虚，故二诊时加川断、桑寄生以补肾益精。脾病日久，运化乏力，故三诊时加焦三仙以助脾胃运化，防止滋腻碍脾。

6. 健脾化湿固涩治疗久泻不愈

李某，男，55 岁，2011 年 8 月 22 日初诊。

主诉：腹泻 9 年，加重 2 月。

初诊：患者自述多年来一直肠胃功能欠佳，9 年前冬天出现腹泻，每日 2 ~ 5 次，大便不成形，且多稀白泡沫，无腹痛。平时腹部怕凉,受凉后便次增加,时常呃逆,消化差,曾去医院检查,诊断为慢性肠炎。9年来一直间断治疗,病情时好时坏,近2月病情又加重,后经朋友推荐来米子良教授处求治。现症见:腹泻每日3～6次,便下清稀夹有泡沫,腹中不痛,自感腹部畏寒,厌食油腻,若腹部受凉或食物油腻则腹泻加重,时呃逆,食入不化,面色发白,神情倦怠,四肢无力。查其舌淡苔微黄腻,脉来弦缓,右关尤显。西医诊断:慢性肠炎;中医诊断:泄泻。证候:脾虚湿盛,久泄滑脱。治法:健脾化湿止泻,兼以收涩。拟方:痛泻药方加减。处方:炒白术15g,云苓15g,炒薏苡仁15g,煨姜6g,防风10g,葛根12g,白芍15g,炙甘草6g,炒川连4g,马齿苋15g,诃子10g,乌梅12g,罂粟壳5g。7剂,水煎服,每日1剂。

二诊(2011年8月29日):服药后大便次数减少,时觉腹胀,上方加木香8g。7剂,水煎服,每日1剂。

三诊(2011年9月5日):大便每日1～3次,仍不成形,呃逆、腹胀均减,便时腹中隐痛,上方加炮附子6g(先煎),党参15g。7剂,水煎服,每日1剂。

四诊(2011年10月10日):自从服三诊药后,大便每日1次,已成形,自觉病愈,未来再诊。从昨日至今,大便又稀薄不成形,急来诊治,惧其泄泻再发。查其舌淡苔薄白,脉细弱。米子良教授认为该患属湿邪虽去,脾虚未复之象。处方:党参20g,炒白术15g,云苓15g,炙甘草6g,干姜6g,炮附子8g(先煎),炒薏苡仁15g,防风10g,木香10g,炒川连4g,罂粟壳5g。7剂,水煎服,每日1剂。

五诊（2011 年 10 月 17 日）：大便正常，每日 1 次，纳食渐增，已不觉疲乏无力。以上方去罂粟壳，继服 10 剂，以巩固疗效。

【按】《难经》言："湿多成五泻。"《素问·阴阳应象大论》言："清气在下，则生飧泻……湿胜则濡泻。"《灵枢·本神》言："脾气虚则四肢不用，五藏不安。"本患脾虚湿盛，清阳不升，导致泄泻，泄泻日久致使中阳受损，下焦不固，故每日泄泻数次且有稀白泡沫；脾不升清则胃不降浊，胃气上逆则呃逆腹胀；脾失健运则食入不消，神疲乏力；舌苔黄腻为湿热内蕴所致。该患所见虚寒之象是因腹中虚寒，而胃中内蕴湿热。脉缓为脾虚湿盛，弦为土虚木乘之象。所以本病的主要病机是脾虚湿盛，中焦升降失常，日久下焦滑脱，兼有土虚木乘之象。故方中以白术、茯苓、炒薏苡仁、防风、葛根、炙甘草、白芍缓肝舒脾渗湿以止泻；炒川连、煨姜辛苦相合，寒热并用，以复中焦气机之升降，川连炒用以缓其苦寒之性，免伤中阴，煨姜去其发散之性，使其药力守而不走，温暖中焦；乌梅、诃子、罂粟壳取其涩可固脱之意，此三者，善治久泄滑脱之证。全方立法明确，用药贴切。二诊加木香，乃为行脾胃大肠之气机以除胀满之用。三诊便时腹中隐痛，属虚寒之象，故加附子、党参。四诊时虽更换了部分药物，但大法未变，以附子汤为主，只是偏于温补而减少固涩之品，乃重在治本之意。

本案在整个治疗过程中，标本缓急治法运用自如，首以渗湿固涩以治标，辅以缓肝健脾，可使祛邪不伤正，健脾不恋邪；次则转为温补、祛湿、固涩并用，因此时湿邪渐退，正气亏虚，扶正亦可祛邪；待大便每日一次，独显中焦虚寒证时则重用温补之法，辅以祛湿固涩；待湿邪已退，唯见脾虚见证，需健脾为主，以固根本，则泄泻不再反复。

7. 健脾渗湿，升阳固肠治疗溃疡性结肠炎

李某某，女，40岁，2011年4月22日初诊。

主诉：腹泻反复发作7年，近2月加重。

初诊：患者自述7年前因工作劳累，饮食无规律而逐渐出现腹胀、腹泻。起初每日腹泻2～3次，后因生气而加重，日泻3～7次，经治疗缓解，其后每因情志不随、饮食不当而发作，虽经多方医治，病情仍时轻时重，并逐年加重，患者非常痛苦。2月前因春节食油腻较多，又饮少量酒，致使腹泻加重，甚时每日大便10～30次，在内蒙古医科大学附属医院进行肠镜检查，诊断为：乙状结肠溃疡性结肠炎；B超示：胆息肉、子宫肌瘤。经用西药治疗后效果不明显，遂来找中医诊治。现症见：大便日行10～30次，不成形，甚时为水样，夹有未消化食物，便中带血，有时呈脓状，腹胀、腹痛，以右少腹疼痛较甚，体倦乏力，四末不温，夜寐差、多梦。视其面色黄滞，舌淡苔白黄，脉细弦，右关与左寸脉大。西医诊断：溃疡性结肠炎；中医诊断：泄泻。证候：脾虚湿困，清阳不升，久泻肠滑。治法：健脾渗湿，升阳固肠止泻。处方：炒白芍20g，炙甘草8g，防风10g，炒白术15g，党参20g，厚朴10g，炒椿皮15g，炒地榆15g，炒山药20g，炒薏苡仁20g，玄胡12g，炒枣仁30g，五味子10g。7剂，水煎服，每日服 1 剂。

二诊（2011 年 5 月 1 日）：大便每日 10 余次，仍夹血，腹胀、腹痛，上方加仙鹤草 20g，罂粟壳 4g，煅龙骨 20g（先煎）。7 剂，水煎服，每日 1 剂。

三诊（2011 年 5 月 8 日）：大便次数减少，每日不到 10 次，腹痛、腹胀减轻，偶夹少量脓血，改用归脾汤加减。处方：党参 15g，白术 12g，云苓 12g，炙甘草 8g，当归 10g，黄芪 30g，龙眼肉 10g，炒枣仁 30g，远志 10g，炒白芍 30g，乌梅 15g，仙鹤草 20g，玄胡 10g，白头翁 15g。30 剂，水煎服，每日 1 剂。

四诊（2011 年 6 月 12 日）：上方服用月余，便血愈，大便日 5 ~ 10 次，时腹痛、腹胀。处方：党参 12g，白术 12g，云苓 15g，炙甘草 6g，白芍 30g，山药 15g，黄芪 30g，乌梅 15g，仙鹤草 30g，土茯苓 30g，炒地榆 15g，白头翁 15g，红藤 15g，酒大黄 4g（后下），炒黄柏 10g。20 剂，水煎服，每日 1 剂。

五诊（2011 年 7 月 3 日）：药后每日大便 1 ~ 2 次，腹胀、腹痛消失，余症悉除。随访半年未出现腹泻。

【按】溃疡性结肠炎又称慢性非特异性溃疡性结肠炎，是一种原因不明的直肠、乙状结肠为主的非特异性炎症，常有糜烂和溃疡，以腹痛、腹泻，里急后重，黏液血便为主要临床症状，本病常缠绵难愈，且易复发，是临床中颇为棘手之顽疾。

本病从症状来看，属于中医"泄泻""肠澼""休息痢"等范畴，米子良教授认为本病的发病多为六淫、饮食、劳倦、情志先伤脾气，脾气虚则湿易聚，湿聚则泄泻作，湿聚不化，阻滞肠胃气机，则腹胀、腹痛、里急后重；湿邪损伤脾胃阳气，则四末不温，遇寒加重；随体质的不同，日久又可向寒湿或湿热转化，寒湿盛则水泻夹脓，湿热盛伤及血络则便中夹血，湿邪久踞则病转缠绵，日久不愈，久泻肠滑，则泄泻无度，体倦消瘦，病亦日渐顽固。总之，脾虚湿盛是本病之根本病机，所以治疗此疾，健脾祛湿是为大法，兼寒者佐以温散，兼热者佐以清利，久泻肠滑者佐以收涩，至于后重者调气，便脓者行血，法同治痢，唯便血一症当分虚实，若气虚渐至不摄者，健脾为主；湿热内扰者，清利为法，并适当随症加入止血之品，如地榆、仙鹤草、槐花、三七之类。

　　本患者 7 年之久泻，脾气日虚而湿邪日盛，脾虚则体倦乏力，中阳损则四末不温，完谷不化，湿气盛则水泻，便不成形，湿阻气机则腹胀、腹痛，湿邪伤及大肠气分则便脓，伤及血络则便血，久泻滑脱则日行 10～30 次；寐差、梦多乃脾虚气血生化不足导致血不养心之故。面色黄滞者乃脾虚湿困之象；脉细弦者，细主湿、主虚，弦主痛、主木旺、主痰湿、水饮；舌淡苔白黄，主脾虚兼有热，故舌脉所现仍为脾虚湿盛有热之象。故方中以党参、白术、炙甘草、炒山药、炒薏苡仁健脾渗湿止泻；炒白芍配炙甘草可缓急止痛，缓其下泻急迫之势；防风胜湿止泻以升清阳；炒椿皮清热燥湿，又具收敛之性，合地榆清热收敛可止便；玄胡止腹痛；枣仁养心安神；五味子收敛止泻。观后来所用之方，用归脾汤等临证加减，始终未出健脾除湿之大法，终使 7 年之顽疾至痊愈。

8. 益气健脾，渗湿止泻治疗泄泻

胡某某，女，35 岁，2005 年 10 月 14 日初诊。

主诉：腹泻反复发作 5 年，近期加重。

初诊：患者自 5 年前出现腹泻，经常反复发作，近期明显加重。现症见：每日 3 ～ 4 次，腹泻之前腹阵痛，腹泻多在饭后，泻下之物多为未化之食物，泻后腹痛稍减。近 2 ～ 3 年月经提前 5 ～ 7 天，量可。舌淡胖边齿痕尖红，脉细弦缓。西医诊断：腹泻；中医诊断：泄泻。证候：脾虚湿盛证。治法：益气健脾，渗湿止泻。拟方：参苓白术散合痛泻要方加减。处方：云苓 15g，太子参 12g，白术 10g，扁豆 10g，山药（炒）15g，炙甘草 10g，薏苡仁（炒）20g，白芍 15g，川连 4g，焦三仙各 15g，玄胡 10g，防风 10g，诃子 10g。3 剂，水煎服，日 1 剂，分 2 次温服。

二诊（2005 年 10 月 21 日）：药后腹不痛，仍有腹泻。上方去防风加川朴 8g，马齿苋 12g。6 剂，水煎服，日 1 剂。

三诊（2005 年 10 月 27 日）：药后诸症大减，大便 1 日 1 ～ 2 次，质软，无腹痛，偶有腹胀满。上方去防风加砂仁 6g（后下），木香 6g。6 剂，水煎服，日 1 剂。

【按】泄泻多由脾虚、湿盛引起，所谓"湿多成五泻""无虚不成泻"。此患者久苦于腹泻多年，应属中医慢性泄泻。脾虚湿盛是泄泻的病机关键，外因与湿邪关系最大，内因与脾虚关系最密切。米子良教授认为慢性泄泻以虚证为主，治疗首先应健脾补气，佐以化湿利湿，再根据各脏腑关系进行调整，并且注意兼夹证的治疗。脾胃太阴湿土，主运化而司

升降，为阴阳气血运行之枢纽。经曰"清气在下则生飧泻，浊气在上则生膜胀"，脾气一虚，湿乘其位，升清降浊失司，故患者出现腹痛、腹泻。患者月经提前也为脾虚脾失统血所致，舌脉合参，定为脾虚湿盛之象，宜健脾渗湿止泻，以参苓白术散为主方治疗。方中太子参、白术益气健脾渗湿，配伍山药补脾止泻；扁豆、薏苡仁健脾渗湿止泻；又加防风，取痛泻药方中防风之意，防风辛香，增其燥湿以助止湿之力，其又为脾经的引经药；诃子收敛以止其泻，玄胡行气以止腹痛，川连清中焦之湿热。经多次加减调理，症转向愈。此案可见米子良教授对方剂之熟，将参苓白术散与痛泻药方巧妙结合，灵活变通，对证治疗，收获疗效，可供吾辈可法可师。

9. 健脾益气，化湿止泻治疗泄泻

钱某，男，21 岁，2005 年 12 月 23 日初诊。

主诉：大便偏稀，伴有腹痛近半年。

初诊：患者自述半年来时常腹痛，大便偏稀。现症见：大便每日 3～4 次，质稀，时有腹胀气，口渴而不思饮，舌淡边有齿痕、苔薄白，脉弦缓。西医诊断：腹泻；中医诊断：泄泻。证候：脾胃虚弱。治法：健脾益气，化湿止泻。拟方：四君子汤与芍药甘草汤合方加减。处方：党参 15g，白术（炒）10g，茯苓 15g，玄胡 12g，焦三仙各 15g，吴茱萸 8g，防风 10g，枳壳（炒）10g，白芍（炒）10g，炙甘草 10g，诃子 10g，肉豆蔻 10g，赤石脂 15g。3 剂，水煎服，日 1 剂。

二诊（2005 年 12 月 26 日）：大便减为每日 2 次，大便

偏软，腹不痛，但有肠鸣。方有效，故守方不变，上方去吴茱萸。服4剂后大便正常，诸症消失。

【按】泄泻如治不及时，日久难愈，久泻脾弱，运化失职，消化力减，口渴而不思饮，湿重之故，法应健脾利湿，消积行滞。脾虚则内湿由生，湿盛则脾阳被遏，故以本案泄泻，脾虚为主要矛盾。《医宗必读·泄泻》曰："脾土强者，自能胜湿，无湿则不泄。若土虚不能制湿，则风寒与热得干之而为病。"《罗氏会约医镜·泄泻》载："泻由脾湿，湿由脾虚。"故可知脾之健运正常，则水谷得化，水湿得运，小肠能司其分清泌浊之功，大肠能承受传导燥化之职，大便自能正常。患者泄泻半年，日久脾虚失健则运化失常，湿邪内生，故当健脾以化湿。脾为太阴湿土，脾气一虚，水湿不化，下趋肠中，发为腹泻，再加阴寒内阻，则腹中气机不畅，腹痛、腹胀，舌淡有齿痕苔白是脾虚有湿之象。米子良教授用四君子汤为主方，益气健脾以治其本，方中肉豆蔻温脾暖胃，涩肠止泻，吴茱萸温暖脾胃以散阴寒；茯苓渗湿健脾，三药共奏暖脾胃、散阴寒之功。又用芍药甘草汤甘缓以止腹痛，玄胡行气以止腹痛，加强止痛之功效。诃子、赤石脂收敛止泻，标本兼顾，服后症减。

纵观米子良教授用药，方为常用之方，药为常用之药，皆平淡无奇，但由于辨证精当，用药紧扣病机，立意精深，故能获"一剂知，二剂已"之神效，实为学验俱丰之临床大家。

（三）痞满

1.温中补虚，化湿除痞治疗痞满

耿某某，男，38 岁，2001 年 11 月 10 日初诊。

主诉：胃脘部胀满 1 年余，加重 3 天。

初诊：患者自述 1 年来经常感到胃脘部胀满不适，尤以下午为重，食后尤甚，嗳气后胃胀减轻，遇热则舒。曾在某医院服疏肝健胃丸、保和丸等疗效不佳，时好时坏。3 天前因喝冷啤酒后胃脘胀满加重，嗳气、矢气后则舒，遂来就诊。现症见：胃脘胀满不适，嗳气或矢气后胃胀减轻，神疲乏力，纳差便溏，食油腻后不易消化，恶心，下午胀甚。查其形体偏瘦，少气懒言，腹部无胀大之形，舌淡苔白腻，脉沉细缓无力。中医诊断：痞满。证候：脾胃虚寒，寒湿困脾。治法：温中补虚，化湿除痞。拟方：厚朴温中汤与香砂六君子汤合方加减化裁。处方：厚朴 10g，枳实 8g，草豆蔻 5g，木香 6g，沉香 6g，砂仁 6g（后下），半夏 8g，焦三仙各 15g，炙甘草 10g，生白术 15g，太子参 8g，云苓 12g，干姜 6g。5 剂，水煎服，日 1 剂。

二诊（2001 年 11 月 16 日）：胃脘胀满大减，矢气多，已不嗳气，乏力好转，上方加大腹皮 10g。7 剂，水煎服。

三诊（2001 年 11 月 23 日）：胃已不胀，纳香，精神佳，继服上方 5 剂以巩固疗效。

【按】本患证属中医的痞满范畴。痞满多由表邪内陷、饮食不节、痰湿阻滞、情志所伤、脾胃虚弱等导致脾胃功能失调，升降失司，胃气壅塞而成的以胸脘痞塞不通，满闷不舒，按之柔软，压之不痛，视之无胀大之形为主要临床特征的临床常见脾胃病。《景岳全书·伤寒典》云："若但满而不痛者，此为痞满。"

本患者1年来经常胃胀，畏寒喜暖，厌食油腻，表明其脾胃虚寒，运化无力，今复饮冷啤酒，寒湿之邪重困中阳，气机痞塞不通，故胃胀加剧，因尚未有形实邪凝结，故无胀大之形；矢气、嗳气后缓解，是因气机稍有疏通；神疲乏力、纳差便溏、厌食油腻皆寒湿困脾，运化无力所致，下午胃脘胀满加重是因午后阳气渐衰，阴寒独盛所致，正如《内经》言"寒气生浊，热气生清""浊气在上，则生𦙾胀"；舌脉亦为寒湿困脾之征，故治以厚朴温中汤合香砂六君子汤以化湿除痞，温中补虚，方中陈皮、云苓、木香、干姜、川朴、草豆蔻取厚朴温中汤之功效，温化寒湿；太子参、白术、云苓、甘草、木香、砂仁、陈皮、半夏是取香砂六君子汤之作用，以健脾和胃化湿，加沉香降气，两方相合，使寒湿渐化，气机宣通，恢复脾胃的健运功能。二诊加大腹皮意在行气除胀。本患收效甚捷，可见药证相合，效若桴鼓。

2. 燥湿化痰，健脾和胃治疗痞满

曹某，女，47岁，2009年2月2日初诊。

主诉：胃脘胀满不舒、嘈杂时作1年余。

初诊：既往有浅表性胃炎、胆囊炎、腰椎骨质增生病史，胃脘胀满不舒、嘈杂时作1年余。现症见：胃脘胀满不舒，纳呆，嘈杂、吐酸时作，睡眠不佳，同时伴有腰困，足跟

痛。舌淡红、苔腻，脉细缓，右寸关、左关尺大。西医诊断：浅表性胃炎、胆囊炎；中医诊断：痞满。证候：脾虚失运，痰湿阻滞。治法：燥湿化痰，健脾和胃消痞。拟方：二陈汤加减。处方：半夏8g，茯苓12g，陈皮10g，厚朴10g，炒莱菔子10g，煅瓦楞15g，夜交藤30g，续断15g，桑寄生15g，没药8g，虎杖10g。7剂，水煎服，每日2次，每日1剂。

二诊（2009年2月9日）：服药后主症明显减轻，上方去莱菔子，加菟丝子10g，葛根10g，玄胡10g。7剂，水煎服，每日2次，每日1剂。

三诊（2009年2月17日）：胃脘胀满不舒消失，食欲好，嘈杂、反酸不明显，睡眠较前转佳，仍有腰困和足跟痛，但较前明显减轻，继服上方14剂，巩固治疗。

【按】《丹溪心法》载："脾气不和，中央痞塞，皆土邪之所谓也。"患者脾气虚弱，健运乏力，水湿不运，阻滞气机，故见胃脘胀满，嘈杂之证；痰浊内扰，心神不安而致不寐，故临床采用健脾燥湿化痰法治疗，拟方二陈汤加减。《景岳全书》曰："胃口停痰而痞者，二陈汤或橘皮半夏汤。"《医学心悟》曰："有痰湿壅遏神不安者，其症呕恶气闷，胸膈不利，用二陈汤导去其痰，其卧立安。"方中半夏善能燥湿化痰，又可和胃降逆，茯苓、陈皮健脾渗湿、理气化痰，厚朴、莱菔子燥湿行气除满；煅瓦楞制酸止嘈杂，夜交藤养心安神，续断、桑寄生补益肝肾，没药、虎杖散血化瘀止痛，全方共奏燥湿化痰、和中安神、化瘀止痛之效。二诊加菟丝子、葛根增强补益肝肾、解肌止痛之功，使筋骨健，腰困、足跟痛止。

（四）呕吐

1. 和胃化痰，降逆止呕治疗胃炎引起的呕吐

王某，男，17 岁，2011 年 7 月 22 日初诊。

主诉：进食后恶心、呕吐时发时止 1 年余。

初诊：患者 1 年前无明显诱因出现进食后恶心、呕吐，而尤以午餐后发生次数较多，无胃痛，呕出食物后胃中即感舒畅，呕吐时发时止，迁延年余，消瘦，乏力，精力下降，去医院检查，化验肝功正常，乙肝（－），做胃镜示：浅表性胃炎。口服西药效果不佳，遂来米子良教授处求治。现症见：恶心、呕吐餐后多发，尤以午餐后为甚，神疲乏力，身体消瘦，纳食减少，厌食油腻，时觉胸脘满闷不舒，寐差梦多，精力下降。查其舌淡苔白腻微黄，边有齿痕，脉细滑。西医诊断：慢性胃炎；中医诊断：呕吐。证候：痰湿中阻，胃失和降。治法：和胃化痰，养心安神。拟方：温胆汤加味。处方：陈皮 10g，半夏 8g，竹茹 10g，炙甘草 5g，枳实 8g，茯苓 10g，炒白术 10g，龙骨 15g（先煎），牡蛎 15g（先煎），夜交藤 15g。7 剂，水煎服，日 1 剂。

二诊（2011 年 8 月 1 日）：诸症改善，本周未发生呕吐，胸脘满闷大减，纳食增加，睡眠略有改善，仍觉乏力，上方加苍术 10g，厚朴 10g。继服 7 剂。

三诊（2011 年 8 月 9 日）：呕吐一直未发，睡眠好转，纳食大增，近日已不觉乏力，仍以上方继服 7 剂，以巩固疗效。

【按】胃为土脏，居于中焦而主受纳，以降为和，以通为顺，性属刚燥而喜柔润。呕吐皆因胃失和降，胃气上逆所致。导致胃失和降之因甚多，外感六淫、内伤七情、饮食劳倦、寒温失宜，均可引起，故在治疗时应根据病因的不同，分别采用相对应的治法，目的是恢复胃腑和降之性，则呕吐可除。

本患发病原因不明，但从其症状及舌脉不难判断其呕吐为脾胃虚弱而内生痰浊之邪，痰浊阻于中焦，致胃失和降引起。而每于食后多发者，因胃虚受纳无能，腐熟无力，又痰浊内阻，致胃气不得和降，故饭后即吐。脾胃久病，气血生化乏源，故纳差、乏力、消瘦，心失所养则寐差，梦多。所以治疗时米子良教授抓住痰湿中阻，脾胃虚弱和心失所养的病机关键，采用了温胆汤为主方加减治疗，方中温胆汤和胃化痰，降逆止呕，苍术、白术健脾燥湿，川朴降气，龙骨、牡蛎重镇安神，夜交藤养血安神。全方祛邪补虚，标本同治，一年之疾竟短期而愈。

2. 疏肝理气降逆，燥湿止呕治疗神经性呕吐

欧某，女，39岁，2011年8月26日初诊。

主诉：恶心、呕吐3天，伴见头晕、寐差。

初诊：3天前心情不悦后出现恶心、呕吐，发作时间不定，每日呕吐3~4次，呕吐物为胃内容物，严重时呕吐酸水。现症见：恶心、时有呕吐，伴见头晕，寐差，纳差，乏力，手心热，汗出。察其舌脉，舌红苔薄白，脉细弦、寸关明显。尿检早孕试验阴性。西医诊断：神经性呕吐；中医诊断：呕吐。证候：肝郁脾虚，痰湿困脾。治法：理气降逆，燥

湿止呕。拟方：二陈汤合四逆散加减。处方：陈皮 10g，半夏 8g，茯苓 12g，炙甘草 6g，竹茹 10g，枳实 10g，柴胡 10g，黄芩 10g，青蒿 15g，焦三仙各 15g，夜交藤 30g。7 剂，水煎服，每日 3 次，每日 1 剂。

二诊（2011 年 9 月 2 日）：服药后呕吐次数明显减少，纳可，头晕好转，余症同前。上方去竹茹、柴胡、黄芩，加银柴胡 10g，瓜蒌 18g。7 剂，水煎服，每日 2 次，每日 1 剂。

三诊（2011 年 9 月 9 日）：呕吐消失已 5 天，头晕、睡眠好转，饮食尚可，乏力、手心热、汗出亦明显减轻，继服上方 7 剂，巩固疗效。

【按】呕吐是脾胃常见病证，其病机多为胃失和降，气逆于上所致。心情不悦，肝失条达，横逆犯胃，胃气上逆可引起呕吐。另外，《诸病源候论》指出："呕吐之病者，由脾胃有邪，谷气不治所为也。胃受邪，气逆则呕。"《丹溪心法》曰："胃中有热，膈上有痰者，二陈汤加炒山栀、黄连、生姜……大抵呕吐以半夏、橘皮、生姜为主。"患者新发呕吐，且呕吐物为胃内容物，夹有酸水。如《素问·至真要大论》载："诸呕吐酸……皆属于热。"伴见头晕、寐差，原因如《证治汇补》："有胃中有痰，恶心头眩，中脘燥扰，食入即吐者。"治用二陈汤合四逆散加减，意在疏肝理气降逆、燥湿止呕。方中二陈汤燥湿化痰，理气和中；竹茹清热降逆止呕，为治热性呕吐之要药，配黄芩增强清热之力；取四逆散中的柴胡、枳实疏肝解郁行气，亦可防肝郁犯脾，脾气不运，湿郁更甚；湿郁中焦化热，气机不利，青蒿、黄芩清解肝胆湿热之郁；

夜交藤养心安神，焦三仙助脾胃运化。应用此方，肝郁解除，脾胃健运，痰湿得化，气机通降，则可止呕。

（五）痢疾

1. 清肠化湿，调气和血治疗菌痢

安某某，女，25岁，2001年8月17日初诊。

主诉：腹痛，下痢赤白，里急后重两天。

初诊：患者两天前与朋友结伴旅游，时值暑湿季节，上午食不洁水果后觉腹痛，肠鸣，欲临厕，自服氟哌酸稍有缓解，下午继续游玩，饮用矿泉水后腹泻加重，下痢赤白黏液便，腹痛，里急后重，服"抗生素"1天后症状稍有缓解，今来我院求治于中医。现症见：面色无华，倦怠乏力，口渴，口臭，纳差，恶心，呕吐，腹痛，腹泻，每日7～8次。泻痢赤白黏液便，小便短赤，里急后重，肛门灼热感，舌红苔黄腻，脉濡数，查腹部平坦，左中下腹部压痛。查便常规：红细胞（+++），白细胞（+++），脓细胞大量。西医诊断：细菌性痢疾；中医诊断；痢疾。证候：湿热蕴结，大肠气滞。治法：清肠化湿，调和气血。拟方：芍药汤加味。处方：黄连6g，黄芩10g，白芍12g，炙甘草6g，当归10g，川大黄5g，木香8g，厚朴8g，藿香8g，半夏6g，车前子8g（包煎），玄胡8g，太子参6g，焦三仙各10g。3剂，水煎服，日1剂。

二诊（2001年8月25日）：服药7剂后精神佳，腹痛、里急后重等症状均消失，疾病告愈。

【按】痢疾是以腹痛、腹泻、里急后重、下痢赤白脓血便

为主症的肠道传染病，古称"滞下""肠癖""赤白沃"等。其病因病机是外感时邪疫毒，或饮食不洁酿生湿热邪毒壅滞肠道，致使大便气机不利，传导失常而发病，痢疾初起多属实证，若失治误治，日久由实转虚，会出现虚实夹杂之证。

本例患者暑天游玩，外感湿热之气，又内伤饮食积滞，致使湿热之邪结聚，阻滞胃肠道，而出现恶心、呕吐、腹痛、腹泻；湿热伤及大肠血分，则下痢赤白黏液便；大肠湿阻气滞则里急后重；湿热内蕴则肛门灼热、小便短赤；湿邪困脾，脾失健运则面色无华，倦怠乏力；口渴、口臭乃湿热内蕴伤津之象；舌红、苔黄腻，脉濡数均为湿热内蕴之象。所以方中以黄连、黄芩清热燥湿止痢；木香行大肠气滞，乃"调气则后重自除"之意；当归、白芍活血和血，乃"行血则便脓自愈"之意；川大黄清热泻下，荡涤肠腑积滞垢浊，乃"通因通用"之意。半夏、藿香、川朴化湿和胃，以止恶心呕吐；玄胡行气止痛，车前子利湿热以导湿热从小便外出，焦三仙助运，甘草调和药性，巧用太子参少量即可助正气驱邪外出，又能助脾健运，兼以安胃气。全方合用，清热利湿，和胃清肠，调和气血，行气止痛，使湿热祛血分安，胃肠气机调畅，故痢疾治愈。

2. 清热化湿，凉血解毒，理气行滞治疗溃疡性结肠炎

李某，女，51岁，2009年3月9日初诊。

主诉：腹痛、便脓血1周。

初诊：自述有溃疡性结肠炎病史多年，经常发复发作，近1周发作病加重。现症见：腹痛后便脓血，血色鲜红，口渴，寐差。舌红，苔微黄，脉细弦寸关大。西医诊断：溃疡性结肠炎；中医诊断：痢疾。证候：湿热痢。治法：清热化湿，凉血解毒，理气行滞。拟方：芍药汤合白头翁汤加减。处方：白头翁 15g，川连 4g，黄柏 10g，秦皮 10g，椿皮 10g，泽泻 10g，白术 10g，焦三仙各 15g，槐花 15g，地榆 10g，木香 8g，白芍 15g，炙甘草 10g，红藤 15g，夜交藤 25g，丹皮 10g。4 剂，水煎服，每日 2 次，每日 1 剂。

二诊（2009 年 3 月 16 日）：服药后主症稍减，继服上方。6 剂，水煎服，每日 2 次，每日 1 剂。

【按】溃疡性结肠炎属于中医"痢疾""泄泻""肠澼""赤沃"的范围，主要表现为腹痛、腹泻、里急后重、黏液脓血便。脾胃主管食物受纳、腐熟、消化与输布，大肠主传导糟粕、排出大便。痢疾病位在肠，与脾、胃、肾有关。痢疾的病因以湿热为本，痢疾的病机在《类症治裁》中记载如下："症由胃腑湿蒸热壅，致气血凝结，夹糟粕积滞，进入大小肠，倾刮脂液，化脓血下注。"即湿热之邪结于肠腑，气血壅滞，脂膜血络受损，化为脓血，大肠传导失司，发为痢疾。患者腹痛下利鲜血，符合这一诊断特征。血色鲜红，其证为热郁；口不渴，其证为湿停，因此其治疗用清热化湿、凉血解毒、理气行滞之法。拟方芍药汤合白头翁汤加减，前者能清热解毒，并有调气和血导滞作用，后者可清热凉血解毒燥湿止痢。地榆、椿皮、槐花清热凉血涩肠止痢，泽泻、白术淡渗利湿，红藤、丹皮凉血活血，夜交藤养心安神，焦三仙化积防滞，甘草调和诸药，与白芍共用缓急止痛。药理研究证实,甘草具有解除胃肠道平滑肌痉挛、调节免疫、抗炎、抗过敏作用。痢疾的形成无论是外感时邪或是饮食不节,都可使湿热、疫毒、寒湿之邪壅滞肠中,气血凝滞而发,均与积滞相关,因此其治疗当重视通调之法,通因通用,因势利导,祛其邪食积滞之弊。《素问病机气宜保命集》载:"行血则便脓自愈,调气则后重自除。"此方合此治疗宗旨。

(六)便秘

1. 益脾气,养津血治疗便秘

樊某某,女,40岁,2001年12月15日初诊。

主诉:便秘半年余。

初诊:患者半年前出现大便干结,5~7日排便1次,常觉胸闷、腹胀,曾间断服用"三黄片""芦荟胶囊"等泻药,大便暂时通畅,停药后症状如前,且渐有加重之势,尤感疲乏,精力不佳,遂来求治中医。现症见:腹胀、便秘,干结如羊粪,5~7日一行,近日发生肛裂,排便疼痛出血,伴胸闷、太息、心烦、神疲乏力、面白无华,舌质淡、苔薄白,脉沉细。中医诊断:便秘。证候:肝郁脾虚,津亏血虚。治法:疏肝健脾,养血生津,润肠通便。拟方:调胃承气汤合麻子仁丸加减。处方:枳实8g,大黄6g,甘草10g,玄明粉6g(冲),杏仁12g,白芍15g,当归15g,生白术30g,火麻仁15g,青皮10g,陈皮10g。5剂,水煎服,日1剂。

二诊(2001年12月21日):药后大便1日一行,心烦减轻,肛裂疼痛减轻,已无出血,胸闷好转,手足心热不减,舌脉如前，上方加生地 15g，桃仁 12g。5 剂，水煎服。

三诊（2001 年 12 月 27 日）：大便已通畅，诸症悉减，取原方 3 剂研末做成丸剂，每次 6 克，每日 2 次，连服 1 个月以巩固疗效。

【按】便秘一证，病位在大肠，而病机当分虚实。虚者由气血阴阳津液不足而致，实者则气结火郁、寒凝湿阻使然。另外，肺火移与大肠，烁金劫液或伤寒传里，阳明腑实均可导致便秘。

此例患者，便秘半年而屡用泻下之品，泻药伤脾，过下则伤津，致使愈泻愈虚，愈泻愈燥，重伤肠道之津液而使便秘日渐加重，病机更为复杂。患者面白神疲，是血虚而中气匮乏；便如羊粪，是因津亏而内结；胸闷、腹胀、太息，是肝脾气郁所致。故方中用青皮、陈皮疏理肝脾气滞，当归、白芍、麻仁养血生津润肠，枳实、杏仁降气而润燥，因患者体弱，故用大黄、甘草、玄明粉取调胃承气之意，以缓下热结。而生白术一味，量小则健脾燥湿止泻，量大则斡旋中焦气机而通便，故方中重用生白术以补脾气，坐镇中州，为诸药之统帅。诸药合用，补虚而泻实，标本兼治，故一诊即获良效。二诊之方，加生地、桃仁意在增强滋阴生津、润肠通便之功。

2. 泄热保津，养阴和胃治疗小肠吸收不良综合症

刘某，女，18 岁，1993 年 10 月 12 日初诊。

主诉：大便秘结，3～5 日 1 行。

初诊（1993 年 10 月 12 日）：患者自述于 1992 年 7 月下

旬，多食香瓜数日，而后引起腹泻，每天大便 5 ～ 10 余次不等，饮食骤减，经治疗 8 月 4 日至 9 日则未行大便，自此病情日重，便干难解。查患者精神不振，面色少华，形体消瘦，头晕恶心，口燥咽干，不欲饮食，日进流质餐 80 ～ 100g，脘腹隐痛不适，大便秘结，3 ～ 5 日 1 行，舌质红苔薄黄，脉象细弦，右寸稍大。舌红苔黄为里热阴亏，脉细弦主津血不足和痛症，右寸脉大，表示阳明胃气上逆。中医诊断：便秘。证候：邪热伤津，胃气不和。治法：泄热保津，养阴和胃。拟方：增液承气汤加味。处方：生地 15g，玄参 15g，麦冬 12g，甘草 10g，大黄 6g，芒硝 6g（冲服），杏仁 12g，当归 12g，竹茹 10g，天花粉 12g，菊花 12g。6 剂，水煎服，日 1 剂。

二诊（1993 年 10 月 18 日）：用药后，诸症悉减，精神大振，纳食渐增，已能日食 250 ～ 350g，大便 1 日一行，稍干。守方去硝、黄，加陈皮 10g，白芍 12g，续服 3 剂而痊愈。

【按】本例患者暴食不节，脾胃受损，食滞纳呆，诸症由生，邪稽化热，津液随伤，则大便秘结，所谓"无水舟停"。叶天士曰："胃阴虚，不饥不纳。"吴鞠通亦曰："盖十二经皆禀气于胃，胃阴复而气降能食，则十二经之阴皆可复矣。"故施玄参、麦冬、生地、大黄、芒硝之增液承气汤，养胃阴，泻邪热，通腑实，又伍杏仁、当归、甘草、竹茹，滋脾和胃降气，花粉生津止渴，菊花清水明目，共奏清余热、养津液、复胃阴之功，年余之沉疴，意施数剂药痊愈矣。

（七）呃逆

1. 疏肝下气，和胃化浊治疗单纯性膈肌痉挛

周某某，男，48岁，2001年6月12日初诊。

主诉：呃逆半月余。

初诊：患者自述和朋友合作做生意产生矛盾而郁郁寡欢，心情苦闷，常常独自借酒浇愁，半月前忽一日夜间在家大饮至醉，次日晨起即发生呃逆之疾，呃逆连声，不能自已。曾服吗丁啉等药物均未见好转，遂来请中医诊治。现症见：呃逆连声，声音响亮，胸胁胀闷不舒，性情急躁易怒，长吁短叹，胃脘灼热，纳差，诊其舌黯紫苔黄腻，脉弦滑稍数。西医诊断：单纯性膈肌痉挛；中医诊断：呃逆。证候：肝气犯胃，湿热内阻，上逆动膈。治法：疏肝下气，和胃化浊。拟方：柴胡舒肝散加减。处方：川连4g，柴胡6g，半夏10g，陈皮10g，川朴12g，枳壳12g，白芍12g，炙草6g，川芎12g，香附12g，云苓10g，代赭石20g（先煎），旋覆花10g（包煎），太子参6g。7剂，水煎服，日1剂。

二诊（2001年6月19日）：药后呃逆好转，胃脘灼热感减轻，胸胁胀满缓解，上方加柿蒂8g，竹茹8g，又进5剂后痊愈。

【按】呃逆是指胃气上逆动膈，以气逆上冲，喉间呃呃连声，声短而频，令人不能自止为主要临床表现的病证。呃逆古称"哕"，又称"哕逆"。西医学中的单纯性膈肌痉挛即属呃逆。呃逆的发生多因饮食不当、情志不遂、脾胃虚弱等导

致胃气上逆动膈而引起,《内经》云:"因而大饮,则气逆。"该患者心情不悦,复又连日大饮,借酒浇愁,使湿热浊邪内蕴,胃气失于升降,肝升太过而胃降不及,肝气犯胃上逆动膈而致此呃逆,治宜疏肝下气,和胃化浊,故方中以柴胡疏肝散疏肝理气,旋覆代赭汤补虚镇逆,黄连温胆汤清化湿热、和胃降浊,三方合用而收效满意。中医治病讲究"治病必求于本",疾病为标,病因为本,审因论治,辨证求因,在治疗中非常关键。

(八)噎膈

1. 补虚和胃,理气降逆治疗噎膈

赵某某,男,39岁,1995年7月7日。

主诉:胸闷憋痛,食物哽噎不下2月余。

初诊:患者自觉胸闷憋痛,食物哽噎不下2月余。钡餐透视检查诊断:食管痉挛。现症见胸憋痛,胃脘胀满,食少,食物哽噎不下,肠鸣,舌质淡、中裂痕、苔薄白,脉象弦。西医诊断:食管痉挛;中医诊断:噎膈。证候:肝脾不和,中虚失运。治法:补虚和胃,理气降逆。拟方:香砂六君子汤加味治疗。处方:党参15g,白术12g,茯苓15g,炙甘草8g,半夏12g,陈皮12g,木香6g,砂仁8g,黄连4g,代赭石15g。3剂,水煎服,1日2次分服。

二诊(1995年7月10日):服药后胃脘胀满等不适症状已瘥,食物下咽时哽噎之症亦轻。法更调气降逆,缓急解痉,四逆散加味施治。处方:柴胡10g,白芍15g,枳壳12g,

炙甘草 8g，半夏 10g，黄连 4g，木香 6g，代赭石 15g，旋覆花
10g，丹参 12g。煎服法同上，4 剂而愈。

【按】本病属祖国医学"噎膈""胸痹"范畴，因肝脾不
和，中虚失运所致，故见胸部憋痛，胃脘胀满。食少，食物
哽噎不下均为升降失常，虚中挟实证。故以补本虚，健脾胃
为先，用《医方集解》之香砂六君子汤加味使病减，治标实
畅气机在后，用《伤寒论》四逆散加味而病愈，方法得当，效
如桴鼓。

（九）关格

1. 泄热通下，行气祛瘀治疗关格（阑尾炎穿孔伴发弥漫性腹膜炎及肠梗阻）

郭某某，女，67 岁，农民，1976 年 11 月 20 日住院。

主述：腹满胀痛拒按，右下腹痛最著，伴恶心呕吐，周
身出汗，加重 1 天。

初诊：患者于 4 天前，始觉腹部隐痛，逐渐加重至剧痛
阵作，伴呕吐，前来求治。检查：患者精神疲惫，呈急性病
容，营养不良，身体瘦削，中度脱水，腹满胀痛拒按，右下
腹痛最著，呕吐恶心，烦躁不食，发烧，不大便，周身出汗，
手足不温，脉细弦稍数，舌质淡苔黄燥，听诊肠鸣音弱。化
验：白细胞计数 18000/ 立方毫米，中性 80%，淋巴 20%，体
温 38.6℃，脉搏 94 次 / 分，血压 80/50mmHg。西医诊断：阑
尾炎穿孔伴发弥漫性腹膜炎及肠梗阻。因体质虚弱，又无血
源，不能手术，予以输液药和抗菌素保守治疗，但患者自觉

腹中发凉拒用西药，随邀中医诊治。热邪迫津外泄则汗出，热伏于里，阳郁不宣则手足逆冷；脉弦主痛，病属"关格"。证候：里热郁滞。治法：泄热通下，行气祛瘀。拟方：大黄牡丹皮汤合大承气汤化裁：酒大黄6g，丹皮10g，冬瓜仁10g，桃仁10g，厚朴12g，玄明粉10g（冲服），甘草6g，白芍12g，川楝子10g，藿香10g，地丁10g，莱菔子12g。水煎服，每日1剂，少量频服。2剂进，呕吐症轻，大便行，手足温，且能进少量流质食物，原方去元明粉加枳实6g。11月24日三诊：守原方，再进2剂，已不呕恶，食量增，不发热，上方去藿香、川楝子，日进1剂，服法同前。又药进6剂，病情向愈，仅腹部稍有压痛。11月30日带药4剂，木香顺气丸与开胸顺气丸各10粒，出院服用。一月后随访，患者饮食如常，能处理家务。

【按】患者其证所见或因饮食失调，或因热结所致肠道传化失司，气机痞塞，气滞血瘀，出现腹胀疼痛拒按、邪盛腑实之征。浊气上逆则恶心呕吐；热邪伤津则发热，苔黄燥，脉细数；热邪迫津外泄则汗出，热伏于里，阳郁不宣则手足逆冷，脉弦主痛。属里热郁滞，阳郁不畅之证，故先以大黄牡丹皮汤合大承气汤通泄里热瘀滞，以畅气机。瘀去热泄则气机通畅，则疾病向愈，后又辅以木香顺气丸与开胸顺气丸以调畅气机。从病发到病愈用药数剂，棘手之症则愈，全在米子良教授辨证精当。

第二章 心系病证

一、概述

心居胸中，为十二官之主，主血脉，藏神明，其华在面，开窍于舌，与小肠相表里。心的阴阳气血是其进行生理活动的基础。心气、心阳主要推动血液运行，心阴、心血则可濡养心神。心的病理表现主要是血脉运行的障碍和情志思维活动的异常。

心的病理变化主要有虚实两个方而，虚证为气血阴阳的亏损，实证为痰、饮、火、瘀等邪气的阻滞。正虚邪扰，血脉不畅，心神不宁，则为心悸；寒、痰、瘀等邪痹阻心脉，胸阳不展，则为胸痹；阳盛阴衰，阴阳失调，心肾不交则为不寐；痰气痰火扰动心神，神机失灵，则为癫狂；痰凝气郁，蒙蔽清窍，则为痫病；髓海不足，心神失用，则为痴呆；气血逆乱，阴阳之气不能相接，则为厥证。此外，心为五脏六腑之大主，其他脏腑病变常累及于心，而血脉运行与神志失常亦与其他脏腑有关。

二、米子良教授对心系病证的认识

心是脏腑中最重要的脏器组织，称为"君主之官"。心的主要生理功能是主血脉和主神志，这是心阴、心阳和心气、心血协同作用的结果。心阳心气主血脉，能温煦和推动血液的循环运行；主神志，则能使人的精神意识思维活动正常，并统管其他脏腑，进行协调的生理活动。心阴心血，主充盈血脉，既能滋养心脏，又能涵敛心阳，使其不致偏亢，且能藏舍心神，使心神得以内敛安藏。故心是五脏六腑之大主，为生命活动的根本。因此，心的任何病变，均可表现为心主血脉的异常和精神情志的改变等病理反应。这些病理表现的出现，皆是由于心的阴阳或气血失调所致。因此，米子良教授认为，心的阴阳、气血失调，乃是心脏病变的内在基础。所谓失调，概括起来不外功能的偏亢太过或偏衰不及等两方面，一般来说，功能偏亢太过，多因外邪所致；功能偏衰不及，则常是自身不足。米子良教授从医四十余载，对心系病证的治疗有独特的认识。

（一）温阳、补气、滋阴、养血以补虚

心病的虚证不外乎气血阴阳的不足。心气的产生与肺、脾、肾三脏关系密切。因此无论感受外邪，或饮食不当，或先天不足，或年老体弱，病及肺脾肾，日久均可导致心气亏虚。心以血为养，以神为用。如果心血化生不足或消耗过度及严重失血等都可导致血不养心。此外，肝为藏血之脏，脾为气血生化之源，肝血虚、脾气虚均可致心血亏耗，心神失养。各种因素引起的机体津液亏损，阴精亏虚，均可导致心之阴血不足。心阴不足，水不济火，心火独亢；或阴血亏虚，阳无所附，虚阳内扰；均可使虚热内生，扰乱心神。心肺同

居上焦，心肾水火相济。心火上炎时常伴肾阴不足，使肾水不能上济心火，形成心肾不交证。米子良教授善用天王补心丹、六味地黄丸、炙甘草汤等加减治疗心之气血阴阳不足而致的失眠、心悸等证。米子良教授认为，阴血不足，不能涵养心神，故会出现心神不安、失眠、多梦、心悸等症，所以药用生地、当归、白芍滋阴养血，清虚热；太子参、甘草等补益心气；天冬、麦冬滋阴润燥、清心除烦；茯神、远志、酸枣仁、柏子仁养心安神，交通心肾。若阴虚不能涵阳而致心火偏亢，则加黄连、黄芩清心火，菊花清热平肝，大黄清热泻火，釜底抽薪。

（二）清火、涤痰、化饮、行瘀以祛实

心系病证的邪实，不外乎气郁化火、痰气瘀阻、血瘀阻络。情志过激可导致心神血脉失常。《素问·阴阳应象大论》曰："暴怒伤阴，暴喜伤阳，厥气上行，满脉去形。"若气机不畅，情志失常，可影响心之气血运行，初起气机阻滞，日久心血瘀阻；若素有胸痹、心痹，情志过激，常可诱发病情急发或加重。肝经郁而化热，热邪扰心而见心烦、寐差，米子良教授善用丹栀逍遥丸加减治疗。若忧思过度，耗伤心脾，可致气血更虚，心神失养。若素体阴虚，复加情志不舒，日久化火，可致阴液更亏，虚火扰神。《古今医统大全·不寐候》载："痰火扰心，心神不宁"；《医学心悟·不得卧》曰："有痰湿壅遏神不安者，其症呕恶气闷，胸膈不利，用二陈汤导去其痰，其卧立安。"根据叶天士"久病入络""久

病必瘀"之意，米子良教授善用化痰行气、活血化瘀法治疗失眠症，此法往往适用于久治不愈的顽固性失眠。方用温胆汤或黄连温胆汤加减，以黄连清心经热盛；枳实、竹茹清热化痰；加瓜蒌化痰宽胸，散结通痹；远志化痰安神；菖蒲开心窍；生龙骨重镇安神；合欢皮解郁安神；夜交藤养血安神。米子良教授常教导我们，无论病之新久，若辨证明确，用药得当，就会收到桴鼓之效。

血液运行于脉中，如环无端，周流不息，其运行有赖于五脏的协调作用：即心气的推动作用，肺朝百脉及其宣降作用，肝气的疏泄和调节作用，脾气的统摄作用，肾阳的温煦作用。若寒邪侵袭，血脉收引，血液凝滞；或邪热内迫，汗出伤津，血液黏稠；或心气虚衰，推动无力，血行缓慢；或气机阻滞，痰瘀互结，闭阻脉络；或血脉失养，管壁受损，脉管滞涩；均可引起血液在脉中运行不畅，不通则痛，则会引起心脉痹阻。米子良教授认为，心脉瘀阻是导致胸痹的主要原因，治疗在辨证论治的基础上要注重活血化瘀、通利血脉。故喜用丹参活血，逐心脉之瘀；瓜蒌、枳壳宣阳化痰；茯苓、车前子健脾利湿。米子良教授临证用药灵活，善将传统药效与现代药理相结合，决明子、葛根皆取现代药理研究之成果，决明子降血脂、降血压，葛根扩张冠脉以改善心肌之供血，诸药合用可使瘀祛痰消，肝阳沉潜，血压下降，心脉通畅而心体得安。

三、医案举隅

（一）不寐

1. 滋阴养血，补心安神治疗失眠

孙某某，女，46 岁，2006 年 3 月 17 日初诊。

主诉：不寐 13 年，加重 5 天。

初诊：患者自诉心烦、失眠、乏力已 13 年，近期每日仅能睡 4 小时，梦多，心烦甚，眼部不适、常流泪，手脚发凉。现症见：心烦、失眠，眼部不适且手脚发凉，舌淡苔薄，脉弦细、关脉明显，左寸大。西医诊断：失眠；中医诊断：不寐。证候：阴虚血少，心失所养。治法：滋阴养血，补心安神。拟方：天王补心丹加减治疗。处方：生地 15g，麦冬 12g，柏子仁 10g，炒枣仁 10g，当归 12g，太子参 15g，五味子 12g，远志 10g，茯神 15g，丹参 10g，桔梗 10g，琥珀 1.5g（冲服），龙齿 15g（先煎），夜交藤 20g，桂枝 6g。6 剂，水煎服，日 1 剂，早晚分服。

二诊（2006 年 3 月 24 日）：诸症减轻，效不更方，上方再进 6 剂。

三诊（2006 年 3 月 31 日）：睡眠时间延长，但寐不实，梦多，心烦减轻，手脚发凉不明显，眼部不适、流泪消失，偶有胃脘不适。上方去琥珀、桂枝，改夜交藤 30g，加焦三仙各 15g，炒磁石 15g（先煎），以加强安神之功。6 剂，水煎服，日 1 剂，早晚分服。

四诊（2006 年 4 月 7 日）：近期每天能睡 6 ~ 7 个小时，

诸症基本消失,上方再进6剂,以巩固疗效。随访1年,患者睡眠好,身体健康。

【按】不寐是以经常不能获得正常睡眠为特征的一类病证,主要表现为睡眠时间、深度的不足,轻者入睡困难,或寐而不酣,时寐时醒,或醒后不能再寐,重则彻夜不寐,常影响人们的正常工作、生活、学习和健康。人之寤寐,由心神控制,而营卫阴阳的正常动作是保证心神调节寤寐的基础。饮食不节,情志失常,劳倦、思虑过度及病后、年迈体虚等因素,常可导致心神失养或心神不安,神不守舍,不能由动转静而致不寐病证。

本患者不寐多年,属阴虚血少,心失所养所致不寐、乏力;肝藏血,阴血不足必及肝,肝开窍于目,故见眼部不适、常流泪。初诊时自述手脚凉数年,诊之舌淡苔薄,见心阳不足,左寸大为脉动病理性亢进的表现。脉弦细、关显,可知肝血亦亏虚。处方以天王补心丹去元参、天冬、茯苓,加琥珀、龙齿、茯神、夜交藤以增安神重镇之功,加桂枝以温经通脉治手足发凉。全方在滋阴养血、补心安神治疗大法的基础上,增强了重镇安神宁心、温通心脉的作用,故疗效更佳。二诊时效果明显,效不更方。三诊时加夜交藤、炒磁石,加重了重镇安神之力。重镇之品易滋腻碍胃,故以焦三仙健脾开胃,消食导滞。四诊时患者基本痊愈,再以6剂巩固疗效,还患者神安体健。

2. 滋阴降火,养血安神治疗失眠

刘某某,女,53岁,2002年3月15日初诊。

主诉：失眠反复发作 3 年余。

初诊：患者自述 3 年来经常失眠，每天睡眠时间约为 2 ~ 3 小时，不易入睡，睡后易醒，生气后更难以入睡，曾在社区医院服"柏子养心丸""养血安神片"等中成药，效果不明显，遇气候变化或情绪不佳时更易加重，遂求治于中医。现症见：失眠多梦，烦躁不安，睡后易惊醒，头晕目眩，口干舌燥，伴心慌、盗汗、纳差，舌质红苔薄黄少津，中间裂纹，脉沉细弦而数。西医诊断：失眠；中医诊断：不寐。证候：阴虚火旺，扰动心神。治法：滋阴降火，养血安神。拟方：天王补心丹加减。处方：柏子仁 10g，枳壳 10g，生白芍 12g，生地 15g，炒枣仁 15g，麦冬 10g，天冬 10g，当归 12g，丹参 10g，太子参 8g，茯神 15g，夜交藤 15g，川大黄 5g。7 剂，水煎服，每日 1 剂，早晚分服。

二诊（2002 年 3 月 22 日）：患者服药后睡眠时间延长至每日约 4 ~ 5 小时，仍心慌、头晕、口干，上方加琥珀 2g（冲服），远志 10g。7 剂，水煎服，每日 1 剂，早晚分服。

三诊（2002 年 3 月 30 日）：患者服药后睡眠较前安稳，心慌、头晕已有减轻，上方再服 7 剂。半年后随访，服药后夜卧安定，精神佳，心慌、头晕均大为好转。

【按】失眠在临床中，虽不是危重疾病，但严重影响人们的工作、学习、生活。失眠属祖国医学的"不寐"范畴，本病的发生主要是由于人体气血阴阳失调。《内经》云："阳入于阴则寐""阴入于阳则寤"。《景岳全书·不寐》中指出："盖寐本乎于阴，神其主也。神安则寐，神不安则不寐，其所以不安者，一由邪气之扰，一由营气之不足耳。"

该患者阴血不足，心阴亏虚，阴虚不能涵阳，导致心火偏亢，扰动心神，则不寐而易醒，并见心烦口苦；心阴亏虚则盗汗；舌红苔薄黄少津，脉弦细数均为阴津不足，虚火内扰之象。故以天王补心丹加减，方中炒枣仁、柏子仁滋阴养血，安神敛汗；麦冬、天冬滋阴润燥，清心除烦；生地、当归、生白芍既能补血，又能滋阴清热；远志化痰安神；太子参补气养阴；茯苓利湿安神；琥珀镇心安神；菊花清热平肝；用川大黄取其釜底抽薪之意，使大便通则火降。诸药合用，使阴血渐充，心神得养而寐瘩复常。

3. 补心安神清热滋阴治失眠

王某某，男，51岁，2006年10月23日初诊。

主诉：寐差，时有心悸、头闷10余年，近日加重。

初诊：患者自述寐差、寐后困乏，时有心悸、头闷，多梦10余年，近日加重，遂来求医。现症见：寐差，寐后困乏，查舌诊中裂苔微白，脉沉细弦缓。西医诊断：失眠；中医诊断：不寐。证候：阴虚血少，神志不安。治法：补心安神清热滋阴。拟方：天王补心丹加减。处方：太子参12g，茯神15g，远志10g，当归10g，生地15g，白术10g，炒枣仁20g，龙眼肉10g，木香10g，夜交藤20g，五味子10g，丹皮10g，泽泻10g，柴胡10g，川连3g。4剂，水煎服，日1剂，早晚分服。

二诊（2006年10月27日）：寐后不觉困乏，诸症均减轻，上方去柴胡，再服6剂。随访患者2年，寐差已明显改善，无其他不适。

【按】《景岳全书·不寐》中指出："劳倦思虑太过者，必致血液耗亡，神魂无主，所以不眠。"本证患者由于忧愁思虑太过，暗耗阴血，使心肾两亏，肾阴不足，不能上交于心，心肝火旺，火性炎上，虚热扰神，故心烦不寐，心悸不安。治宜补心安神、清热滋阴，方以天王补心丹为基础，方中生地能滋阴养血，壮水以制虚火；当归补血润燥；茯神、远志养心安神；太子参补气生津；再加白术、龙眼肉补心脾，益气血；丹皮、泽泻、柴胡、黄连、夜交藤清热养心安神。全方共奏补心安神、清热滋阴之功，二诊后患者即痊愈。

4.滋阴降火安神治疗失眠

陈某某，男，44 岁，1992 年 7 月 27 日初诊。

主诉：心烦少寐，或彻夜不眠，疲倦身软，头晕耳鸣数月余。

初诊：患者自 1989 年 5 月始感身体不适，倦怠乏力，心悸少寐，数月前因过劳诸证加重，只能睡二三个小时，或彻夜不眠，每日晨四五点钟，头昏加重，曾用中西医之法均未显效，遂来求治。现症见：入夜心烦，多梦易醒，或彻夜不眠，心悸胸闷，精神不振，疲倦身软，头晕耳鸣，腰膝酸软，口干咽燥，五心烦热，食少纳呆，身体瘦弱，面色黯黑，舌质淡红，苔薄黄少津，脉细缓。心电图报告：窦性心律，心动过缓，54 次 / 分钟。西医诊断：失眠；中医诊断：不寐。证候：心肾不足，气阴两虚之不寐。治法：滋阴清热，养血安神。拟方：黄连阿胶汤加味。处方：黄连 3g，黄芩 9g，阿胶

6g（烊化），鸡子黄 2 枚，白芍 15g，太子参 12g，生地 15g，瓜蒌 15g，夜交藤 30g。诸药加水煎 30 分钟，取汁 200 毫升，纳阿胶 3g 烊尽，小冷纳鸡子黄 1 枚，搅令相得；药渣及余药如法煎汁，早晚分服。忌食辛辣刺激食物。

服药 2 剂后，心烦、寐卧不安等症减轻，脉搏 68 次 / 分钟。仍觉明显头晕腰酸，上方加枸杞子 10g，菊花 12g。再进 3 剂后，心烦、寐卧不安等症已有好转，每夜能睡五六个小时，精神较佳。效不更方，去瓜蒌，又进 3 剂，药后诸症失然，病情告愈，随访半年未再复发。

【按】黄连阿胶汤方出自《伤寒论》，主治心烦、不眠等少阴病阴虚证。该方由黄连、黄芩、阿胶、鸡子黄、白芍组成，用芩、连之苦，折心火除邪热；鸡子黄、阿胶之甘，滋肾阴养心血；芍药之酸，敛阴气逐邪热，斯则心肾相交，水升火降。不寐为阴虚兼气虚，在滋阴养心的同时，酌加太子参益气，瓜蒌调气，生地养血，菊花清头目，枸杞补肝肾，诸药共奏益肾养阴、清心散热之功，水火既济，阴阳相交，不寐之证而愈矣。（米子良 . 黄连阿胶汤治验两则，内蒙古中医药，1995，4:19）

5. 养血健脾、疏肝清热治疗失眠

李某某，女，40 岁，2006 年 8 月 21 日初诊。

主诉：寐差，心烦，胃脘嘈杂吞酸半年余，近半月加重。

初诊：患者自述近半年来寐差，心烦，疲乏无力，并胃脘嘈杂吞酸，近半月加重，同时有月经不调（提前半月，末次月经为 8 月 8 日）。现症见：寐差，心烦，疲乏无力，胃

脘嘈杂吞酸，舌边齿痕苔白，脉沉细弦，左关显。西医诊断：失眠；中医诊断：不寐。证候：肝郁血虚内热。治法：养血健脾，疏肝清热。拟方：丹栀逍遥散加减。处方：丹皮12g，栀子10g，当归10g，白芍15g，柴胡10g，云苓12g，白术10g，薄荷10g（后下），炙甘草8g，炒瓦楞15g，煅龙牡各15g（先煎），川断15g，香附10g。4剂，水煎服，日1剂。

二诊（2006年8月25日）：仍寐差，时有胃脘满闷、恶心、心烦，上方加磁石20g（先煎），远志12g，去川断。6剂，水煎服，日1剂。

三诊（2006年9月4日）：诸症好转，上方去龙骨、牡蛎，6剂，水煎服，日1剂。

四诊（2006年9月8日）：本月7日行经，上方去丹皮、栀子，4剂，水煎服，日1剂。

五诊（2006年9月18日）：寐差明显减轻，饮食可，上方加酸枣仁15g，五味子10g，以巩固疗效。

【按】不寐究其病因诸多，有饮食不节、情志失常、劳逸失调、病后体虚等。本患者初诊心烦、寐差、胃脘嘈杂，是由于肝经郁而化热，热邪扰心而致。肝与胆相表里，肝经郁热则胆亦热，胆热犯胃则胃脘嘈杂吞酸。肝经郁热，下扰血海，迫血下行，致使月经先期来潮。舌边齿痕苔白，可见脾胃虚弱。脉沉细弦，左关显，则属肝郁脾虚证。故处方以丹栀逍遥散加减，丹皮、栀子清热凉血；柴胡、薄荷疏肝清热；当归、白芍养肝血；茯苓、白术健脾胃；再加煅瓦楞消痰化瘀、软坚散结、制酸止痛，加煅龙骨、牡蛎敛阴潜阳固精，加川断补肝肾，香附疏肝解郁、行气调经止痛。二诊依证去川断，加磁石、远志来潜阳安神。诸药合用共奏清肝健脾安神之功。以后三诊随症加减，患者痊愈。

6. 消痰化瘀治愈顽固性失眠

史某，男，47 岁，2011 年 9 月 3 日初诊。

主诉：失眠 20 年，伴心悸 4 个月。

初诊：患者自述 20 年前因婚姻与工作不顺，逐渐出现失眠，严重时彻夜不寐，后经多方治疗效欠佳，失眠仍时好时坏，一直迁延至今。4 月前因突发心梗入院治疗，安放心脏冠脉支架后病情缓解，然失眠由此加重，遂来求知于米子良教授。现症见：失眠，心悸，入睡困难，眠后梦多且易醒，醒后无法入睡，每夜睡眠约 2 小时，且心中时觉恐惧、紧张、胸闷、叹息。望其面色晦暗，二目无神。查其舌淡苔黄厚腻，脉弦滑数。心电图示：T 波异常（心肌缺血改变）。西医诊断：失眠；中医诊断：不寐。证候：痰热扰心。治法：清热化痰。拟方：温胆汤加减。处方：陈皮 10g，半夏 8g，枳实 10g，竹茹 10g，茯神 20g，夜交藤 40g，合欢皮 15g，菖蒲 15g，远志 10g，瓜蒌 20g，生龙骨 20g（先煎）。7 剂，水煎服，日 1 剂。

二诊（2011 年 9 月 11 日）：入睡困难已稍有改善，睡眠质量好转，仍感胸闷，气短，上方加丹参 10g，郁金 10g。7 剂，水煎服，日 1 剂。

三诊（2011 年 9 月 18 日）：夜可寐 7 小时，仍梦多，胸闷、恐惧感消失，夜尿 2 ~ 3 次，上方加益智仁 10g，桑螵蛸 10g。7 剂，水煎服，日 1 剂。

四诊（2011年9月25日）：已能正常睡眠，只偶感心前区憋胀或疼痛，余症均愈，仍以上方10剂服之，以求彻底治愈。

【按】此患20余年前因情志不遂而致气郁痰结扰动心神而发失眠，虽经医治，但未能根治，痰气郁结未除，日久气滞又致血瘀，终渐使气滞血瘀痰结痹阻心脉而发心梗。虽放冠脉支架改善心脏供血，然病因仍未去除。痰热内扰，故见心烦、心悸、失眠；痰火扰动心神则恐惧、紧张；痰瘀内阻，气机不畅则胸闷、胸痛。故米子良教授启用温胆汤清热化痰，加瓜蒌化痰宽胸，散结通痹；远志化痰安神；菖蒲开心窍；生龙骨重镇安神；合欢皮解郁安神；夜交藤养血安神。全方共奏化痰安神之效，因药证相符，用药精当，故获效甚捷。二诊加郁金、丹参逐心脉之瘀，且有凉血清心安神之力，可改善心脏供血。三诊加用益智仁、桑螵蛸为收涩缩尿而设。

20年之宿疾，经20日治愈，可见中医辨证明确，用药得当，可收桴鼓之效。诚如《灵枢·九针十二原第一》云："疾虽久，犹可毕也。言不可治者，未得其术也。"米子良教授亦常教导弟子，在治病过程中，若用药不效，需深究自己医术，详审辨证与用药，不可反责病者所患之疾为顽证、重证，更不可危言耸听，增加患者心理压力，致其内心忐忑，使病情加重或疾病缠绵不愈。

7. 益气养阴生津治疗失眠

张某某，男，47岁，2006年2月13日初诊。

主诉：寐少汗出，头闷昏，口干3月余。

初诊：患者自述3个月前因劳累后出现寐少汗出，头闷昏，口干等症，曾去别处求医而无效，遂求治于米子良教授处。现症见：寐少汗出，头闷昏，口干，舌淡苔白，中斜裂，脉沉细。西医诊断：失眠；中医诊断：不寐。证候：气阴两伤。治法：益气养阴生津。拟方：六味地黄丸加味。处方：丹皮10g，泽泻10g，云苓12g，山药12g，山茱萸15g，生地15g，菊花15g，天花粉12g，寸冬12g，夜交藤15g，仙灵脾15g，黄芪15g，太子参10g，煅龙牡各15g（先煎），焦三仙各15g。4剂，水煎服，日1剂。

二诊（2006年2月17日）：服药后上述症状减轻，原方再进6剂，水煎服，日1剂。

三诊（2006年2月24日）：用药后汗出减轻，寐好转，仍腹胀腰困（前列腺炎病史），上方去仙灵脾，加砂仁6g（后下），乌药10g，续断15g，肉苁蓉10g，金钱草15g。6剂，水煎服，日1剂。

四诊（2006年3月10日）：汗出不寐消失，继续巩固治疗。

【按】患者初诊时，寐差，口干，舌苔中斜裂，脉沉细，症属阴虚不足；汗出，头闷昏，舌淡苔白，证属气虚不足。气虚不敛阴则汗出，汗出阴更虚，阴虚不纳阳，阳不入阴则失眠。单纯以六味地黄丸养阴清热不能胜任，故佐以寸冬、黄芪、太子参益气生津；又以菊花、天花粉清热生津；煅龙骨、牡蛎、夜交藤以敛汗固精安神。该方又加仙灵脾来补肾

阳，体现阴阳并重之意，并以焦三仙兼顾脾胃。二诊时效果
非常，故效不更方。三诊时患者腹胀腰困，故在原方的基础
上加砂仁理气调中，加乌药、续断、肉苁蓉继续加强补肾益
精以强本的功用，故四诊时患者已痊愈。中医治病在主病的
基础上随症加减，效果非常。

（二）胸痹

1. 宣阳通痹合平肝潜阳法治疗冠心病

史某某，女，63 岁，2001 年 9 月 6 日初诊。

主诉：胸闷、心慌、气短 1 年，加重 3 天。

初诊：患者自述有高血压病史，近 1 年来胸闷、心慌
时作时止，善太息，偶有心前区憋闷疼痛，痛及后背，持续
约 20 秒左右。查心电图显示：偶发室性早搏，心肌供血不
足。经服用复方丹参滴丸、冠心苏合丸后心慌、气短略有
好转，但停药后经常发作，病情时好时坏。近 3 天因气候变
化，昼夜温差过大，症状加重，遂来诊治。现症见：胸憋闷、
心慌、气短、寐差，伴头晕、乏力、纳差，二便尚可。查体：
形体偏胖，面色晦暗，舌质暗有瘀斑，苔薄白，脉细弦滑稍
数，偶有结代。心率：80 次 / 分钟，早搏 3 ~ 5 个 / 分钟，血
压 145/95mmHg。西医诊断：高血压、冠心病；中医诊断：胸
痹。证候：痰瘀互结，痹阻胸阳，肝阳偏亢。治法：化痰逐
瘀，宣阳通痹，平肝潜阳。处方：丹参 12g，瓜蒌 15g，枳壳
10g，生白芍 10g，茯苓 12g，钩藤 10g（后下），白菊花 12g，
葛根 10g，生地 12g，车前子 15g（包煎），决明子 10g，琥珀

1.0g（冲服），珍珠母 12g（先煎）。5 剂，水煎服，每日 1 剂。

二诊（2001 年 9 月 12 日）：患者服上药后胸憋闷、心慌、气短略有好转，心前区疼痛未发作，仍觉头晕、纳差，并感胃脘胀满不适，查血压 140/80mmHg。上方加五味子 10g，5 剂，水煎服，每日 1 剂。

三诊（2001 年 9 月 17 日）：服药后心慌、胸闷、头晕明显改善，上午偶尔出现胸闷、心悸，时间较短，胃纳增加，精神渐旺，仍守前法，继服 7 剂。

四诊（2001 年 9 月 24 日）：诸症基本消失，纳香，刻诊未见结代脉，查血压 130/85mmHg。守方 14 剂后，随访病愈。

【按】根据本病胸闷、心慌、气短、头晕、乏力等表现，当属中医"胸痹"。胸痹为本虚标实之证，本虚多为心之气血阴阳不足，标实多为气滞、痰浊、瘀血、寒凝痹阻心脉，且多因劳累、天气变化或情志不畅而诱发，故治当根据虚实的偏重，究其病因病机，分别予以补益气血阴阳或化痰、逐瘀等法，同时配合情志和生活方面的调养，可使疾病渐愈。

本例患者体胖乏力、纳差是因痰湿困脾所致；舌有瘀斑乃瘀血阻滞之象；心慌、胸痛彻背，脉歇止乃痰瘀互结，痹阻胸阳所致；头晕、太息、寐差、血压偏高乃肝阳上亢、内扰心神之征，结合脉细弦滑稍数，从总体看本证是以标实为主。辨证为痰瘀痹阻，肝阳偏亢。米子良教授认为心脉瘀阻是导致胸痹的主要原因，治疗在辨证论治的基础上要注重活血化瘀、通利血脉。故方中用丹参活血，逐心脉之瘀；瓜蒌、枳壳宣阳化痰；茯苓、车前子健脾利湿；钩藤、生白芍、白菊花、珍珠母平肝潜阳；琥珀化瘀安神定志，合并珍珠母之平肝镇心安神之功共治寐差；决明子、葛根皆取现代药理研究之成果，决明子降血脂、降血压，葛根扩张冠脉以改善心肌之供血，诸药合用可使瘀祛痰消，肝阳沉潜，血压下降，心脉通畅而心体得安。二诊加五味子敛心气而定悸安神，故三诊后疗效突显，又进药半月而病愈。米子良教授临证用药灵活，传统药效与现代药理相结合，辨证精准，每获良效。

2. 调畅枢机，宽胸除痹治疗冠心病

李某，男，48 岁，2011 年 8 月 8 日初诊。

主诉：胸闷、胸痛 3 天。

初诊：3 天前出现胸闷、疼痛，查心电图示：心肌缺血。自诉右肾结石、脂肪肝 10 余年病史。现症见：胸痛，伴头晕、心悸、寐差，胃脘胀痛，腰痛。舌淡，苔白、中裂少津，脉弦。西医诊断：冠心病；中医诊断：胸痹。证候：少阳失枢，心脉瘀阻。治法：调畅枢机，宽胸除痹。拟方：四逆散合瓜蒌薤白半夏汤加减。处方：柴胡 10g，枳实 10g，白芍 15g，炙甘草 6g，党参 15g，白术 10g，法半夏 6g，厚朴 10g，瓜蒌 20g，薤白 10g，焦三仙各 15g，夜交藤 25g，天麻 10g，菊花 15g，续断 15g，菟丝子 12g。每日 1 剂，水煎服。

服上方 7 剂后，患者胸不痛，偶左胁压痛。守方加郁金 10g，没药 10g，继服 7 剂巩固疗效。

【按】根据心肌缺血病变部位及其症状，应归属中医学

"胸痹"范畴。现代医学认为,导致该病的主要原因是冠状动脉粥样硬化致血管狭窄、阻塞及冠状动脉痉挛而引起心肌缺氧、缺血,与中医"瘀阻心脉"相吻合。气滞血瘀痰阻是瘀阻心脉常见原因。米子良教授常用四逆散合瓜蒌薤白半夏汤治疗心肌缺血,取得良效。本案患者胸痹伴有肾结石、脂肪肝病史,故虽有痰瘀原因,然三焦失枢、肝气郁滞、代谢失常亦是重要因素,故以四逆散调畅枢机以祛瘀,又瓜蒌薤白半夏汤宽胸豁痰可祛痰浊,达到标本同治目的。方中瓜蒌、薤白、法半夏宽胸除痹;党参、白术、焦三仙健脾以调肝;伍以夜交藤、天麻、菊花、续断、菟丝子既可调治头晕、腰痛,又可调补肝肾以济心血,以缓患者之苦。

(三)心悸

1. 益气补虚,滋阴养血,通阳复脉治疗心悸

刘某某,女,32岁,2001年10月15日初诊。

主诉:心慌、心跳伴胸闷、气短1年,加重1个月。

初诊:患者自述长期从事会计工作,1年前因工作劳累、紧张,出现心慌、心跳,胸闷,气短,动则汗出。查心电图示:①室性期前收缩;②窦性心律。服步长稳心颗粒未见明显改善,近1个月症状加重,遂来求治。现症见:心慌、心悸,胸闷,气短,口干,寐差,稍劳则汗出,汗出形寒怕冷,纳少,倦怠,大便偏干,2日1行。查其形体消瘦,面白,神疲,少气懒言,舌淡、苔白,脉沉弱而结。西医诊断:冠心病;中医诊断:心悸。证候:心脾不足,气血阴阳亏虚。治

法：益气补虚，滋阴养血，通阳复脉。拟方：炙甘草汤加减。处方：炙甘草 15g，太子参 8g，炒麻仁 12g，桂枝 8g，阿胶 8g（烊化），生地 15g，寸冬 12g，丹参 10g，焦三仙各 15g，琥珀 1.5g（冲服），五味子 10g。7 剂，水煎服。

二诊（2001 年 10 月 22 日）：药后心慌、心悸明显好转，胸闷、气短、头晕乏力、出汗、纳差均减，仍寐差，上方加柏子仁 10g，夜交藤 10g，炒枣仁 12g。7 剂，水煎服。

三诊（2001 年 11 月 1 日）：药后心悸大减，胸闷、气短好转，头晕出汗减轻，精神好转，纳可，大便已不干，每日 1 次，脉搏歇止减少，继服上方 10 剂巩固疗效，药后复查心电图正常，诸症悉除。

【按】心悸是一种患者自觉心中急剧跳动、惊慌不安、甚则不能自主的一种病证，并常伴以胸闷、气短、失眠、健忘等。心悸的病因多为先天不足，或劳神过度、劳力耗气，思虑伤心，暴受惊恐，情志不遂，或发汗过度，久病体虚，或他脏有病，病邪相传等。病机不外虚实两端，虚者心虚失养，气血阴阳不足，而实者多邪气扰心，由痰火、水饮、瘀血、气郁所致。故心悸的治疗当明辨病因病机，对证施治方可获良效。

此患形体消瘦，素体气血不足，复因从事会计工作，劳神过度，渐使心脾受损，气血阴阳化生不足，心虚失养而致心悸。其因心气、心血不足引起心慌、心悸、胸闷、气短；心气亏虚运血无力，脉气不相接续故脉有歇止；稍劳汗出，汗出形寒为阳虚卫表不固，温煦无力。大便干者，是因阴血不足，肠道失润传导无能；倦怠、纳差，是因中土虚惫；舌脉所现亦为不足之证。所以治以炙甘草汤为主方益气滋阴，补血复脉，并加入琥珀镇心安神，五味子敛心气，丹参运血，焦三仙助运而收效明显。二诊加炒枣仁、柏子仁、夜交藤乃加重养心安神之力，俾气血阴阳渐复而诸症渐愈。

第三章 肺系病证

一、概述

肺为五脏之华盖，其位最高，外合皮毛。肺为娇脏，不耐寒热，其气以降为顺，又为清肃之脏，不容异物。肺主气，司呼吸，开窍于鼻，外合皮毛，故风、寒、燥、热等六淫外邪由口鼻、皮毛而入者，首先犯肺。同时因肺居胸中，其位最高，覆盖诸脏之上，其气贯百脉而通它脏，故内伤诸因，除肺脏自病外，他脏有病亦可影响到肺。因此，外感和内伤因素都易损伤肺脏而引起病变。如六淫外侵，肺卫受邪则为感冒；内、外之邪干肺，肺气上逆则病咳嗽；瘵虫蚀肺则病痨；痰邪阻肺，肺失宣降则为哮、为喘；肺热生疮则成痈；久病伤肺，肺气不能敛降则为肺胀；肺叶痿而不用则为肺痿。此外，肺有通调水道、下输膀胱的功能，与大肠为表里，可助心主治节，脾为金母，肝肺升降相因，金水相生，故其为病可涉及心、脾、肝、肾、膀胱、大肠等脏腑，与其他多个相关病证有密切关系。

二、米子良教授对肺系病证的认识

米子良教授认为，肺位居高，号称华盖，主气而外合皮毛，上通喉咙，开窍于鼻，与天气相通，为呼吸之门户，故肺系病证多以气机升降失常的症候为主，主要病理变化为肺气宣降失常。实者多由于痰邪阻肺，肺失宣肃，升降不利；虚者多由于肺脏气阴不足，肺不主气而升降无权。米子良教授从事临床五十余载，对肺系病证的治疗有独特的认识。

（一）治上焦如羽，非轻不举，清灵拨动理娇脏

叶天士云："上焦药味宜以轻。"吴鞠通言："治上焦如羽，非轻不举。"米子良教授认为轻可去实，喜用银翘散、桑菊饮、杏苏散等加减使用。处方用药：桑叶、银花、桑白皮、连翘、杏仁、薄荷、牛蒡子、芦根、茅根、杏仁等。桑叶、连翘、薄荷、牛蒡子诸药气味轻薄，清灵活泼，皆为宣肺透邪、宣畅肺闭之佳品。桑叶经霜凋零，可疏风解肌，宣畅肺气之郁闭。连翘一味，叶天士谓："辛凉，翘出众草，能升能清。"本药清热解毒之中兼有透表，可使表邪肺热并除。临证米子良教授还喜用轻兼清滋之品芦根、白茅根等，中空质轻，性凉津充，善清肺中郁热，兼润其津。余如米子良教授更用桔梗之宣散、杏仁之清肃等配伍其中，共奏轻清宣透、宣肺化痰之功。

既言轻清，则知大寒大热、质重味厚之品应谨慎应用。米子良教授认为肺为娇脏，大寒大热之品最易损气耗津，尤其治疗小儿肺系病证，大寒大热之品不应轻易用之。至若味厚质重之品，如熟地，龟板之品，老人咳喘尚可使用，小儿肺系病证，则不敢贸然加入，以虑其滋腻碍邪。一言以蔽之，治位高娇嫩之肺脏，妙在轻清灵动，轻可去实，且不

伤正。

（二）重肃肺泻热，兼宣肺透邪，旨在宣肃调肺气

米子良教授认为六淫外袭，痰热内扰，气道阻塞，咳喘气急，皆肺失宣肃之用，甚则肺气郁闭为病机之关键。肃肺泻热，兼宣肺透邪，皆为开门逐寇、祛邪宁肺之意。

肺主气司呼吸而外合皮毛，上通喉咙，开窍于鼻，与天气相通，为呼吸之门户，内贯心脉，以行气血，维持正常生命活动，故有"肺主一身之大气"之说。因而米子良教授认为肺系病证以肺之气变为中心，正如经曰"诸气膹郁，皆属于肺"是也。然又有肺合大肠，其气以下降为顺，协助腑气以下行，故以肃降为要。若因受邪于皮毛或鼻窍，无论风燥痰热，均能造成肺气不利，治节失常，肃降受阻，肺气郁遏，气逆而上，则现喘咳。米子良教授认为，当是之时，积热于肺，火动痰生，风痰上壅，肺气闭塞，宜降不宜升，以肃降肺气最为重要。盖肺气得降，则喘咳自平矣！临床凡见呛咳、喘息、咯痰不畅等症，米子良教授辨证则投之麻杏石甘汤、苏子降气汤、定喘汤加减，每多应手取效。降肺化痰时，米子良教授常喜用桑白皮、旋覆花、葶苈子、瓜蒌、前胡等药加强肃肺之力。《本草纲目》记载："桑白皮，长于利小水，及实则泻其子也。故肺中有水气及肺火有余者宜之。"故米子良教授常据临证辨证之需，将桑菊饮中桑叶、桑白皮并用或去桑叶而用桑白皮，以清泻肺之气火；常加旋覆花降气行水化痰，《神农本草经》记载旋覆花"味咸温，主结气，泻下满，

惊悸，除水，去五脏间寒热，补中，下气"。如有便秘，用瓜蒌、酒大黄等下气清热通便。痰多者可加紫菀、百部、鱼腥草；咳重者可加炙杷叶、前胡、桔梗、甘草；咽部红肿者可加射干、玄参、玉蝴蝶等；口渴者可加天花粉、麦冬。

（三）调肺以绝痰器，健脾以绝痰源，补肾以绝痰根

肺系疾病急性发作加重时，当标本兼治，以治标为主。在肺系疾病缓解期，病情稳定时，当治其本，补脾肺肾，顾护正气，抵抗病邪。米子良教授认为肺系疾病多虚实夹杂，疾病急性发作期以实邪为主，治以宣肺止咳、化痰平喘、清泄肺热等；疾病缓解期以正虚为主，当补肺气，健脾气，纳肾气。应注意调肺以绝痰器，健脾以绝痰源，补肾以绝痰根。

首先，调肺以绝痰器。米子良教授认为肺系疾病中，或外感致肺气郁闭，或久病致肺气阴两虚，或他脏病内舍于肺，或内燥内热之邪犯肺，致肺失宣降，应通过宣通肺气、降泄肺气、清泄肺热、补益肺气、滋阴润肺等方法以达到杜绝痰所藏之地。前三法的用药，如前所述，米子良教授喜用桑白皮、旋覆花、葶苈子、瓜蒌、前胡、紫菀、百部、鱼腥草、炙杷叶、前胡、桔梗、甘草等；益肺气养肺阴，米子良教授善用沙参、麦冬之类，取沙参麦冬汤之意，或据气阴耗损的程度选太子参与五味子相伍。

其次，健脾以绝痰源。肺系疾病反复发作，肺气阴两虚，子盗母气，致使脾虚；或喜食辛辣伤及脾胃，或食肥甘

厚味而滋腻碍脾;情志不畅,肝火旺盛,木克脾土,伤及脾脏。肾为先天之本,脾为后天之本,相互为用,肾虚阳气衰弱,则脾失温煦;外感湿邪或内有湿邪,以致湿邪困脾,这些原因都会伤及脾脏,而致脾虚无以运化水谷精微,水液内停,聚而为痰,加重病情。故米子良教授提出健脾以绝痰源,其善用对药健脾以杜绝痰生,如陈皮配半夏。陈皮,辛苦温,归肺脾胃经,善燥湿化痰,尚可行气调中,作用较为温和;半夏辛温,归肺脾胃经,为燥湿化痰之要药,并能降逆止呕,消痞散结,二者相须为用,燥湿化痰之力强。米子良教授还常用茯苓与白术相伍,健脾祛湿以助脾运,甚至肺系病证缓解期或久病用四君或六君之功,来培中益气,使脾健运则化饮,绝生痰之源。

最后,补肾以绝痰根。"肺为气之主,肾为气之根"。若肾虚,则水液不能运行而聚为痰,亦不能纳气,出现呼吸浅短,米子良教授仍认为,治疗肺系疾病时不仅要重视肾的纳气之功,同时也要兼顾滋补肾阴,以金水相生,更要重视肾阳调节水液之效。肾阴肾阳协同调节水液代谢与输布,只有肾纳气、肾阴充、肾阳足,才能继而从根本上杜绝痰的产生。补肺益肾、纳气平喘时,米子良教授善取太子参和胡桃肉相伍,取人参胡桃汤之意,还同用太子参、麦冬、五味子、紫河车,取生脉散加减之意以补肺益肾、止咳平喘。温肾取补骨脂、胡桃肉等以助肾阳;取六味地黄丸中的"三补"熟地黄、山萸肉、山药。

米子良教授叮嘱临证运用调肺、健脾、补肾三法要灵活多变，切勿顾此失彼。或肺脾肾三脏同治；或肺肾同治，上则温肺化饮，下则补肾摄纳；或脾肾同治，米子良教授尤重中焦脾胃，正如前贤谓"培土生金""上下交损，当治中焦"，以断生痰之源。同时米子良教授还强调应注意"肺胃相关"，肺胃同主降。肺的肃降能促进胃的通降，反之胃气通降则有助肺的肃降。米子良教授常告诫吾辈："读古人书，不得执死方以治活病，用古人法而不必拘其法而泥其方。"

三、医案举隅

（一）感冒

1. 解肌发表，调和营卫治疗献血后上呼吸道感染

娄某某，男，20岁，2002年5月23日初诊。

主诉：恶寒发热，无汗，全身疼痛1天。

初诊：该患自述昨日献血后，今晨起即觉浑身疼痛，恶寒发热，无汗，恶心，遂来米子良教授处诊治。现症见：恶寒发热，无汗，全身疼痛，恶心，查其舌淡苔白，脉浮数。西医诊断：上呼吸道感染；中医诊断：感冒。证候：太阳伤寒证。治法：辛温解表。拟方：桂枝汤加味。处方：桂枝10g，白芍15g，甘草10g，生姜6片，大枣4枚，麻黄3g。2剂，水煎服，日1剂，分2次温服。

后患者告知1剂即得微汗，诸症悉除，未服第2剂。

【按】《伤寒论》言："太阳病，头痛，发热，身疼，腰疼，骨节疼痛，恶风无汗而喘者，麻黄汤主之。""脉浮而数，可

发汗，宜麻黄汤。"此患所患感冒，恶寒、发热、无汗、体痛、恶心、脉浮者，皆因其昨日献血后，营血被夺，卫阳亦随营血而损伤，营卫虚则风寒乘虚客之所致。其肌表受邪，卫阳被遏，正邪交则发热恶寒，腠闭则无汗，太阳主一身之表，寒犯太阳经，阳气不伸，故全身疼痛；寒邪外犯，营卫不从，胃气失和则恶心，其所现皆太阳表实麻黄汤证也。然《灵枢·营卫生会》言："营卫者，精气也，血者，神气也，故血之与气，异名同类焉。故夺血者无汗，夺汗者无血，故人生有两死而无两生。"《伤寒论》言："亡血家，不可发汗，发汗则寒栗而振"，所以者何？盖津血同源，夺血者津亦亏耗，汗源乏矣，夺汗者津液外泄，营阴内损，故血亦少矣，亡血家血去津亏，若再强发其汗，如压砂求油，必致津血内竭，而津血内竭，阳气无所依附，亦随汗而散失，终致阴阳两伤之证；阴血损则濡养不能，经脉失养则振摇，更甚则动风。所以遵经旨，此患虽为太阳伤寒表实见证，但营血内虚，不可强发其汗，但不汗表邪又难解，故舍麻黄汤之竣猛而用桂枝汤，且重用白芍以护营阴。稍加麻黄以助桂但求微汗。全方合用，可使发汗而不致竭阴，护阴而不致敛邪，虽桂枝汤禁忌证明确提出："桂枝汤本为解肌，若其人脉浮紧，发热，汗不出者，不可与之也。"然彼言营卫未虚之表实证，用桂枝汤恐病重药轻而失治致变，此例患者失血在先，伤寒在后，营血内虚，不在此禁例当中。米子良教授辨证准确，用药恰当，故 1 剂即得微汗，诸症悉除，未服第二剂。

2.清热解毒凉血治疗上呼吸道感染

白某某，男，60岁，2006年10月23日初诊。

主诉：低热，头痛，咳嗽，咽痛1周。

初诊：患者曾于2004年12月因肝部不适到医院检查，经检查诊断为肝癌，今年3月曾吐血1次。患者近日感冒，来米子良教授处求诊。现主症：发烧，体温37.5℃～38℃，头痛，口渴，咳嗽，咽痛，舌暗红苔薄白，脉细弦双关显。西医诊断：肝癌并发上呼吸道感染；中医诊断：感冒。证候：风热感冒。治法：清热透邪，凉血解毒。拟方：银翘散加减。处方：金银花12g，连翘10g，竹叶10g，荆芥10g，牛蒡子10g，太子参15g，薄荷10g（后下），甘草10g，芦根15g，柴胡12g，白芍12g，桔梗10g，知母12g。4剂，水煎服，日1剂，分2次温服。

二诊（2006年11月13日）：药后诸症减轻，上方加生地15g。6剂，水煎服，日1剂，分2次温服。

三诊（2006年12月8日）：近日体温37.2℃～37.6℃，余无明显不适。原方再进6剂。后体温接近正常。

【按】全方以辛凉清热为主，配少许辛温药，加强辛凉解表作用。以金银花、连翘为主药，取其凉而能透，芳香辟秽，二药均能清热解毒，同时金银花又具芳香之气，可以透表祛邪；连翘能清透膈上之热。再加辛凉解表的薄荷、牛蒡子增强透表之力，而牛蒡子还可解风热之毒，疗咽肿、咽痛，方中用桔梗、甘草取桔梗甘草汤之意宣肺气，利咽喉，祛肺邪。方用竹叶、芦根清热生津、除烦，以助透热；用适量的荆芥、豆豉以助开皮毛,透邪于外。因本患有肝癌,在治标的同时要顾及肝"体阴而用阳"的生理功能及患者本身的体质因素,故用柴胡疏肝气以助肝运,白芍养肝血以合肝体,太子参清补正气,全方祛邪不伤正,用药过程中,米子良教授处处顾虑患者癌患兼外感特殊体质。

(二)咳嗽

1. 清热肃肺,润燥化痰,兼通腑气治疗支气管炎

包某某,女,29岁,2001年2月16日初诊。

主诉:咳嗽,咯痰3月余。

初诊:3个月前,患者因感冒引起咳嗽,虽感冒已愈,但仍咳嗽屡治无效。近期在社区医院就诊,诊断为"支气管炎",静滴头孢类抗生素5天,仍不见好转,求治于中医。现症见:咯痰色黄质黏,量不多,难以咯出,咽痛,伴胸胁胀满、口干、口渴、鼻干、食欲不振、烦躁、小便黄、大便干燥、多日未行。舌红苔黄、少津,脉滑稍数。西医诊断:支气管炎;中医诊断:咳嗽。证候:痰热郁肺,肺气不利,腑气不通。治法:清热肃肺,润燥化痰,兼通腑气。拟方:清金化痰汤加减。处方:桑白皮10g,桔梗12g,黄芩10g,杏仁12g,远志10g,瓜蒌18g,川贝8g,款冬花10g,苏子12g,炙杷叶10g,半夏6g。5剂,水煎服,每日1剂,分2次温服。

二诊(2001年2月22日):患者服上药后咳嗽明显减轻,呼吸通畅,胸胁胀满好转,食欲尚可,二便正常。上方加知母10g,麦冬10g。再服3剂获愈。

【按】支气管炎属中医"咳嗽"范畴。此患为外感表邪入里化热，炼液为痰，痰热壅阻于肺所致。因肺主气，主宣发肃降，肺受邪侵则宣降失司，清肃之令不行，出现胸闷、咳嗽、咯痰黄稠；痰热内耗津液则口干、口渴、鼻干；痰热扰于胸膈则心烦；热邪下传肠腑则大便干、小便黄；腑气不通则食欲不振；咽为肺胃之门户，肺热熏蒸则咽痛；舌脉所现均为痰热内盛、热盛伤津之象。肺与大肠相表里，肺热不解则循经下传大肠，则大便干燥、几日不行，腑气不通使邪热无出路，阳明大肠化燥，燥热之邪上传于肺，上肺不得肃降，下肠腑不得通降，而渐成恶性循环之势。此时若邪热可泄，病方能愈。方中用黄芩清肺泄热，兼清大肠之火；配桑白皮以清肺止咳；瓜蒌宽胸理气、润燥化痰，川贝清热化痰散结，二药合用，善治痰热互结之证；苏子降气化痰；桔梗、远志、杏仁宣降肺气而祛痰止咳；款冬花、枇杷叶润肺止咳化痰；半夏和胃化痰；炙甘草调和诸药，兼以润肺止咳。且方中瓜蒌、杏仁、苏子共兼润肠通便之效，配黄芩以清大肠，通腑气，所以诸药合用，清润宣降共司，以祛痰止咳而上清太阴，又兼清热润燥通腑以泄阳明，表里两经同治而获良效。二诊加入知母、麦冬者，亦清润之法，上以养阴生津，下以"增水行舟"。虑其咳嗽日久，恐伤及肺阴，故设。

（三）喘证

1. 清热化痰，宣肺平喘治疗慢性支气管炎急性发作

赵某某，女，27岁，2005年3月24日初诊。

主诉：咳嗽，咯痰，气喘1周。

初诊：患者既往患有慢性支气管炎，常反复发作。近日由于感冒又引发诸症。现症见：咳嗽，咯痰色白或黄，且咯痰不爽，喉中痰鸣，咳甚则气喘，舌偏红苔薄黄，脉浮寸大。西医诊断：慢性支气管炎急性发作；中医诊断：喘证。证候：邪热壅肺证。此为外感引发旧疾，致邪热壅肺，肺失宣降而见咳喘。治法：清热化痰，宣肺平喘。处方：桑白皮10g，橘红10g，桔梗12g，连翘10g，杏仁10，甘草10g，芦根15g，生石膏40g（先煎），苏子10g（包煎），枇杷叶12g，沙参10g，鱼腥草15g，瓜蒌18g，炙麻黄6g，葶苈子10g（包煎）。7剂，水煎服，每日1剂，分2次温服。

二诊（2005年4月1日）：喉中痰鸣消失，夜间仍咳嗽、气喘，咯黄痰，上方去生石膏、沙参，加地龙12g，川厚朴6g。3剂，水煎服，每日1剂，分2次温服。

三诊（2005年4月4日）：咳喘减轻，上方加川贝10g。4剂，水煎服，每日1剂，分2次温服。

四诊（2005年4月8日）：症状消失，继服上方巩固疗效。7剂，水煎服，每日1剂，分2次温服。

【按】本患者既往患有慢性支气管炎，常反复发作，近日因感冒引发咳嗽，咯痰色白或黄，且咯痰不爽，喉中痰鸣，咳甚则气喘，舌红苔黄脉大。痰热壅肺，宣肃失司，故致咳嗽。咳甚则呼吸气息出入逆乱，引起气喘。当以清热化痰，宣肺止咳平喘为治，故拟桑菊饮和麻杏石甘汤加减治疗。方中用桑白皮、葶苈子、苏子、枇杷叶泻肺降气止咳喘；石膏、芦根清肺中之热，因其性味甘寒，生津止渴更有防肺热伤津之意；鱼腥草、橘红、瓜蒌豁肺中之痰热；因肺气宣降失常，肺气上逆导致咳嗽，故以桔梗、杏仁宣降并施，以复肺宣发肃降之力；炙麻黄、连翘又可开凑肌表以散邪，尤其是炙麻黄，米子良教授在此应用最为精当，麻黄炙后宣散之力减轻，但平喘之力增强，在这里主取其平喘止咳之功；热之所过，阴必枯竭，又加沙参生津润燥，以益气阴。二诊患者夜间仍咯黄痰、咳喘明显，是清热化痰平喘之力不足，故去沙参、石膏，加入清热平喘之地龙、降气之川朴，故症状减轻。后又加川贝，增清化止咳之力。方法得当，则药到病除，咳喘自去。

2. 清热化痰，通腑平喘治疗慢性支气管炎急性发作

马某某，男，66岁，2000年11月6日初诊。

主诉：咳嗽、喘息、气短反复发作10余年，加重1周。

初诊：患者自述咳喘反复发作10余年，经常胸闷、气短。1周前因进食辛辣之物致使症状加重。现症见：咳嗽，喘息，胸闷，气短，咯吐黄稠痰，小便不利，大便秘结，舌质红、苔黄腻，脉弦滑有力。检查：X光片示：慢性支气管炎急性发作。西医诊断：慢性支气管炎急性发作；中医诊断：喘证。证候：痰热壅滞，肺失清肃。治法：清热化痰，通腑平喘。处方：桑白皮10g，桔梗10g，鱼腥草15g，杏仁12g，陈皮10g，瓜蒌18g，泽泻10g，茯苓12g，黄柏10g，车前子12g（包煎），知母10g。5剂，水煎服，每日1剂，分2次温服。

二诊（2000年11月11日）：患者服上药后喘息、胸闷、气短减轻，咳嗽、咯痰减少，小便仍然不利，舌苔薄白，脉缓滑。上方加琥珀1g（冲服）。4剂，水煎服，每日1剂，分2次温服。

三诊（2000年11月15日）：患者服上药后咳、喘消失，时有胸闷，小便利，舌淡苔薄白。继服上方5剂，巩固治疗，水煎服，每日1剂，分2次温服。

【按】慢性支气管炎，属中医"喘证""咳嗽"范畴，中医认为，肺居上焦，主宣发肃降。患者痰热壅肺，肺失宣肃，气道受阻，致使呼吸气息升降出入逆乱，故见喘息、胸闷、气短；痰热阻肺，肺气上逆，故见咳嗽、咯痰黄稠；肺与大肠相表里，热壅于肺，肺气不降，大肠传导失司而致大便秘结；热蕴于下焦，膀胱与肾气化不利，致小便不利。故方中用桑白皮、鱼腥草以清泄肺热、平喘；瓜蒌、陈皮、茯苓以化痰；桔梗化痰宣肺，同时又能载药上行；杏仁宣肺止咳，润肠通便；知母清热泻火化痰；泽泻、黄柏、车前子泄热通利小便，二诊小便仍然不利，故入琥珀冲服，加强利尿通淋，同时兼有镇惊安神之功。诸药合用，使热清痰化、喘平咳止，小便通利，疾病告愈。

3.清肺化痰，降肺平喘治疗慢性支气管炎

乔某某，男，9岁，2005年5月9日初诊。

主诉：咳嗽、喘甚，晚间多发，近2周加重。

初诊：患者既往有1年半慢性支气管炎病史，常反复发作，近2周加重。现症见：咳嗽、喘甚，晚间多发，咯黄痰，

咳甚则呕吐，大便时干，纳少，舌淡苔白微黄，脉细。西医诊断：慢性支气管炎急性发作；中医诊断：咳喘。证候：痰热郁肺证。治法：清肺化痰，降肺平喘。处方：苏子5g（包煎），前胡5g，陈皮5g，当归5g，半夏4g，黄芩6g，太子参6g，炙杷叶6g，瓜蒌8g，桔梗5g，杏仁5g，炙麻黄4g，川椒目（另包）4g。4剂，水煎服，每日1剂，分2次温服。

二诊（2005年5月13日）：咳喘转轻，咯黄色黏痰，故上方去半夏，加天冬5g，鱼腥草8g。加强清泻肺热之功。6剂，水煎服，每日1剂，分2次温服。

三诊（2005年5月20日）：咳喘消失，偶有大便秘，鼻干，纳少。因咳喘已平，故改方巩固疗效：桑白皮5g，连翘5g，杏仁4g，甘草4g，芦根8g，桔梗5g，焦三仙8g，生地8g，鸡内金8g。5剂，水煎服，每日1剂，分2次温服。

【按】本患者病已年半，咳喘甚，见咯黄痰，纳少，舌淡苔白微黄，可断为痰热郁肺之证。治宜降肺平喘，清肺化痰，以治咳喘，故米子良教授选取苏子降气汤中治疗"上实"之品，以降气平喘，祛痰止咳。苏子、前胡、枇杷叶肃降肺气，下气祛痰止咳；杏仁、炙麻黄、桔梗宣降相宜，以利于肺气之宣降，调达舒畅；又以性味甘寒入肺之瓜蒌，涤痰散结、宽胸理气；黄芩清肺中之热。"脾为生痰之源，肺为储痰之器"，咳喘初发，多仅在肺，日久便"子盗母气"，脾虚水湿不化，酿生之痰浊可进一步加剧咳喘。方中太子参、陈皮、半夏健脾燥湿，以杜生痰之源，喻培土生金之义。当归、椒目活血行水以消肿，用于水肿喘满。如此热清痰消，肺复宣降又杜生痰之源，病当为好转，缓急之后，又用清平之剂巩固疗效。三诊咳喘已平，仅见鼻干、纳少，故改方以善后，取桑菊饮之意清宣余邪。桑白皮、连翘、鱼腥草清宣相伍，清宣肺热以止咳；芦根清热生津；桔梗辛散，开宣肺气，与杏仁相合，一宣一降，以复肺之宣降之性。生地清热凉血，患儿纳少，故加鸡内金、焦三仙消食健脾，以助脾运。纵观米子良教授治疗处方，标本缓急，无不顾及周到，实乃大家风范。

4. 散寒化饮，止咳平喘治疗慢性支气管炎合并肺气肿

云某某，女，81岁，1989年11月5日初诊。

主诉：咳喘反复发作多年，近日加重。

初诊：平素患有慢性支气管炎合并肺气肿，时有咳喘，近日加重，特邀米子良教授出诊治疗。现症见：咳喘，痰多、色白，气短，端坐呼吸，心悸，纳呆，听诊闻及左肺水泡音，脉浮弦，舌淡紫，苔白腻。中医诊断：咳喘。证候：外寒引动内饮，肺气上逆。治法：散寒化饮，止咳平喘。拟方：小青龙汤加减。处方：炙麻黄3g，云苓10g，半夏10g，五味子10g，生姜3g，桂枝8g，炒干姜4g，细辛2g，白芍10g，甘草6g，陈皮6g，莱菔子6g，神曲10g。3剂，水煎服，日1剂。3剂后，患者咳喘好转，继以苓桂术甘汤调理。

【按】喘证病机复杂，虚实错杂，有寒有热，但临证以内有痰饮、外因寒邪诱发的喘证为多见。小青龙汤以治此证为卓著，其经典证候是外束风寒，内有停饮。然而其应用范围远不止于此，仲景亦在《金匮要略》中将其用来治疗溢饮、支饮等。小青龙汤主症应以咳喘为宜，至于咳和喘孰轻孰重，从仲景原文看，临床表现不一。有咳重于喘者，如《伤寒论》第41条说："伤寒、心下有水气，咳而微喘。"指出咳嗽为重，而气喘为轻。也有喘重于咳者，如《金匮要略·痰饮咳嗽病脉证并治》："咳逆倚息，不得卧，小青龙汤主之。"即是喘息为重，咳嗽为轻。也有咳喘并重者，如《金匮要略·痰饮咳嗽病脉证并治》："膈上病痰，满喘咳吐，发则寒热，背痛腰疼，目泣自出，其人振振身瞤剧，必有伏饮"，是说咳喘同时俱重。临证麻黄多用炙麻黄，因咳喘显著时，外感风寒之状已减，意在缓其发汗之力，重在止咳平喘。本方配伍严谨，麻黄配桂枝解表散寒，芍药配桂枝调和营卫；干姜、细辛辛散主开，散寒蠲饮，此三药的配合使用是张仲景治咳喘药物配伍的一个特点，以温散肺饮，止咳平喘为佳；芍药、五味子酸敛主合，镇咳逆而敛肺气；半夏祛痰降逆；甘草扶正和中，恐辛散太过，耗伤正气。方中有开有合，有升有降；开合相济，使辛散不致伤肺耗正，酸敛不致束肺碍邪；患者纳呆配以陈皮、莱菔子、神曲健脾消食，以助中焦化痰饮；全方共达蠲饮止喘之效。

（四）哮病

1. 清热宣肺，豁痰平喘治疗支气管哮喘

李某某，女，61岁，2001年4月4日初诊。

主诉：发作性痰鸣气喘数十年，加重3天。

初诊：患者自述自幼有哮喘病史，每因感冒或受寒、劳

累而诱发，发作时胸闷憋气，喉中痰鸣，呼吸困难，咯痰色黄黏稠，近几年发作较频繁。3 天前因家务繁忙，劳累过度，又遇天气突变，外感风寒，晚上突然出现喘息气促，喉中痰鸣，胸中憋闷，呼吸困难，急喷舒喘灵气雾剂后稍有缓解。次日至医院查血常规示：WBC 8.0×10^9/L；胸部 X 片示：双肺透明度增高，肺纹理增粗。诊断为"支气管哮喘"，常规治疗后效果不明显。今晨症状加重，遂来求治于中医。现症见：咳嗽喘息，气粗息涌，喉中痰鸣，咯痰色黄黏稠，胸满闷痛，口渴，心烦，面红，唇赤，大便干结，舌质红、苔黄腻，脉弦滑数。查体：形体偏胖，张口抬肩，端坐呼吸。听诊：双肺满布哮鸣音。西医诊断：支气管哮喘；中医诊断：哮证（热哮）。证候：痰热郁肺，阻塞肺窍。治法：清热宣降，化痰平喘。拟方：定喘汤和麻杏石甘汤加味。处方：麻黄 8g，杏仁 10g，苏子 12g（包煎），桑白皮 12g，生石膏 15g（先煎），知母 10g，半夏 10g，陈皮 10g，桔梗 12g，川贝 8g，射干 10g，款冬花 10g，黄芩 10g，甘草 6g。7 剂，水煎服，每日 1 剂，分 2 次温服。

二诊（2001 年 4 月 11 日）：呼吸困难稍缓解，喉中痰鸣减轻，仍觉喘息胸憋闷，有时夜间喘息不得卧，大便仍干，脉滑数，舌苔变为薄黄苔，上方加葶苈子 10g（先煎），瓜蒌 10g。7 剂，水煎服，每日 1 剂，分 2 次温服。

三诊（2001 年 4 月 18 日）：药后喘息、痰鸣、胸闷均大减，大便通畅，夜可平卧，脉象缓和，唯疲乏无力，动则汗出。上方去葶苈子、石膏，加五味子 8g，太子参 6g。7 剂，水煎服，每日1剂，分2次温服。

四诊（2001年4月26日）：诸症悉减，时有咳嗽、咯痰，痰白易咯，上方加云苓12g。继服7剂，水煎服，每日1剂，分2次温服。

五诊（2001年5月4日）：诸症悉除，舌淡苔白，脉细数，此已进入哮证缓解期。米子良教授另开一方以巩固疗效并预防复发。处方：蛤蚧1对，紫河车1个，熟地黄100g，山萸肉50g，山药50g，麦冬50g，五味子50g，太子参50g，胡桃肉50g，补骨脂50g，炒白术50g，云苓50g，炙甘草20g，陈皮40g，半夏50g。共研末，炼蜜为丸，每服9g，每日2次。并嘱其节饮食，慎起居，避风寒，以防复发。

【按】哮证是因外感、饮食、劳倦、情志等因素引动肺中"伏痰"，使痰随气升，痰气互结，阻塞气道而发生的一种痰鸣气喘性疾病，其发作时喉中哮鸣有声，气息喘促，甚则喘息不得平卧。依据"急则治标，缓则治本"的原则，哮证发作期以祛痰利气为主，以除邪实，寒痰宜温化，热痰宜清化；正虚者兼以扶正，务使气顺痰消，呼吸通畅，待病情缓解后，则重在调治肺脾肾三脏，使水液运化、输布、排泄正常，以杜绝生痰之源。

该患哮病数十年，"伏痰"内潜已成胶着之势，且日近暮年，气血日减，阴阳日衰，正气渐微而邪气日增，故近几年发作较频。此次发作因劳倦耗气，又复感寒，正气不能御邪，邪乃入侵，引动内潜之"伏痰"，痰阻气道，致使肺气不得敛降而呼吸气息逆乱，出现咳嗽喘息，气粗息涌，喉中痰鸣,胸满闷痛,伴张口抬肩、端坐呼吸等症。口渴心烦,面红唇赤,大便干结,舌脉所现皆为化热之象,故治疗速当清热化痰,宣降肺气。方中以麻黄、杏仁、炙甘草即三拗汤以散表邪;石膏、知母、黄芩以清里热;川贝、桔梗、陈皮、半夏、款冬花、射干、炙甘草以化痰降气,平喘止咳。全方三组药切中病机,故药后收效明显。二诊仍喘憋,是肺气仍不得敛降所致,遂加葶苈子、瓜蒌以泻肺化痰,宽胸下气,然葶苈子苦寒,过用则耗伤肺气,所以三诊邪实已去,症状缓解即去之。因热已除,恐石膏久用损伤中阳,亦去之。加五味子以敛肺气,加太子参以顾中州。此患四诊后症状已缓解,当调治肺脾肾,以治本为主,方中以都气丸、生脉散、六君子汤、参蛤散、人参胡桃汤合方,加补骨脂、紫河车以补肺养阴,健脾化痰,补肾纳气,肺、脾、肾共治,以期正气渐复而控制哮病的复发。

(五)肺胀

1. 降气化痰逐瘀,温肾纳气平喘治疗肺气肿、肺心病

张某某,男,74 岁,2001 年 4 月 24 日初诊。

主诉:反复咳嗽 10 余年,加重伴双下肢水肿 1 周。

初诊:患者自 10 年前经常反复出现咳嗽、咯痰,并伴胸闷、气短且渐趋加重,屡治少效。近 1 周因气温骤降,感冒后诱发咳嗽、气短,并出现双下肢浮肿。医院化验血常规:白细胞 14.4×10^8/L,中性粒细胞:67%, LC 29%, 单核 C 4%, 尿 RT: WBC (0–7), 蛋白(–);X 线检查示:气管炎合

并肺气肿。给予抗炎治疗5日，疗效不显，遂求治于中医。现症见：咳嗽气急，痰色白难咯，胸部膨满，气短仰息，心慌心悸，面色晦暗，神疲乏力，语音低微，腹胀纳差，双下肢水肿。诊其舌瘀紫色暗，苔白腻，脉沉细弦。西医诊断：气管炎合并肺气肿；中医诊断：肺胀。证候：痰瘀阻肺，肾虚失纳。治法：降气化痰逐瘀，温肾纳气平喘。拟方：苏子降气汤加味。处方：苏子10g（包煎），陈皮12g，半夏6g，当归12g，前胡10g，川朴10g，甘草10g，竹叶10g，杏仁12g，瓜蒌18g，桑白皮10g，焦三仙各15g，肉桂3g，桃仁10g。5剂，水煎服，每日1剂，分2次温服。

二诊（2001年4月30日）：胸闷、气短缓解，双下肢水肿减轻，仍觉精神欠佳、疲乏无力、纳差，上方加太子参6g，五味子8g，补骨脂10g。继服7剂，水煎服，每日1剂，分2次温服。

三诊（2001年5月8日）：诸症悉减，唯感活动量大时仍气短，原方继服，以巩固疗效。7剂，水煎服，每日1剂，分2次温服。

【按】患者年过古稀，下元本已虚惫，又因久咳伤肺，肺气已虚日久盗及母气，延及于脾，脾虚不得化津，聚而为痰，上贮于肺，痰浊阻肺，则咳嗽、咯痰反复不愈，今复又因外感，肺失宣肃，气机更为不利，则诸症加剧。《内经》云："肺气虚则鼻塞不利少气，实则喘喝胸盈仰息。"患者肺气本虚，故咳嗽少气、语音低微；痰浊内阻则胸盈仰息、咳嗽咯痰；肺气无力助心行血则心慌、心悸、唇舌青紫；脾不健运则疲乏无力、纳差运迟；肾中阳气虚惫，纳气无力则气短、胸满、少气不足以息；肺气不降，不能通调水道，又兼肾中阳气虚衰，无力治水引起浮肿。故本病的治疗应补肺、健脾、温肾以治其本，化痰止咳逐瘀以治其标，然遵标本缓急治法，应先祛邪实以治标，再辅以治本。方中苏子、桑白皮、川朴、瓜蒌泻肺降气化痰，当归、桃仁和血逐瘀止咳，竹叶利水，焦三仙助运，肉桂温肾。诸药合用，重在化瘀逐瘀，利水顺气以除邪实。二诊病情缓解，仍气短疲乏，原方加用太子参以补肺脾，加五味子滋肾敛肺，补骨脂纳气平喘，以培补其根本。三诊继服乃效不更方，巩固疗效。

米子良教授在整个疾病的治疗过程中，辨证明确，用药精炼，条理清晰，故在短期内见显效。然此病多脏虚损，伤及元气，虚实错杂，病情复杂，短期只能缓解，难以根治，待症情彻底缓解，当以补肺健脾，大补元气，补肾添精之法调治，且平素在生活中也应注意调护，可大幅度改善患者的身体状况，提高生活质量。

2. 泻肺运脾，通利三焦，温阳利水治疗肺心病

张某某，男，70岁，2001年4月27日初诊。

主诉：咳喘、胸闷、心慌伴双下肢水肿3月余。

初诊：患者既往咳嗽，咯痰反复发作10余年，有慢性支气管炎合并肺气肿病史，常于季节交替或外感受凉而诱发。近3个月来双下肢水肿，夜间更加严重，咳嗽，心慌，心悸，头晕乏力。曾就诊于附近医院，用利尿药后水肿缓解，但停药后水肿如前，遂求治于中医。现症见：双下肢水肿，膝以下为甚，小便不利，伴心慌心悸，咳嗽，胸闷，气短，神疲乏力，纳差便溏，腰酸痛重，畏寒肢冷。查：患者颜面虚浮，眼周晦暗，下肢水肿，按之没指，凹陷不易恢复，舌质瘀紫苔白滑腻，脉沉迟。心电图示：①肺性 P 波；②心肌供血不足。西医诊断：肺心病；中医诊断：肺胀。证候：肺气不降，脾肾阳虚，三焦壅滞，水湿泛滥。治法：泻肺运脾，通利三焦，温阳利水。拟方：五皮饮合五苓散加味。处方：陈皮 10g，茯苓皮 15g，生姜皮 10g，大腹皮 8g，五加皮 10g，桑白皮 10g，泽泻 10g，猪苓 10g，桂枝 6g，白术 10g，杏仁 12g，瓜蒌 15g，苏子（包煎）10g，车前子（包煎）15g。7 剂，水煎服，每日 1 剂。

二诊（2001 年 5 月 5 日）：药后仍气短，心慌心悸，神疲乏力，倦怠少食；腰酸痛减轻，双下肢水肿稍减轻，舌脉如前，上方加琥珀（冲）1g，当归 10g，太子参 6g。7 剂，水煎服。

三诊（2001 年 5 月 13 日）：气短减轻，精神转佳，手足转温，浮肿大减，腰酸痛减，面色稍红，小便通利，诸症减轻，改用真武汤以壮肾中阳气。处方：茯苓 15g，白术 10g，白芍 12g，炮附子 8g（先煎）生姜 8g，桂枝 10g，泽泻 10g，桑皮 12g，苏子 10g（包煎），车前子 15g（包煎），黄芪 15g。7 剂，水煎服。

四诊（2001 年 5 月 20 日）：水肿已基本消除，余症悉减，嘱患者避免受凉、劳累、情绪不佳等诱因，上方继服 7 剂以巩固疗效。

【按】此患慢支多年，久咳肺虚，渐成肺胀，肺胀迁延，肺气虚耗日甚，下累肾元，中盗脾土，上不能行相傅之职助心君行其血，使他脏受其所累而俱病。下焦肾气受损，不能纳气归元，故咳嗽气短；肾阳虚衰则蒸化无权，开合失司，故小便不利，水肿，按之没指；腰膝以下肾气主之，故膝以下肿甚；阳虚失于温煦，故腰酸困重，胃寒肢冷，水者阴邪也，夜间人体阴气盛，阳气衰故夜间加重。中焦脾气被盗，运化失司，则神疲乏力，纳差，便溏，土虚不能制水则泛滥为肿；上焦肺气久虚，肃降无能不能通调水道，故水邪泛滥，颜面浮肿，上中下三焦俱病，气化不利，水湿不行故水肿严重，一派纯阴之象。肺气虚不能帅血，则心血瘀阻，血行迟缓，又心为火脏，水属纯阴，今三焦俱病，水邪泛滥上凌于心，心君受困而不安，则见心慌心悸。

此病实心肺脾肾四脏俱病也，然遵"急则治其标""小大不利治其标"之旨，首当肃肺运脾泻肾，以开通三焦通道，并以温药助其三焦气化，利其水湿，待水湿渐去再治其本，故首选五皮散合五苓散合方，温阳化气泻肺行水，加车前子、杏仁、瓜蒌、苏子一为喘咳而设，二为加强肃肺行水之功。二诊水肿稍减，仍疲乏无力，此虽三焦通畅，然正气不足，无力鼓动气化之功，故加太子参益气以助气化，当归行血和血，血行则水亦行也。三诊诸症悉减，诚乃"大气一转，其气乃散"，气短减轻，上焦得安，手足转温，中阳四布也，水肿大减，小便已通，下焦开合有权矣，面色转红，心君解困，行其主令，华发于面也。四诊重在治本，故以真武汤加黄芪为主方温阳利水，复肺脾肾阳气，乃使"离照当空，阴霾自散"之意，余药兼以治标。综观本病的诊治过程，辨证明确，缓急有序，用药精当，彰显出米子良教授之良医风范。

3. 通阳散结，宽胸理气治疗局限性肺气肿、肺大泡

刘某某，男，60岁，2006年10月23日初诊。

主诉：胸闷、气短、咳嗽月余，伴左胁部不适。

初诊：患者于40天前患感冒，出现发烧咳嗽，诊为慢性支气管炎、局限性肺气肿、双肺尖肺大泡，经治疗后发烧咳嗽减轻。有脂肪肝病史。现症见：胸闷、气短明显，咳嗽，有黄痰。左胁部不适，有时疼痛，夜间汗出20余天，舌偏红，苔薄白，脉沉细，时有结代脉。西医诊断：肺气肿、肺大泡；中医诊断：肺胀。证候：痰湿郁结，胸阳不振。治法：通阳散结，宽胸理气。拟方：瓜蒌薤白半夏汤加减。处方：瓜蒌18g，薤白10g，半夏10g，丹参12g，木香10g，太子参12g，云苓15g，生地15g，山萸肉15g，苦参15g，川连4g，苏子10g（包煎），枇杷叶12g，鱼腥草15g。4剂，水煎服，日1剂，分2次温服。

二诊（2006年10月27日）：胸闷、气短好转，咳嗽减轻，无结代脉，上方加桔梗10g。6剂，水煎服，日1剂。

三诊（2006年11月3日）：胸闷、气短明显减轻，咳嗽、咯痰基本消失，左胁部不适症状不显，上方加天冬10g。6剂，水煎服，日1剂。

四诊（2006年11月10日）：诸症基本同前，脉时有结代，加龙齿15g（先煎）。6剂，水煎服，日1剂。

五诊（2006年11月17日）：症同上，守法，去苏子，加沙参10g。6剂，水煎服，日1剂。

六诊（2006年11月27日）：诸症基本消失，唯晚间汗出。处方：天冬12g，煅龙牡各15g（先煎），沙参12g，瓜蒌15g，黄芩10g，太子参10g，云苓12g，生地15g，山萸肉15g，苦参12g，木香12g，鱼腥草15g，五味子15g。6剂，水煎服，日1剂。随访诸症消失，已停药。

【按】《丹溪心法·咳嗽》说："肺胀而嗽，或左或右，不得眠，此痰挟瘀血，碍气而病。"《血证论》还说："须知痰水之壅，由瘀血使然，但去瘀血，则痰水自消。"说明痰浊、水饮、瘀血与肺胀发病密切相关。痰浊水饮潴留，滞塞气机，阻塞气道，肺不能吸清呼浊，清气不足而浊气有余，肺气胀满不能敛降，故"胸部膨满，憋闷如塞"。气虚气滞的形成，则因气根于肾，主于肺，本已年老体虚，下元虚惫，加之喘咳日久，积年不愈，必伤肺气，反复发作，由肺及肾，以致肺肾俱虚。肺不主气而气滞，肾不纳气而气逆，气机当升不升，当降不降，肺肾之气不能交相贯通，以致清气难入，浊气难出，滞于胸中，壅塞于肺而成。形成痰湿郁结，胸阳不振的肺胀，故用瓜蒌薤白半夏汤加减以通阳散结、宽胸理气；加黄连、苦参、鱼腥草来清泄心肺郁热；苏子降气消痰，止咳平喘；枇杷叶清肺止咳，和胃降逆；木香行气止痛。病由肺及肾，以致肺肾俱虚，故取"三补"云苓、生地、山萸肉来健脾补肾纳气。二诊加桔梗可载药上行，开肺气。另外，桔梗可以使水谷精微上归于肺，从而补肺。三、四、五诊随诊加减，效果尚可。六诊根据出汗情况重新组方，意在补气生津、敛汗养阴以固心。

4. 宽胸散结，豁痰下气治疗慢性阻塞性肺病

李某某，女，49岁，1988年11月21日初诊。

主诉：近半年来咳嗽、气短。

初诊：患者1年前曾因慢性支气管炎反复发作致肺功能下降，在外院诊断为慢性阻塞性肺病。近半年来易感冒，咳嗽、气短久治不愈，自感逐日加重，胸膺部胀满，憋闷如塞，喘息上气，咳嗽痰多，烦躁，心悸，胃脘胀闷，左胸胁疼痛，脉弦缓，舌质淡暗苔薄白。西医诊断：慢性阻塞性肺病；中医诊断：肺胀。证候：久病肺虚，痰阻肺络，肺气郁闭。治法：豁痰下气，宽胸散结，祛痰止咳。拟方：瓜蒌薤白半夏汤加味。处方：全瓜蒌20g，薤白10g，陈皮10g，当归12g，苏梗12g，厚朴10g，半夏10g，白芍12g，云苓12g，莱菔子10g，甘草8g，枳壳10g，细辛3g。3剂，水煎服，日1剂。

二诊（1988年11月25日）：近来咳嗽、气短症状稍减，舌脉如前，仍步前法。上方加炙百部10g，白僵蚕9g，7剂。

三诊（1988年12月13日）：药后无咳嗽、气短，胸闷亦明显减轻，前法继进。上方加炙紫菀10g，7剂，嘱患者适寒温。

【按】慢性阻塞性肺病当属祖国医学"肺胀"范畴，主要表现为胸膺部胀满，憋闷如塞，喘息上气，咳嗽痰多，烦躁，心悸，面色晦暗，或唇甲紫绀，脘腹胀满，肢体浮肿等。米子良教授认为，肺胀的发生多因久病肺虚，痰浊潴留，终致肺

不敛降，肺气胀满。瓜蒌薤白半夏汤出自张仲景《金匮要略·胸痹心痛短气病脉证并治第九》，即"胸痹之病，喘息咳唾，胸背痛，短气……瓜蒌薤白白酒汤主之。胸痹，不得卧，心痛彻背者，瓜蒌薤白半夏汤主之"。仲景又云："阳微阴弦，即胸痹而痛，所以然者，责其极虚也。今阳虚知在上焦，所以胸痹、心痛者，以其阴弦故也。"心肺同居胸中，胸中浊阴弥漫，米子良教授宗仲景之法拟方瓜蒌薤白半夏汤"辛润滑利以化痰降浊"，用此方消浊阴、通胸阳，并化裁变通此方治疗肺胀。

本例患者由于肺系疾病长期不愈而致肺胀，属本虚标实之证。肺为水之上源，肺气不得宣发，易使水湿停聚上焦而为痰，痰阻肺络，致肺气郁闭愈加严重，产生憋闷、气喘等表现。以瓜蒌薤白半夏汤豁痰下气，宽胸散结，药用全瓜蒌清热化痰，宽胸散结，薤白通阳散结，行气导滞，半夏消痞散结，降逆化痰，配合细辛温肺化饮。痰饮之为物，随气升降，无处不到，故治痰先治气，气顺痰自利。米子良教授用陈皮、当归、苏梗、厚朴、莱菔子、茯苓、枳壳消痰化饮。二诊加百部润肺止咳，僵蚕祛痰散结；诸药合用使痰去邪除，肺气得以宣发肃降，气机顺畅，水液运行恢复正常，诸证得愈。

（六）鼻渊

1. 清利肝胆，养阴生津，通腑泄热治疗鼻窦炎、慢性中耳炎

郭某某，男，36岁，2011年1月10日初诊。

主诉：鼻流浊涕伴头痛月余；耳痛、耳中流脓反复发作

5 年，近日加重。

初诊：患者自述 1 月前曾患感冒，出现发热、恶寒、头痛、鼻塞、流涕等症状，服用感冒药后寒热消失，但仍鼻塞、流黄浊涕、头痛月余未愈。曾服鼻炎康片、千柏鼻炎片等治鼻炎药，效果不显。该患 5 年前患耳痛、耳内流脓等疾患，经医院确诊为慢性中耳炎，用药后可缓解。近日出现耳内疼痛胀闷，时流脓水，故来米子良教授处求治。现症见：头痛，以前额及眉棱骨为甚，鼻干、咽干、喷嚏、流黄浊涕，耳内疼痛、胀闷，时流黄色脓水，心烦急躁，易怒，大便干燥，数日一行，诊其舌红中裂苔黄，脉弦细数。西医诊断：鼻窦炎，慢性中耳炎急性发作；中医诊断：鼻渊，耳疳。证候：肝胆郁火上攻，邪热伤津，腑气不通。治法：清利肝胆，养阴生津，通腑泄热。处方：黄芩 10g，黄连 4g，龙胆草 10g，生地 10g，当归 10g，麦冬 12g，甘草 6g，陈皮 10g，酒大黄 8g（后下），辛夷 10g（包煎），菊花 15g，白芷 10g，鹅不食草 10g。7 剂，水煎服，日 1 剂，分 2 次温服。

二诊（2011 年 1 月 17 日）：服药后诸症大减，黄浊涕减少，头痛愈，耳内已不流脓，大便已通，以上方去酒大黄。7剂，水煎服，日 1 剂，分 2 次温服。

三诊（2011 年 1 月 24 日）：疾病基本痊愈，偶打喷嚏，耳内有时发痒，仍以上方继服 7 剂。

【按】鼻窦炎属中医鼻渊范畴，《素问·气厥论篇第三十七》中言："胆移热于脑，则辛颏鼻渊，鼻渊者，浊涕下不止也，传为衄蔑瞑目，故得之气厥也。"由此可见，鼻渊的形成，主要是胆腑郁热，上移于脑所致。胆腑郁热从何而来？此皆因平素所愿不遂，心情压抑，忧愁焦虑，致使肝胆气机疏泄不利，郁而化火。临床中所见之鼻渊患者，大多与心情长期压抑、忧虑有关。

此患者有耳疖多年，可知其肝胆郁热素盛，今逢外感引动肝胆内郁之火而发鼻渊，并使耳疖复发加重，出现头痛、流黄浊涕、耳痛、流黄水等症；火邪内盛，耗伤津液则咽干、鼻干、大便干燥，而大便干燥、腑气不通致使郁火更盛，故治疗时当清利肝胆，兼以滋阴，并速通腑气，使邪有出路，郁火得降，病乃可愈。故方中用黄连、黄芩、龙胆草、菊花以清泻肝胆郁火；生地、当归、麦冬养阴润燥；酒大黄通腑泄热；伍以陈皮、甘草和中；又选用辛夷、白芷、鹅不食草等鼻渊专药以宣肺通窍，清热解毒。由于紧切肝胆郁火之主要病机，用药恰当，故药后获显效。二诊时因腑气已通，故去酒大黄，仍以清润之法以清余邪，病愈。

（七）鼻鼽

1. 滋阴清热法治疗过敏性鼻炎

孙某某，男，40岁，2010年12月13日初诊。

主诉：鼻干、鼻痒、阵发性喷嚏、流涕、鼻塞1月余。

初诊：患者自述今冬自从开始供暖后，每于夜间即觉口干舌燥，甚至半夜起床饮水。继之晨起户外活动吸入冷空气后出现鼻塞，喷嚏连声，并流清水样鼻涕，后即鼻塞不通。经西医检查诊断为过敏性鼻炎，予抗过敏治疗后症状好转，但停药数日又开始发作，反复发作已 1 月余，遂求中医诊治。现症见：口干、鼻干、鼻痒、鼻塞欠通，时时喷嚏频发，并随即流清水样鼻涕，约 1 小时左右方缓解，1 日发作 2～3 次，味觉消失。查其舌红少津，脉细，右寸大。西医诊断：过敏性鼻炎；中医诊断：鼻鼽。证候：阴虚肺燥，气阴两虚，风邪外犯。治法：益气养阴，生津润燥，宣肺祛风。拟方：沙参麦冬汤加减。处方：太子参 6g，沙参 12g，麦冬 12g，天花粉 10g，玄参 15g，甘草 6g，桔梗 12g，杏仁 12g，辛夷 10g（包煎），鹅不食草 10g，蝉衣 15g，黄芩 10g。7 剂，水煎服，日 1 剂，分 2 次温服。

二诊（2010 年 12 月 20 日）：药后症轻，鼻干缓解，喷嚏次数减少，可稍闻到气味，上方加防风 10g。7 剂，水煎服，日 1 剂，分 2 次温服。

三诊（2010 年 12 月 28 日）：诸症大减，口干、鼻干已基本消失，偶有阵发性喷嚏，上方继服 7 剂。

【按】过敏性鼻炎是一种由基因与环境互相作用而诱发的多因素疾病，具有家族聚集性，也称为变应性鼻炎。变应原有很多种类，吸入性变应原是变应性鼻炎的主要原因，如螨虫、花粉、动物皮屑、真菌变应原等，典型症状是阵发性喷嚏、清水样鼻涕、鼻塞和鼻痒，部分伴有嗅觉减退。

中医认为，本病的发生多为正气不足，肺之气阴亏虚，风邪乘虚外犯所致，诚如《素问·刺法论篇》言："正气存内，邪不可干"，《素问·评热病论篇》言："邪之所凑，其气必虚。"皆论述了人体感受外邪发病与否的关键所在，即是否正气亏虚，虚则邪凑之，不虚则邪不可干，风雨寒热不得伤。《灵枢·口问》言："夫百病之始生也，皆生于风雨寒暑，阴阳喜怒，饮食居处，大惊卒恐。"今患者居住地暖楼房，通暖后家中闷热，湿度低，温度较高则为燥，如温度高则为热。家中环境以燥热为主，夜间更甚，燥性干涩，其所犯人最易伤肺，且易耗气伤津，更合热邪则易劫人气津、阴液，阴津亏损则口干，鼻干。肺之气阴既伤则无力抗邪，风邪乘虚干其肺窍，使肺气宣发不利，风邪盛则鼻痒，肺气不利致嚏而以求宣通气机，嚏不止引动肺之液，故涕出如清水而鼻塞不通。《灵枢·本神》言："肺气虚，则鼻塞不利，少气。"故该患涕出、鼻塞即肺虚之故。《灵枢·脉度》言："肺气通于鼻"，肺和则鼻能知香臭，今肺虚邪凑，肺气不和故不闻香臭，味觉消失。治当以益气养阴、生津润燥、祛风宣肺为法，方中太子参、沙参、麦冬、花粉、玄参益气养阴以救肺燥；黄芩以清肺热；桔梗、杏仁开宣肺气；辛夷、蝉蜕祛风止痒，以通鼻窍；鹅不食草祛风解毒而通利鼻窍，《四声本草》谓其："通鼻气，利九窍"，《本草纲目》谓："解毒，明目，散目赤肿、云翳，耳聋，头痛脑酸，治痰疟脑蛤，鼻塞不通，塞鼻息自落，又散疮肿"，临床用治鼻渊、鼻鼽疗效可靠。二诊加用防风是为增加祛风之力。综观全方，扶正祛邪，标本同治，终使邪去正安，肺气和利，疾病获愈。

另外，鼻鼽另有偏于肺气亏虚卫阳不足者，宜玉屏风主之，病机虽不同，但病理均为正虚邪凑。临证若能详加辨析，不难区分。

第四章　肝胆病证

一、概述

肝位于右胁，主疏泄，性刚强，喜条达而恶抑郁；又主藏血，具有贮藏和调节血液的功能。叶天士称"肝体阴而用阳"，就是对肝生理病理功能的高度概括。胆为六腑之一，内寄相火，因其内藏精汁，又称奇恒之腑，其气以通降为顺，有助胃腐熟水谷之功。胆附于肝，与肝相表里，胆管起源于肝，胆液为肝之余气，足厥阴肝经与足少阳胆经相通，所以胆的病变与肝密切相关。胆病可以及肝，肝病可以及胆，最后致肝胆同病，发为肝胆气郁、肝胆湿热等证。肝气失疏，络脉失和，则为胁痛；风阳上扰，或阴血不荣，则致头痛、眩晕；风阳暴升，夹痰夹瘀，气血逆乱，则发为中风。足少阳胆经"从耳后，入耳中，出走耳前"，故耳鸣、耳聋等疾病也可参照本章。

二、米子良教授对肝胆病证的认识

米子良教授从整体出发，强调辨证与辨病相结合，对于肝胆系病证，中医属于胁痛、眩晕、头痛、中风等疾病，西医诊断为胆囊炎、胆结石、高血压、脑梗死者，形成了独特的经验。

随着人们生活水平的提高，高胆固醇、高脂肪食物的摄入增加，肝胆系统疾病的发病率也逐年增加。尤其是在内蒙古地区，胆囊炎、胆结石是常见病，也是影响人民生活水平和质量的主要疾病。胆囊炎、胆结石属于中医"胁痛""黄疸""瘙痒"等范畴，多发于中老年人。米子良教授认为，本病的发生，多由饮食无节，情志失调，或外邪感染，而致湿热蕴结，肝气郁滞，升降失司，胆汁阻滞而发病；或热灼胆液，久而成石，则发为胆结石病证。米子良教授善于运用清热利湿、疏肝理气、利胆排石之法治疗胆囊炎、胆结石，取得了良好的疗效。米子良教授精通经典，擅长用经方联合西药治疗肝胆系急重症，如"急性坏死性肝炎"。米子良教授辨证精妙，挽逆救危，成绩显著，为中医药治疗危重症提供了思路和经验。

"诸风掉眩，皆属于肝"，各种脑血管意外导致的猝然昏仆，不醒人事，米子良教授认为其病理基础皆为肝肾阴虚。肝肾之阴下虚，则肝阳易上亢，复加饮食起居不当，情志刺激，或感受外邪，气血上冲于脑，神窍闭阻，故见卒然昏仆，不醒人事。

头痛既是一种独立疾病，又是脑病的一种常见临床症状。头痛有外感、内伤之分。米子良教授根据历代医家的认识，结合自己的临床经验，认为肝郁化火是头痛的核心病机，临证以疏肝理气、清火止痛为治疗大法，每获良效。

足少阳胆经"从耳后，入耳中，出走耳前"，又称"耳脉"，因此，米子良教授治疗耳鸣、耳聋等疾病也责之于肝胆，治疗上多分虚实两端。实者，多属肝胆湿热，治从清利肝胆湿热；虚者，多属肝肾阴虚，治从滋补肝肾之阴。

（一）清热利湿，疏肝利胆

如单纯胆囊炎患者，米子良教授多采用清热利湿、疏肝利胆的治疗方法。慢性胆囊炎早期多以实证、热证为主。患者表现为恶寒，身热，血中白细胞增高，恶心，呕吐，或出现黄疸等症状。本病多因情志失畅或过食滋腻辛辣之品而致气机郁滞，郁而化热，滞而生湿。湿热之邪易淤滞脉络，使胆汁排泄不畅，而出现一系列症状，如胁痛胀满，口苦咽干，大便不畅或黏腻，苔黄腻，脉弦数等症。故在治疗时，应用清热利湿、疏利肝胆之法，使阻遏肝胆之邪有其出路。米子良教授善用柴胡剂，如小柴胡汤、大柴胡汤、柴平汤等。常用配伍组成有：柴胡、白芍、黄芩、半夏、枳实、炙甘草。方中柴胡畅发郁阳而疏化滞阴；白芍敛阴泄热而缓急止痛；黄芩苦寒，善清少阳之火，配合柴胡一散一清，共解少阳之邪；半夏和胃降逆，散结消痞；枳实理气行气，通腑降浊。米子良教授认为医者在临证时还需综合病症，随证加减，则疗效更著。如患者热象不显，以气滞为主，则可去黄芩，重用柴胡，加木香、郁金；如患者胁下刺痛，脉细涩，为血瘀之象，可酌加桃仁、赤芍；如大便燥结，数日未行，则可加芒硝、大黄；呕吐频繁可加重半夏用量，并加生姜；如有黄疸者可加茵陈、金钱草。

（二）疏肝理气，利胆排石

临床上，胆囊炎常与胆结石同时存在，对于这种情况，治疗应以疏肝理气、利胆排石为法。米子良教授常用"四金汤"（金钱草、海金沙、郁金、鸡内金）以达到利胆排石的效果。研究认为，金钱草可促进胆汁排泄，酸化尿液，促进结石溶解，从而达到利胆排石的效果。海金沙有利胆作用，可增加胆汁中水分的分泌，但不增加胆汁中胆固醇和胆红素的分泌。郁金具有明显的利胆止痛作用，可溶解胆固醇，促进胆汁分泌并使胆囊收缩。鸡内金为消食化石药，配伍应用可增加化石排石之功。胁痛明显时可加川楝子，发热时加柴胡，有黄疸时加茵陈、赤芍，大便干结时加生大黄。临床上见胆结石患者大便干结，加用生大黄后，大便一泄，胁痛即可缓解，所谓"肠泄胆亦泄"。

米子良教授在临证时常常注意对患者的宣教工作，即使诊务繁忙，也不厌其烦地叮嘱患者应学会自我调节，控制伤感、悲观或急躁易怒的不良情绪，保持心理健康。米子良教授还嘱咐患者注意日常的饮食健康，要求患者做到清淡饮食或低脂、低胆固醇、高碳水化合物饮食，多摄入富含维生素的食物，适量摄入膳食纤维，保持大便通畅。要求患者饮食应规律，不可暴饮暴食，食物不宜寒凉，忌食辛辣油腻之物，以免损伤脾胃，痰浊内生。

（三）养阴熄风，益气活血

米子良教授治疗中风病，遵从叶天士的"内风"学说，认为肝肾阴虚，阴不潜阳，则肝阳妄自动越。肝阳化风的病因病机总以阴气亏损为本，特别是肝肾之阴不足，阴亏无以制阳而导致肝阳上亢，阳气升动无制则必然化风，从而形成肝阳化风的病理变化。在治疗上以养阴熄风为治疗原则，选方用药多以六味地黄丸加减，并佐以平肝熄风之药。对于气虚血瘀型患者，米子良教授常用补阳还五汤为主方进行治疗，加上镇肝熄风之钩藤、天麻等。

（四）疏肝理气、活血通络

米子良教授认为临床上因肝郁化火导致的头痛较多见，主要表现为急躁易怒，头痛眩晕，颞额部胀或跳痛，目珠胀痛，口干而苦，或有耳鸣、面红目赤，或心烦难寐，小便黄赤或大便秘结，苔薄黄舌质红，脉弦或弦数。米子良教授认为，肝为风木之脏，性喜条达而恶抑郁，主疏泄而调气机，七情内伤最易伤肝，肝气郁结，气郁化火，气火上扰清窍，发为头痛。治疗多以丹栀逍遥丸为主方，加以川芎、桃仁、红花以活血化瘀、通络止痛。

（五）理气化痰，清热散结

米子良教授治疗甲状腺肿大，多从"气痰火"论治，认为甲状腺肿大多由气郁化火，煎灼津液成痰，痰气交阻，结于颈部而成。本病病位虽然在颈部，但与肝有关，米子良教授治疗以疏肝理气、清热软坚散结为法，处方多以四逆散为基本方，佐以清热化痰之夏枯草，软坚散结之海藻、昆布、牡蛎,瘿病专药黄药子,活血化瘀之丹参、桃仁、红花等。

三、医案举隅

(一)胁痛

1. 疏肝利胆,清化湿热,治疗慢性胆囊炎

齐某某,女,28岁,2000年11月13日初诊。

主诉:右胁部疼痛反复发作2年余,近半月加重。

初诊:患者自述右胁肋部疼痛反复发作2年余,疼痛发作多在子时12点左右,有时向右肩背放射。多因饮食不当、劳累、情志不畅而诱发,食油腻、鸡蛋后加重。曾B超检查显示:慢性胆囊炎,胆囊:60mm×30mm,壁厚4.2mm。近期因情志不遂,又食肥甘厚味致使疼痛加重。现症见:右胁部钝痛,向右肩背放射,心烦、口苦、腹胀、小便黄、大便秘结,四五日一行。查体:胆囊区有压痛,压之恶心,舌质红,苔薄黄,脉弦滑。西医诊断:慢性胆囊炎;中医诊断:胁痛。证候:肝胆气滞,湿热蕴结。治法:疏肝利胆,清化湿热。拟方:大柴胡汤加减。处方:柴胡10g,白芍15g,枳实12g,金钱草24g,鸡内金12g,郁金10g,半夏6g,川连4g,芒硝6g(冲服),黄芩12g,焦三仙各15g,甘草10g。5剂,水煎服,每日1剂,两煎分服,每次约200ml。

二诊(2000年11月18日):服药后胁肋胀痛明显减轻,仍感恶心、口苦,大便两日1行,此为湿热内郁,腑气不通,胃气不降,继服上方加川大黄6g以通腑泄热,3剂,水煎服。

三诊（2000 年 11 月 21 日）：服上药后大便每日 1 次，恶心减轻，舌淡苔薄，脉象柔和，此为病情好转之象。腑气已通，上方去芒硝、川大黄。继服 5 剂，并嘱其注意生活规律，心情舒畅，饮食清淡，以防复发。

【按】慢性胆囊炎属中医"胁痛""腹胀"范畴，多由情志所伤、过食肥甘厚味引起肝胆气机失调，疏泄不利，湿热蕴结所致，临床以胁肋部疼痛为主症的病证。该患者因情志不遂，又食肥甘厚味致使肝胆气机失调，疏泄不利，湿热蕴结，气阻络痹而引起右胁部钝痛，并向右肩背放射。六腑以通为用，以降为顺，肝胆气滞，热结阳明，致使腑气不通则便秘；胆气上逆则口苦、心烦；夜半子时，胆气主之，乃木气升发、条达之时，今患者气机不畅，木气不能升发，故郁而作痛。方选大柴胡汤和少阳而清阳明；另加金钱草、郁金、鸡内金疏肝利胆；川连、芒硝、焦三仙清热通腑助运，此两组药协助大柴胡汤共奏疏肝利胆、清热通腑之功，全方之效优于大柴胡汤，故能获显效。

2. 理气化痰，清胆和胃治疗胆囊炎并结石

武某某，女，42 岁，2005 年 1 月 7 日初诊。

主诉：胃脘部及胁肋部胀满疼痛 1 年，近半月加重。

初诊：患者近 1 年前胃脘胀满，胁肋部疼痛，嗳气，食油腻之品后尤甚。2004 年 12 月 1 日于某医院腹部超声检查结果：胆囊炎并结石（5mm×7mm）。当地医院诊断为慢性胃炎，胆囊炎并结石。具体治疗不详，诸症稍缓，12 月中旬诸症复发。2004 年 12 月 28 日再次行腹部超声检查：胆结

石 11mm×8mm，余正常。遂来我院就诊，症见：胃脘胁肋胀满疼痛，后背疼痛，嗳气，寐差，舌红苔黄腻，脉细弦。西医诊断：慢性胃炎，胆囊炎并结石；中医诊断：胃脘痛。证候：胆胃不和，痰热内扰。治法：理气化痰，清胆和胃安神。拟方：柴平汤加减。处方：柴胡 10g，半夏 10g，太子参 10g，炙甘草 8g，黄芩 10g，白术 10g，厚朴 10g，陈皮 10g，焦三仙各 15g，鸡内金 15g，金钱草 15g，玄胡 10g，夜交藤 20g，木香 6g，生姜 3 片，大枣 3 枚为引。7 剂，水煎服，日 1 剂。

二诊（2005 年 1 月 14 日）：服药后胃脘部及胁肋部胀满疼痛，后背疼痛等症状减轻，嗳气减少。上方去陈皮，加枳壳 10g，郁金 10g，白芍 15g。7 剂，水煎服，日 1 剂。

三诊（2005 年 1 月 21 日）：后背仍痛，寐差，上方去厚朴，加虎杖 10g，夜交藤增量。处方：柴胡 10g，半夏 10g，太子参 10g，炙甘草 8g，黄芩 10g，白术 10g，焦三仙各 15g，鸡内金 15g，金钱草 15g，玄胡 10g，夜交藤 30g，木香 6g，枳壳 10g，郁金 10g，白芍 15g，虎杖 10g。7 剂，水煎服，日 1 剂。

四诊（2005 年 1 月 28 日）：背不痛，有时右胸上方隐痛，右关弦。守上方，14 剂，水煎服，日 1 剂。

五诊（2005 年 2 月 18 日）：白昼寐差，有时右季肋下隐痛。处方：郁金 10g，柴胡 10g，枳实 10g，白芍 15g，炙甘草 10g，金钱草 25g，焦三仙各 15g，鸡内金 15g，虎杖 10g，夜交藤 20g，黄芩 10g，木香 6g。14 剂，水煎服，日 1 剂。

六诊（2005 年 3 月 7 日）：3 月 4 日腹部超声复查示：胆囊炎，无结石。继用上方，日 1 剂，连服 7 剂巩固疗效。

【按】胆结石一症，古籍未载，属于中医"胁痛"范畴。胆结石的成因，多系湿热熏蒸，气滞瘀阻，胆失通降所致。临床治疗，应据其气滞、郁火、湿热之孰轻孰重，辨证施治。病在肝胆，故胁肋疼痛；肝木克土，出现胃脘疼痛、嗳气之症。特别是患者食油腻之品后胃脘胀满、嗳气尤甚，舌红苔黄腻，舌脉相参，故知肝胆湿热为患。大抵湿浊郁久，化为痰热，或湿与热结，熏蒸胆腑，日久炼液，结为石症，故治以清利湿热为主。

米子良教授善用经方治疗此病，以小柴胡汤和解少阳，泄肝胆之邪热。同时，因病位在经脉循行属少阳胆经，少阳居于半表半里，为全身气机之枢纽，少阳和则气化运行正常，气化则湿化，故又以平胃散燥湿化浊，即取柴平汤和解少阳，燥湿化痰和胃之意。又取木香、玄胡行气之功，且木香芳香入脾经，以助脾运化湿邪，而玄胡可止痛，缓解疼痛之症。对于胆结石的治疗，米子良教授喜用四金汤（金钱草、海金沙、郁金、鸡内金）排石，在本案例中鸡内金、金钱草同用，即取四金汤之意，化坚消石以导下，使其湿热之邪从小便而出，且鸡内金还可消食化积，健运脾胃。现代药理研究证实：金钱草有利胆作用，并能促进肝细胞的胆汁分泌，从而促进存在于碱性条件下的结石溶解。同时以夜交藤安神定志，除其寐差之忧，并嘱患者在服药期间应少食油腻，病症结合，标本兼顾。整个治疗过程，方证明晰，从容有度，不失大家之范。

3. 疏肝理脾，利湿消石治疗多发性胆结石症

于某某，男，39岁，2005年2月21日初诊。

主诉：右胁肋部疼痛不适，善太息，时有嗳气1月余，近日加重。

初诊：患者自述患有胆结石、脂肪肝、高血脂症5年之余。2004年6月12日腹部超声示：有大小分别为9mm×6mm、5mm×6mm、4mm×5mm、6mm×5mm胆结石4块。因右胁肋部疼痛不适，善太息，时有嗳气1月余，近日症状加重就诊。患者体微胖，舌淡苔薄黄，中裂边齿痕，脉细弦，关稍大。西医诊断：胆结石；中医诊断：胁痛。证候：肝胆郁滞兼夹湿热。此患者自认体壮，平日失于调摄，故因饮食所伤，脾失健运，湿热内生，郁遏肝胆，疏泄不畅而致此病。治法：疏肝理脾，利湿消石。拟方：四逆散加味治疗。处方：柴胡10g，白芍15g，枳实10g，炙甘草10g，焦三仙各15g，鸡内金15g，金钱草30g，虎杖10g，茵陈15g，半夏8g，陈皮10g，木香6g。6剂，水煎服，日1剂。

二诊（2005年2月28日）：服上方后，右胁肋部疼痛不适、善太息、嗳气稍减轻，故维持原治疗方案不变。上方加黄芩10g，丹参10g，12剂，水煎服，日1剂。

三诊（2005年3月14日）：症状明显减轻，时有嗳气、反酸。治法不变，兼顾余症。守上方加郁金10g，煅瓦楞15g。12剂，水煎服，日1剂。

四诊（2005年3月29日）：症状基本消失，以2月21日方加苦参、川大黄、丹参，整方如下：柴胡10g，白芍15g，

枳实 10g，炙甘草 10g，鸡内金 15g，焦三仙各 15g，金钱草 30g，虎杖 10g，茵陈 15g，半夏 8g，陈皮 10g，木香 6g，苦参 12g，川大黄 5g，丹参 10g。6 剂，水煎服，日 1 剂。

五诊（2005 年 4 月 4 日）：今日查腹部超声提示：胆结石大小 9mm × 8mm、10mm × 6mm，2 块，呈泥砂状堆积。效不更方，故守方继服 6 剂，巩固治疗。

【按】现代医学认为，胆结石主要是由于胆汁郁积，胆道感染或胆固醇代谢失调引起。胆结石属中医"胁痛""黄疸"等范畴。多因感受外邪、七情内郁、恣食油煎腻厚味食物导致肝胆疏泄失常，气血郁滞，胆汁瘀积，故胆结石之中医辨证，以肝郁气滞为多见，其形成与情绪有关。其病理多由肝郁而气滞，气滞而血瘀，进而导致脉络不通，出现右胁肋部疼痛不适。再者，肝郁克脾，脾虚生湿，湿聚而浊生，日久凝为结石。肝郁气逆犯胃，可见善太息、嗳气。

米子良教授对于胆结石患者多从肝胆入手，治疗以疏肝理气为先，常用柴胡疏肝散、四逆散、二陈汤等化裁，酌情加入化石通利之品。若湿而有热者，多以小柴胡汤为主；无热者，以四逆散为主。本患者舌绛苔厚，有齿痕，为痰湿无热，故以四逆散为主方，加入二陈（陈皮、半夏）燥湿化痰，鸡内金消积化石，加强疏利排石作用，金钱草、虎杖、茵陈清利肝胆以导下，木香行气增其疏肝利胆之力。同时此处鸡内金与金钱草同用还取四金汤之意。后又以川大黄通腑排石，合而用之，可使肝胆疏，枢机利，疼痛止，结石消。在整个过程，主方不变，随具体情况加减变化，既有规律性，又有灵活性，实为上工之举。

4. 疏肝理脾，软坚散结治疗肝多发囊肿

王某某，女，75 岁，2005 年 2 月 18 日初诊。

主诉：两胁部不适，右胁下时常出现疼痛 3 月余。

初诊：患者于 3 个月前出现两胁部不适，因右胁下突发剧痛，遂到某医院就诊。腹部超声检查提示：肝多发囊肿，左叶囊肿大小为 5.2mm×5.2mm，右叶见大小分别为 11.7mm×10.2mm 与 3.3mm×3.9mm 的两囊肿。患者希望保守治疗，遂来我院就诊。至就诊之日，患者已有 3 次右胁下剧痛病史。刻诊：两胁下不适，右胁下偶有疼痛。舌绛苔裂少津，脉细弦。西医诊断：肝囊肿；中医诊断：胁痛。证候：肝失疏泄，水湿停滞。治法：调畅气机，运化水湿。处方：柴胡 8g，白芍 10g，枳实 8g，炙甘草 8g，鸡内金 12g，郁金 8g，云茯苓 12g，炙鳖甲 10g（先煎），生牡蛎 12g（先煎），半夏 6g，黄芩 8g，焦三仙各 15g，丹参 8g，川楝子 6g。3 剂，水煎服，日 1 剂。

二诊（2005 年 2 月 21 日）：症状基本同前，继续用上方加桃仁 6g。6 剂，水煎服，日 1 剂。

三诊（2005 年 2 月 28 日）：服药期间未发生疼痛，继用上方 6 剂。水煎服，日 1 剂。

四诊（2005 年 3 月 7 日）：药后一直未疼，胁肋部已无不适，继服上方 12 剂巩固疗效。

五诊（2005 年 3 月 14 日）：查 B 超显示：囊肿较前减小，且肝右叶的小囊肿消失。

【按】肝囊肿是指肝脏的局部组织呈囊性肿大,即肝脏中的"水泡",是常见的肝脏良性疾病,可分为寄生虫性与非寄生虫性两大类。非寄生虫性又分为先天性和非先天性两种,以先天性肝囊肿最常见,也就是通常所指的肝囊肿。中医认为,囊肿即俗话所称"水泡",是由于先天不足或后天失养,再加上各种诱因相互作用,造成体内的肝、肾、脾、肺等脏腑功能失调,出现体内的水液、津液的分布不均,故形成囊肿。

患者胁下痛,临床超声检查肝囊肿,病属中医之"胁痛"范围。胁痛之病机以肝经气郁,肝失调达为先。米子良教授认为肝囊肿的形成是因肝失疏泄,气机调达失常导致水液代谢失常所致。治疗应以调达肝气为先,故米子良教授以四逆散为主方疏肝理气缓急,兼以理脾。肝生囊肿,气滞不行,水液代谢失常,日久必致痰瘀互结,故加入牡蛎、鳖甲、鸡内金软坚消癥;郁金、川楝子、丹参、桃仁行气活血,使气行则血行,气血通畅则痰湿自除;又以半夏燥湿化痰,以增祛痰之效;焦三仙健脾消滞;云苓健脾渗湿,健脾运脾不仅能够化水湿,而且是米子良教授"见肝之病,知肝传脾,当先实脾"之妙用。服药期间未发生疼痛,效不更方,米子良教授仍以原方巩固疗效,终为患者解除痛苦。

肝囊肿从中医角度讲虽为水液代谢异常而致,米子良教授治疗并未将治疗重点放在运化水湿方面,而是以疏肝调节气机入手,取其气化则湿化之意,实为异曲同工之妙也。

（二）黄疸

1. 清热解毒，熄风开窍治疗急黄（急性坏死性病毒性肝炎）

李某某，男，35岁，1977年12月5日初诊。

主述：腹胀、恶心、呕吐，躁动抽搐，昏迷不省加重1日。

初诊：患者于1977年12月3日出现腹胀、恶心、呕吐等症，次日凌晨突然烦躁不安，谵语呼叫，太息，出汗，有时昏迷，手足厥冷。经当地医院诊治无效，急转本院抢救。患者于同年6月因外伤致右下肢股骨骨折未愈。检查：体温36.8℃，脉搏120次/分钟，呼吸28次/分钟，血压130/90mmHg。急性病容，痛苦表情，面色少华，不时太息，躁动抽搐，昏迷不省，全身皮肤轻度黄染，巩膜黄如橘色。舌质红苔黄白而腻，脉象弦数。肝上界在右锁骨中线第6肋间，肝下界在腋中线第9肋间，左侧巴氏征阳性，踝阵挛阳性，何夫曼反征阳性（双），肝功能麝絮10单位、麝浊（+++）、丙氨酸氨基转移酶645单位，InT（+++）。尿胆素弱阳性，胆红素阳性，尿胆元1：20阴性。西医诊断：急性坏死型病毒性肝炎，肝昏迷四度。请中医结合诊治。辨证：患者骨折，长期郁闷，内伤肝脾，脾胃损伤，湿浊不化，郁而生热，湿热阻于中焦，熏蒸肝胆，胆汁外溢，浸淫肌肤与巩膜而黄染，邪入心包上蒙清窍则神昏谵语。胸阳被遏，热邪深伏，阴阳气不相顺接而手足逆冷，肝失疏泄出现胸闷，腹胀太息，引动肝区则躁动不安，抽搐。脉弦主肝病，数则为内热，舌红苔黄白腻，均属湿热内蕴之征，病名曰急黄（或瘟黄）。治法：清热解毒，熄风开窍。拟方：茵陈蒿汤加味。处方：茵陈 30g，大黄 6g（后下），栀子 10g，广角 3g（先煎兑服），金银花 15g，麦冬各 15g，黄连 10g，玄明粉 10g（溶化），钩藤 10g（后下），地龙 10g。水煎频饮或鼻饲，1 日 1 剂，安宫牛黄注射液 1 日肌注两次，每次 1 支。

　　二诊 12 月 7 日：患者病势略减，嗜睡有时清醒，问话能答，自觉右季肋部和胃腔区胀痛，二便通利。继服上方。

　　三诊 12 月 9 日：患者精神尚可，脉象稍缓，舌红苔厚黄，余症见轻。拟用清热利湿、舒肝运脾之法，上方去广角、钩藤、地龙，加板蓝根 15g，枳壳 12g，柴胡 12g，川楝子 10g，焦三仙 15g。仍 1 日 1 剂，水煎两次分服。

　　四诊 12 月 10 日：患者饮食如常，各种体征消失，停用安宫牛黄注射液。化验黄疸指数 23 单位，继服原方。

　　五诊 12 月 19 日：患者各项化验正常，上方去广角、金银花、黄连加泽泻，续服 5 剂，痊愈出院。（经方治验急症二则．米子良．内蒙古中医药，1987，3:46-47）

　　【按】患者骨折，长期郁闷，内伤肝脾，脾胃损伤，湿浊不化，郁而生热，湿热阻于中焦，熏蒸肝胆，胆汁外溢，浸淫肌肤与巩膜而黄染，而形成黄疸。邪入心包，上蒙清窍，则神昏谵语、躁动不安，抽搐。米子良教授紧抓湿热内蕴，引动肝风之病机，治以清热解毒，熄风开窍，用茵陈蒿汤加味和安宫牛黄注射液加减治疗，重病取得良好治疗效果。方中广角（又称兕角、柱角、天马角）为非洲黑犀或白犀的角，其药用较广，与犀角粉类似，但是药效不及犀角好，能清热定惊，凉血解毒。

（三）头痛

1. 滋阴养血，清退虚热，通络止痛治疗头痛

张某某，女，45 岁，2007 年 6 月 3 日初诊。

主诉：头痛反复发作 20 年，闭经 2 年。

初诊：患者自述 20 年前出现头痛，时发时止，每因劳累、生气或睡眠不足时发生，行经时多出现。患者既往月经基本正常，两年前月经停止，至今一直未行。自从闭经后头痛频发且痛势较重，并出现腰酸腰困，五心烦热，口干欲饮等症。近日头痛呈持续性，严重影响工作和生活，故来米子良教授处救治。现症见：持续性头痛，以两鬓角处为甚，下午较重，五心烦热，口干欲饮，腰酸腰困，查其舌红苔薄，脉细稍数。西医诊断：更年期综合征；中医诊断：头痛。证候：肝肾阴血亏虚，虚热内扰证。治法：滋阴养血，清退虚热，通络止痛。拟方：四物汤合秦艽鳖甲散加减。处方：当归15g，白芍15g，生地15g，川芎8g，知母12g，天花粉10g，赤芍15g，地骨皮12g，秦艽10g，银柴胡10g，蔓荆子10g，菊花15g，全蝎（冲服）2g，甘草10g，熟地15g，山萸肉10g，山药10g。6 剂，水煎服。

二诊（2007 年 6 月 9 日）：头痛明显减轻，发作次数减少，腰酸腰困及五心烦热、口干欲饮等症亦明显好转。仍以上方 6 剂继服。

三诊（2007 年 6 月 15 日）：头已不痛，余症渐愈，唯时觉纳呆腹胀，上方去熟地，加砂仁 8g，鸡内金 15g。6 剂，水煎服。

【按】此患者肝肾亏虚，天癸早竭，阴血早衰，脑府失充则头痛频作；腰腹失养，则腰酸腰困；阴虚致虚热内扰，见五心烦热、口干欲饮等症；舌红苔薄，乃阴虚失养之候，脉细稍数亦主虚热。故米子良教授以熟地、当归、川芎、白芍、生地、知母、天花粉、山萸肉、山药补肾养血，滋阴生津；赤芍、地骨皮、秦艽、银柴胡清退虚热；又因患者头痛日久，久病入络，故加入善于通络止痛的全蝎以及善治头痛悠悠日久不止的蔓荆子清肝养肝；加清利头目的菊花以治头痛。全方合用，下补肝肾，上清头目，生津养血，清虚热，紧扣病机，繁而不杂，故除治愈多年的头痛外，余症亦悉皆平息。随访半年未出现头痛。

此证的诊治，突出体现了中医整体观念和辨证论治的主导思想，患者虽以"头痛"就诊，但米子良教授更多运用了补肾养血、滋阴清热的方药，上病下治，重在求本，竟使 20 年不愈头痛顽疾豁然而愈。由此表明，此患素体肝肾亏虚，阴血不足，头痛即是此因引起，年至 40 岁后而肾气大虚，天癸早竭，头痛亦频繁加重，并出现一系列兼症，米子良教授就是透过头痛的现象看本质加以施治，进而收到了较好的疗效。

2. 疏肝清热，滋阴降浊治疗头痛

芦某某，女，40 岁，2005 年 10 月 21 日初诊。

主诉：头痛、口腔舌面灼热疼痛半月余。

初诊：患者乳腺增生病史多年。此次就诊是由于头痛，且自觉口腔舌面如烧掉皮一样，灼热疼痛难忍已半月余。现两手心热，心烦，全身疲倦，善太息，大便干结2～3日一次，月经常常提前。查舌偏红，胖大，苔薄黄少津，脉沉弦细。中医诊断：头痛。证候：肝郁血虚，内有郁热。治法：疏肝清热，滋阴降浊。拟方：丹栀逍遥散加减治疗。处方：牡丹皮12g，栀子10g，当归12g，赤芍15g，柴胡10g，云苓12g，薄荷10g（后下），炙甘草10g，太子参15g，生地15g，芦荟4g，生白术20g，山慈菇10g，瓜蒌18g，枳壳10g，桃仁10g。3剂，水煎服，日1剂。

二诊（2005年10月24日）：仍有轻微头痛，口腔舌面疼痛烧灼感减轻，全身仍感乏力，大便干燥。于上方加菊花15g，玄明粉6g（溶化），加强清肝热、润燥通便之功。6剂，水煎服，日1剂。

三诊（2005年11月15日）：头痛及口腔舌面疼痛烧灼感基本消失，全身乏力感不明显，大便基本正常，唯有轻度咽痛，故加强清热利咽之品，于上方加蒲公英15g，山豆根10g。大便已正常，故去桃仁，减轻活血通便之功。7剂，水煎服，日1剂。药后痊愈。

【按】头为诸阳之会，五脏六腑之气血皆上荣于头，且足厥阴肝经上颠络脑。头部经络又与三阳经有关，阳明经行头额前面，太阳经与督脉经行头后，亦上巅顶，少阳经则行于头两侧。米子良教授认为临床上因肝郁化火导致的头痛较多见。肝为风木之脏，性喜条达而恶抑郁，主疏泄而调气机，七情内伤最易伤肝，且女子"以肝为先天，阴性凝结，易于怫郁"，妇女常因家庭琐事或工作紧张而致情志失常，肝气郁结，气郁化火，气火上扰清窍，发为头痛。妇人以血为本，肝主藏血，肝气郁不达，日久必致阴血亏耗，阴阳失衡，诸证蜂起。

肝失调达，气机不畅，气郁日久化火，故见口中味大、大便不畅、月经提前等热象。有热便会伤阴，故自觉口腔舌面如烧掉皮一样，舌少津，脉细。足厥阴肝经上行与督脉交于巅顶，肝经郁热循经上扰清窍，则有头痛。综观诸症，应是肝郁化热伤阴之证，治宜疏肝清热、滋阴降浊通腑，以丹栀逍遥散为主方加减治疗。药用牡丹皮、栀子清散郁热，两药合用清火且引热下行；柴胡疏肝解郁，条达肝气；当归养血柔肝，与柴胡同用，补肝体而助肝用，血和则肝和，血冲则肝柔，当归、牡丹皮尚有化瘀之力；白术、茯苓健脾祛湿，实土以抑木，且营血生化有源；炙甘草健脾益气，缓肝之急，调和诸药。又加生地清热生津；赤芍清热凉血活血；太子参补气健脾；芦荟、桃仁润肠通便，导热下行。鉴于患者既往有乳腺增生病史，故以山慈菇、瓜蒌、枳壳等品清热解毒，化痰散结，理气宽胸，行气散结以除痰湿之邪。全方照顾周详，标本兼顾，方药适宜，故病当愈。

3. 清泻肝胆化瘀通络治疗顽固性头痛

孙某某，男，29 岁，2002 年 3 月 6 日初诊。

主诉：头痛反复发作 3 年余，加重 2 周。

初诊：患者自述头痛反复发作 3 年余，时轻时重，1 年中发作数次，多次住院检查治疗，诊断为血管神经性头痛。曾先后服用复方羊角颗粒、正天丸、米格来宁片等药，均未彻底治愈。近2周因工作紧张，头痛连续发作，以两侧额角为甚，痛如针刺，痛处固定不移，遂求治于米子良教授。现症见：头痛如刺，固定不移，以两侧额角为甚，伴心烦，急躁易怒，口苦便干，查血压110/85mmHg，舌淡红苔薄黄，脉弦，两寸大。西医诊断：血管神经性头痛；中医诊断为：头痛。证候：肝胆火旺，络脉瘀阻。治法：清泻肝胆，活血通络止痛。处方：柴胡10g，蔓荆子10g，川连4g，生地15g，白芷10g，菊花15g，全蝎2g（冲服），桃仁10g，红花10g，钩藤8g（后下），川芎8g。5剂，水煎服，日1剂，分2次温服。

二诊（2002年3月11日）：头痛次数减少，心烦减轻，仍觉口苦便干，上方加生石膏15g，7剂，水煎服。

三诊（2002年3月18日）：头痛大减，二便调和，精神焕发，上方继服7剂以巩固疗效。

【按】头痛，既可在他病中为一兼症，也可单独为病。究其头痛之因，不外风、火、痰、瘀、虚。头处至高之位，为人体清阳之会，清阳上居，则空窍清灵，思维灵活。若为邪所伤，可导致清阳被扰，脉络失和而作头痛，此其实；而脾肾虚损，清阳不升，精血不充，则可使脑络失荣而头痛，此其虚。实邪所犯如强贼入室，起病急而头痛甚；正虚之成，如砺石日损，故起病缓而痛势微。

此患头痛起病急而痛甚，病性属实；头痛反复发作已3

年余，邪气入络，络脉瘀阻，故致痛如针刺；两侧额角属少阳胆经，肝胆火旺，引起口苦、脉弦、心烦易怒等。总之，此证是因肝胆火旺循经上犯清窍，络脉瘀阻所致。故治宜清泄肝胆，活血通络止痛。方中以黄连、钩藤、菊花、生地清肝泻火；桃仁、红花、川芎活血化瘀，且川芎善治头痛，有"头痛必用川芎"之说；全蝎通络止痛、解毒散结，入络搜剔顽痰死血，善治久病入络之顽固性头痛；白芷、蔓荆子皆治头痛之要药；用柴胡者，一以疏肝清热，二以其为向导，引药力直达病所。药后痛减，唯口苦、便干而加石膏，乃意欲清泻阳明。

4. 祛风通络法治疗三叉神经痛

侯某某，女，50岁，2007年5月28日初诊。

主诉：左侧头面部疼痛间断性发作2年余。

初诊：患者自诉在2005年因外出感受风寒而致左侧面部近鼻处疼痛难忍，痛甚时不能进食，夜不能寐，在某医院经检查后确诊为三叉神经痛。曾口服卡马西平等药治疗可减轻，几日后又复发加重。其后左侧面部疼痛一直间断性发作，时轻时重。数日前因加班劳累而诱发且加重。现症见：左侧面部近鼻处疼痛严重，影响进食，不能咀嚼，头晕且胀，心烦不寐。查：血压150/110mmHg，舌淡紫苔黄中裂，脉沉细弦寸大。西医诊断：三叉神经痛；中医诊断：偏头痛。证候：寒郁化热，气血瘀阻。治法：外散风寒、通络止痛，兼以内清郁热、行气活血为主，辅以安神之品。处方：羌活8g，川芎8g，白芷8g，菊花15g，全蝎（冲服）2g，僵蚕10g，地龙 15g, 白花蛇舌草 20g, 生地 15g, 枳壳 10g, 甘草 10g, 没药 10g, 夜交藤 25g, 磁石 20g(先煎), 白芍 20g。4 剂, 水煎服, 日 1 剂, 分 2 次温服。

二诊(2007 年 6 月 1 日): 鼻部疼痛减轻, 血压 150/100mmHg, 仍睡眠不佳, 上方去羌活、川芎、枳壳, 加牡蛎 20g(先煎), 鳖甲 10g(先煎), 龟板 10g(先煎), 麦冬 10g, 穿心连 5g, 夏枯草 20g。7 剂, 水煎服, 日 1 剂, 分 2 次温服。

三诊(2007 年 6 月 8 日): 诸症减轻, 血压 140/90mmHg, 后以上方增损, 服药月余, 诸症悉除, 血压稳定在 125/80mmHg ~ 130/90mmHg 之间, 随诊半年未再复发, 临床治愈。

【按】三叉神经痛是最常见的脑神经疾病, 以一侧面部三叉神经分布区内反复发作的阵发性剧烈疼痛为主要表现。该病的特点是: 在头面部三叉神经分布区域内, 该病骤发、骤停, 闪电样、刀割样、烧灼样、顽固性、难以忍受的剧烈疼痛, 疼痛历时数秒钟或者数分钟, 呈周期性发作。本患者因外出感受风寒而发病, 故起病急骤, 疼痛剧烈, 风寒之邪未得到及时发散, 留滞不去, 使病情迁延不愈, 日久使经络阻塞, 气血瘀滞而渐化热。《素问·至真要大论》言:"必伏其所主而先其所因", 故治病时必须先找到疾病发生的根本原因及关键所在而后治之。综合患者病因、病程以及舌脉所见, 此证乃风寒外袭, 脉络不通, 寒邪日久不去, 气血瘀阻, 且兼有化热之象, 治用羌活、白芷、川芎、菊花以散外风，合全蝎、僵蚕、地龙入络平肝搜风，剔瘀止痛，以通络闭为主药；辅以白花蛇舌草清热，生地养阴，枳壳行气，甘草、白芍、没药缓急活血止痛。另用夜交藤、磁石以安心神而治其兼证。全方用药主次分明，立法明确。二诊、三诊根据临床症状加减，此时风寒已去大半，故减疏散外风之品而去羌活、川芎、枳壳等，鉴于患者血压偏高，为伤阴阳亢之象，故加牡蛎、鳖甲、龟板、麦冬、穿心连、夏枯草等平肝潜阳、滋阴清热之品，故药后获得显效而渐至痊愈。

（四）眩晕

1. 疏、清、平、养、镇肝五法合用，治疗高血压病

马某某，女，71岁，2002年9月5日初诊。

主诉：间断性头晕2年，加重1周。

初诊：患者自述2年前与家人争吵后出现头晕，发病时恶心呕吐，视物旋转，心慌、心跳，当时测血压偏高，经休息后症状好转，此后上述症状间断出现。血压最高时160/110mmHg，多次测血压均高于正常值，经西医诊断为"高血压病"。常服心痛定等降压治疗，症状虽有缓解，但头晕时有发作。1周前因生气头晕加重，遂到医院做进一步检查，血压：160/100mmHg，胸透及心电图均未见异常，遂求治于中医。现症见：头晕目眩，头胀，头皮发麻，视物旋转，恶心、呕吐，心慌、心跳，口苦，腹胀，纳差，便秘，舌红苔薄黄，脉沉弦细，双寸大。西医诊断：高血压病；中医诊断：眩晕。证候：肝郁化火，风阳上扰。治则：平肝潜阳熄风，

舒肝滋阴清热。处方：羚羊角（另炖）2g，钩藤8g（后下），生地12g，白芍10g，生龙牡各10g（先煎），菊花12g，丹参8g，琥珀1g（冲服），川大黄3g，柴胡6g，焦三仙各10g。5剂，水煎服，日1剂，分2次温服。

二诊（2002年9月10日）：用药后头晕减轻，自觉胃中嘈杂，仍感视物旋转，不敢急翻身，腹胀，心慌，口苦稍减，大便干，血压：140/90mmHg。上方加鸡内金10g，太子参6g，7剂，水煎服，日1剂，分2次温服。

三诊（2002年9月18日）：服上方后血压降至135/85mmHg，头晕、头胀大减，头皮麻木感消失，余症悉减。上方去羚羊角、龙骨、牡蛎，加天麻6g以平肝潜阳熄风。7剂，水煎服。

四诊（2002年9月27日）：头晕消失，视物清晰，诸症好转，大便仍干，上方加芒硝4g（冲服），继服7剂以巩固疗效。

【按】根据高血压病的临床表现，当属中医"头痛""眩晕"等范畴，而本病患者主要以头晕为主症，故辨病当属"眩晕"。古代医籍对眩晕有很多论述，如"诸风掉眩，皆属于肝""无痰不作眩""无虚不作眩""眩者言其黑运转旋，其状目闭眼黑，身转耳聋，如立舟车之上，起则欲倒"等等。

该患者年过古稀，下元亏虚，素患头晕，阴虚阳亢，且有风阳时时上窜之势，此次复因生气，肝气郁结，气郁化火，火热伤阴，阴虚阳升风动，上扰清窍出现头晕加剧，视物旋转，头胀、头麻诸证；肝气横逆犯胃则恶心呕吐；心烦口苦，大便干燥，此皆为气郁化火，火郁伤津之象，故以平肝潜阳熄风，兼以滋阴清热为治。方中羚羊角、钩藤、生龙牡平肝潜阳熄风；生地、菊花、白芍滋阴清肝养肝；肝为刚脏，喜条达而恶抑郁，恐重镇平降过度激发其反动之性，故加少量柴胡以舒肝，顺其条达之性；用琥珀安神定悸；丹参逐瘀；枳壳下气，使气降则火降；川大黄通便，以釜底抽薪，通腑泄热；焦三仙助运，全方合用，镇肝、平肝、清肝、养肝、疏肝五法，辅以通腑下气、安神逐瘀助运之药，心肝脾共调，而现显效。二诊加用太子参、鸡内金以壮中土，抵御亢木横逆。三诊、四诊加减均未出初立之法。

2. 温补肾阳，引火归元治疗高血压病

侯某某，女，54 岁，2005 年 5 月 2 日初诊。

主诉：头闷头晕，四肢浮肿加重 1 周。

初诊：患者既往高血压病史，服过多种降压药，但血压未能很好控制。近 1 周来头闷、头晕、四肢浮肿等症加重，遂来我院求诊。现症见：头闷、头晕，四肢浮肿，胃脘憋闷或偶疼，纳少，血压 180/100mmHg，患者精神萎靡，形寒怕冷，舌淡中裂苔白，脉细弦缓。西医诊断：高血压病；中医诊断：眩晕。证候：肾阳不足。治法：温补肾阳，引火归元。处方：丹皮 10g，泽泻 10g，云苓 15g，山药 15g，熟地 10g，山茱萸 10g，夏枯草 15g，钩藤 10g（后下），杜仲 10g，车前子 20g（包煎），桂枝 8g，炮附子 6g（先煎），焦三仙各 15g，菊花 15g，大腹皮 12g，黄芪 20g。4 剂，水煎服，每日 1 剂，分 2 次温服。

二诊（2005年5月6日）：头闷头晕好转，唯仍有四肢浮肿，下肢为甚。方见效，故治疗原则不变，守上方。12剂水煎服，每日1剂，分2次温服。

三诊（2005年5月20日）：头闷、头晕大减，四肢浮肿减轻，自述寐差，易醒。此次血压150/90mmHg。上方去焦三仙加夜交藤20g，6剂，水煎服，每日1剂。

四诊（2005年5月27日）：诸症好转，唯有轻微头闷，今测血压140/90mmHg，故主方不变，上方加太子参8g补气健脾，以升清阳。整方如下：丹皮10g，泽泻10g，云苓15g，山药15g，熟地10g，山茱萸10g，夏枯草15g，钩藤10g（后下），杜仲10g，车前子20g（包煎），桂枝8g，炮附子6g（先煎），菊花15g，大腹皮12g，黄芪20g，夜交藤20g，太子参8g。6剂，水煎服，每日1剂。

五诊（2005年6月3日）：患者自述诸症好转，头闷减轻，故守方不变。守5月27日方，将太子参加量至10g，6剂，水煎服，每日1剂。

六诊（2005年6月10日）：近日诸症消失，今日测得血压130/90mmHg，故守上方不变，再服数剂以巩固疗效。

【按】该患因血压高引起的头闷头晕，属中医"眩晕"范畴。经曰："诸风掉眩，皆属于肝"，但高血压病多源自肾，《医学从众录·眩晕篇》载："究之肾为肝母，肾主藏精，精虚则脑海空而头重，故《内经》以肾虚及髓海不足立论也"。临床中多以肝肾阴虚、阴虚阳亢为多见，但由于阴阳互根，阴损及阳，肾阳虚型眩晕亦不少见。

本患者为人过中年，且病程日久损及肾精，阴损及阳，真阳虚于下，浮阳越于上；清阳不升，浊阴不降出现头闷、头晕。肾阳不足，失于温化，水气泛溢，发为浮肿；火不暖土，化食不足，则食少、胃脘憋闷；患者精神萎靡、形寒怕冷、舌淡苔白、脉细弦缓，皆属肾阳亏虚之象。治宜温补肾阳，引火归元，利水消肿。米子良教授以桂附八味丸为主方温补肾阳。桂附八味丸出自仲景所著的《金匮要略》一书，具有温补肾阳之功，可以补益虚损，其中桂、附温阳化阴，引火归元；加杜仲补益肝肾、强腰壮骨，可缓腰之痛；夏枯草、菊花、钩藤清肝平肝以熄风，现代研究三者均有降压效果；加入车前子、大腹皮利水祛湿，以除肾阳虚衰不能温化水液引起的浮肿。此处对于黄芪的应用，体现了米子良教授对此方药的熟运。米子良教授认为黄芪是升阳之品，轻用能升血压，重用可降压，故此以大量黄芪既能补脾益气，又能利尿消肿，以退患者四肢浮肿。现代药理证明，黄芪能增强心肌的收缩力，保护心肌细胞，扩张血管和冠状动脉，降血压，且黄芪 15～30g 利尿作用显著。阳虚多兼气虚，又以太子参补气健脾，同黄芪共用，土旺则能健运，则能升清降浊，头晕、头闷则可自除。标本兼顾，方药适宜，故逐步好转，果获捷效。

（五）中风

1. 养阴熄风法治疗脑梗死

王某某，男，34 岁，2006 年 7 月 8 日初诊。

主诉：脑梗死 3 个月。

初诊：患者患高血压病多年，糖尿病史 10 余年伴双眼视物模糊，均采用药物控制。于 3 个月前发生脑梗死，经治疗后缓解。现仍感四肢麻木、疼痛，下肢凉、皮肤瘙痒，腰困痛，胃脘胀满。舌诊中裂苔薄黄腻，脉象弦缓。血压 170/108mmHg，空腹血糖 6.3mmol/L。西医诊断：脑梗死；中医诊断：中风。治法：养阴熄风。拟方：六味地黄丸合天麻钩藤饮加减。处方：丹皮 10g，泽泻 10g，云苓 12g，山药 12g，生地 15g，山萸肉 10g，天麻 10g，钩藤 10g（后下），牛膝 10g，野菊花 15g，枸杞 10g，地龙 12g，川朴 10g，全蝎 1g（冲服）。3 剂，水煎服，日 1 剂，分 2 次温服。

二诊（2006 年 7 月 10 日）：诸症缓解，继用上方加葛根 10g。6 剂，水煎服，日 1 剂。

三诊（2006 年 7 月 16 日）：四肢麻木疼痛明显减轻，下肢凉、皮肤瘙痒、胃脘胀满基本消失，腰仍困痛，上方加杜仲 10g。6 剂，水煎服，日 1 剂。

四诊（2006 年 7 月 24 日）：诸症基本消失，近日寐差，血压 130/80mmHg。守法加夜交藤 20g，石决明 15g。4 剂，水煎服，日 1 剂。

五诊（2006 年 7 月 28 日）：腿软无力，余症消失，脉左关大。上方加仙灵脾 10g 巩固疗效。10 剂，水煎服，日 1 剂。

【按】患者患高血压病、糖尿病多年，控制不佳，又患中风，病程日久，究其病机为肾阴不足，肝阳偏亢。患者出现四肢麻木、皮肤瘙痒，可知有内风，为阴虚风动所致；四肢疼痛、腰困痛为阴虚筋脉失养所致；阴虚生热，炼液为痰，痰热互结，故见舌中裂苔薄黄腻；肝开窍于目，肝肾阴虚，目失所养而见视物模糊。故用六味地黄丸滋补肝肾阴精；加枸杞以加强养阴补血、益精明目之力；天麻、钩藤熄风止痉、平肝通络；地龙清热熄风、通络；野菊花疏散风热、平肝明目；全蝎熄风止痉、通络止痛；牛膝补肝肾、强筋骨、活血通经、引血下行；厚朴燥湿下气除满，解除胃胀。二诊诸症缓解，加葛根以解肌舒筋止痛。以后各诊随症加减，诸药合力，药到病除。

2. 益气活血法治疗脑梗死

姜某某，男，75岁，2011年12月17日初诊。

主诉：半身不遂近2月，伴肢体麻木憋胀。

初诊：患者自述继往有高血压病史20余年，经服用降压药物血压一直控制在170~130mmHg/110~90mmHg，病情基本稳定。于2月前夜间准备起床小便，起身时即感右侧肢体无法活动、僵硬不遂，遂开口喊话，出现语言不利，言语不清，用左手推醒家人后送往医院诊治。诊断为：①脑梗死；②高血压病；③冠心病（心肌缺血）。经西医住院治疗一月余，病情缓解，患者在亲人搀扶下可以拖步行走，但右侧肢体仍感僵硬不遂。为继续治疗，遂请中医诊治。现症见：右侧肢体僵硬不遂，口眼歪斜，舌僵语涩，头晕头闷，胸闷乏力，查其舌体歪斜抖动，舌质淡紫苔白，脉弦细缓，血压：160/100mmHg。西医诊断：脑梗死，高血压病，冠心病；中医诊断：中风（中经络）。证候：气虚血瘀，脑脉痹阻。治法：益气活血，逐瘀通络，平肝熄风。拟方：补阳还五汤加减。处方：黄芪20g，赤芍15g，川芎10g，当归15g，地龙15g，夏枯草15g，葛根15g，天麻12g，白芍15g，水蛭（冲服）1g。7剂，水煎服。

二诊（2011年12月24日）：药后诸症稍有改善，觉口干，大便较干，上方加生地15g，炙甘草6g。7剂，水煎服。

三诊（2011年12月31日）：服药2周后，诸症均有好转，患者扶杖可缓慢拖步行走片刻，自觉右侧肢体麻木憋胀感大减，且较前灵活，语言也较前清晰。血压：150/75mmHg，头闷、头晕好转，上方黄芪加至45g，另加红花10g，继服半月。

四诊（2012年1月15日）：病情平稳，诸症减轻，自己拄杖可行走半小时左右，舌质稍转红，脉亦较前从容有力，后又以本方去水蛭加减服用2月余，患者可弃杖自己行走，生活可自理，且血压一直维持在140~120/90~70mmHg之间。

【按】中医认为脑梗死属于"中风""卒中"范畴中的一个类型，其发病多因素体气血不足或心、肝、肾阴阳失调，五脏功能失衡导致气血运行不畅，日久渐至脉管受损，血行涩滞，进而突发脑脉痹阻，使脑府失养，神机受累，主宰机体生理功能的作用下降或消失，而突然出现口眼歪斜、半身不遂、舌謇语塞等症的一种疾病。其病位在脑，病理实质是脑脉痹阻。清·沈金鳌《杂病源流犀烛·中风源流》中载："中风，风乘虚而为病也。向来唯东垣主虚，而河间则主火，丹溪则主痰，似乎各异，不知唯虚也，故逆上之痰生焉。特东垣举其本，河间、丹溪各举其标耳。未有痰与火之发，不由于虚者也。"论述了气虚阳虚是形成中风的重要原因。王清任的《医林改错》记载补阳还五汤是治疗中风的名方，米子良教授临床对其运用自如。

　　本患年逾古稀，气血阴阳俱衰，且有高血压病史20余年，其血液运行不畅而血脉瘀阻，脉管受损。夜间人之阳气虚衰，气血运行缓慢尤以熟睡时为甚，患者在夜间阳虚阴盛之时，气血运行不畅愈甚，脑脉突然痹阻不通，脑府元神失养，神机受损，主宰机体生理功能的作用下降，故头晕，头闷，肢体僵硬不遂，口眼歪斜，舌僵语涩。其舌淡苔白乃阳气不足之征，脉细弦缓为气血亏虚、气血运行不畅之象，故治疗当温阳益气活血，改善脑府血液之运行，若脑府得养则神机复健也，故以王清任之补阳还五汤加减治之。加天麻以平肝祛风化痰，夏枯草平肝清热降压，葛根扩张脑络，白芍养血和营，加生水蛭以破脑脉之瘀，其力猛效宏，不容忽视。全方合用其效力远大于补阳还五汤原方，故用药一周即可见疗效，一月显效，三月后诸症见愈。可见中医辨证准确，药病相合，常可获得佳效。

（六）耳鸣、耳聋

　　耳鸣、耳聋都是听觉异常的症状。病人自觉耳内鸣响，如闻潮声，或细或暴，妨碍听觉的称耳鸣；听力减弱，妨碍交谈，甚至听觉丧失，不闻外声，影响日常生活的称耳聋。

　　耳聋是一种常见多发病，居我国五类残疾之首，是世界医学界难题，中医学又称为耳闭、聋聩。耳是五官九窍之一，是人体的一部分，十二经脉、三百六十五络其气血皆上行于面而走空窍，汇聚于耳，构成耳与五脏六腑及全身各部广泛的联系。《灵枢·决气》指出："精脱者耳聋。"隋代巢元方《诸病源候论·耳疾诸候》将耳聋分为有声、劳聋、久聋三候。张景岳在《景岳全书》中以"闭"字立论，将耳聋分为火闭、气闭、邪闭、窍闭、虚闭五种。清代叶天士认为"凡本虚失聪治在肾，邪干窍闭治在脾"。历代医家注重整体调节，强调辨证论治，形成了中医治疗耳聋的独特优势。

米子良教授临床将耳聋分为暴聋与渐聋分别施治。暴聋多为实证，从少阳胆火、厥阴湿热着手辨治；渐聋多为虚证，从肾、脾着手辨治。对于只有耳聋而无其他不适的，米子良教授以肾虚论治。根据舌的情况，如舌质胖边有齿痕，苔厚者或形体丰腴者，多从痰浊论治；心烦失眠或舌体瘦小，舌尖红，多以心火论治。治疗上，米子良教授考虑耳为清阳之窍的特点，常适当选用升阳通窍的药物如柴胡、葛根、升麻等。对于菖蒲、蝉衣、白芷等有通窍功能的药物，可以作为引经药使药物上达。对于兼有血瘀证者，适当选用活血化瘀药物可以提高疗效。

1. 滋肾养血治疗精气亏损、脏真不足之耳聋

李某，男，8岁，学生，1987年8月16日初诊。

主诉：突发耳聋。

初诊：于1987年8月，因患"脑炎"高烧住院治疗，一周后热退神清，但患儿问话不答，对周围事物置若罔闻。经检查，内耳与咽喉，均未见器质性异常改变，随吾往诊。现

症见：患儿精神尚可，体质较弱，面色少泽，手足心发热，舌质红少苔，脉象细数。西医诊断：脑炎；中医诊断：耳聋。证候：热耗精血，肾阴亏损。治法：滋肾养血。处方：黄连2g，黄芩4g，白芍6g，生地6g，阿胶4g，鸡子黄2枚。用法：前4味水煎取汁，纳阿胶2g烊化，小冷纳鸡子黄1枚。搅令相得，药渣及余药如法煎汁，早晚分服。进药4剂后，呼唤患儿名字能注意听，对身边事物且有兴趣，原方去生地续进2剂后，患儿已能回答问话，诸症告愈。为巩固疗效，守上方2剂带药出院治疗。随访一年病情恢复甚好。

【按】黄连阿胶汤方出自《伤寒论》，主治心烦、不眠等，属少阴病阴虚方证。该方由黄连、黄芩、阿胶、鸡子黄、白芍组成，用芩连之苦，折心火除邪热；用鸡子黄阿胶之甘，滋肾阴养心血；用芍药之酸，敛阴气逐邪热；斯则心肾相交，水升火降。不寐为阴虚兼气虚，在滋阴养心的同时，酌加太子参益气，瓜蒌调气，生地养血，菊花清头目，枸杞补肝肾，诸药共奏益肾养阴、清心散热之功，使水火既济，阴阳相交，不寐之证而愈矣。

此案为热病余热未消，邪热伤阴，精气亏损，脏真不足之耳聋。投滋肾养血之剂，用以充精血，添髓海，濡清窍，故耳聋复聪。（米子良．黄连阿胶汤治验两则，内蒙古中医药，1995，4:19）

2. 滋肾阴，温肾阳，开耳窍治疗耳聋耳鸣

张某，男，41岁，2009年5月29日初诊。

主诉：耳鸣耳聋1年余。

初诊:患者自述患耳聋耳鸣1年余。现症见:双耳耳聋耳鸣,纳少、眠可,伴颈项不适,腰背酸痛,舌淡边有齿痕,苔薄白,脉细缓,寸尺明显。中医诊断:耳聋。证候:肾阴阳两虚,耳脉失养,耳窍失聪。治法:滋肾阴,温肾阳,开耳窍。处方:熟地12g,山茱萸10g,龟板10g(先煎),鹿角胶8g(烊化),枸杞10g,菟丝子12g,云苓12g,泽泻10g,川断15g,巴戟天15g,砂仁8g(后下),磁石15g(先煎),太子参15g,菖蒲10g,龙骨15g(先煎)。6剂,水煎服,日1剂,分2次温服。

二诊(2009年6月6日):服上方6剂,症有所减轻,仍腰背酸痛,上方去鹿角胶、龙骨,加麦芽20g,葛根12g。10剂,水煎服,日1剂,分2次温服。

三诊(2009年8月21日):患者自述服上方10剂耳聋已愈,前日饮酒量多,昨日又出现耳鸣,特前来就诊。现伴腰困,余无异常,舌淡红,脉弦细。仍用5月29日方,鹿角胶改为鹿角霜,加怀牛膝10g,白芍15g,炙甘草8g。水煎服,日1剂,调理6剂而愈。

【按】本案患者肾精亏损,不能上濡清窍,引起耳鸣耳聋;肾阴肾阳不足,不能充养,故见颈项不适,腰背酸痛,尺脉虚细。故治疗补肾填精,双补元阴元阳,兼以开窍。方中熟地、山茱萸、龟板、鹿角胶、枸杞、菟丝子、川断、巴戟天资肾阴,温肾阳;云苓、太子参补脾以益肾,泽泻泄肾浊;龙骨、磁石养肾益精、聪耳明目;葛根、菖蒲升清阳通耳窍;砂仁健脾防补药滋腻。全方配伍共达补肾益精通窍之功。

3. 清肝泻火，平肝养肝治疗耳聋耳鸣

孟某某，女，58岁，2011年3月21日初诊。

主诉：右侧耳鸣、耳聋10余年，左侧耳鸣、耳聋4月余。

初诊：患者自述10余年前因着急生气后出现右侧耳鸣，逐渐出现耳聋，经西医诊断为神经性耳聋耳鸣。虽经多方诊治，疗效不显。4月前又因生气，忽感左耳亦鸣，且左耳听力明显减退。因听力下降严重，引起生活不便，遂多方打听经人介绍来找米子良教授求治。现症见：耳鸣、耳聋，右耳为甚，鸣声时高时低，高时如潮水、低时如蚊音，以夜晚为重，口干、口苦，头昏且胀，视物模糊，寐差，梦多，胃痛纳少，且平时颜面易浮肿。查其舌红苔薄少津，脉沉细弦。西医诊断：神经性耳聋耳鸣；中医诊断：耳鸣、耳聋。证候：肝火伤阴，肝阳上亢。治法：清肝泻火，平肝养肝。处方：龙胆草12g，柴胡10g，泽泻12g，车前子15g（包煎），木通10g，生地15g，当归10g，栀子10g，云苓12g，甘草5g，磁石15g（先煎），山萸肉10g，菊花15g，焦三仙各15g，川朴10g。7剂，水煎服，日1剂，分2次温服。

二诊（2011年3月28日）：耳鸣好转，诸症系减，仍以上方继服7剂。

三诊：（2011年4月5日）：耳鸣、耳聋均好转，余症悉除，嘱其服耳聋左慈丸2盒。

【按】神经性耳鸣是指人们在没有任何外界刺激条件下的异常声音感觉。如感觉有耳内蝉鸣声、潮水声或风吹电线样鸣鸣声等，其实周围环境并不存在相应的声音，只是一

种主观感觉，耳鸣可短暂或持续存在，严重者可让人心绪烦乱，心情紧张，其发病原因主要是由于各种原因导致听觉系统的感音神经部分发生障碍所致。中医认为耳鸣、耳聋的病因有内、外之分。外因者，外感风热之邪，上犯清窍或暴震、外伤、药毒、外疡等引起；内因者多为脏腑亏损，气血不足，脑府失养，或脏腑失和，情志失调，化火生痰上蒙清窍而致。其病机亦为虚实两类，虚者脑府失养，实者为邪犯清窍，然实者起病急，耳鸣音高；虚者多起病缓，耳鸣音低。故治疗当首辨虚实，虚者补之，实者泻之。

本患 10 余年前因情志不遂而患此疾，系肝胆郁火逆气上犯清窍而发，然治不得法，致使病情迁延。4 月前又因情志所伤，致病情加重，故双耳齐鸣且听力下降。然其 10 年之宿疾，肝胆郁火内盛日久，肝肾真阴被损，故现已成上实下虚之候。其口干、口苦，头晕且胀，乃肝胆郁火上逆引动肝阳之象；视物模糊乃肝虚之故，舌脉所现，乃火旺津耗，气郁不舒，肝肾内虚之征，故方中用龙胆泻肝汤先去其实火、郁气，并加潜阳补肝之品。二诊药后显效，效不更方继服以清余邪。三诊实火已去，当以治本，故嘱其服耳聋左慈丸滋肾平肝以缓固其本。耳聋、耳鸣乃较顽固之疾，新病暴病者多属实证，尚较易治；而日久宿疾，年老之耳聋、耳鸣，肝肾气血已伤，其病在脏，髓海空虚失养，非短时能取效，当运用补肾填精、充养气血等法缓缓图之，日久多可见功。

第五章　肾系病证

一、概述

肾为先天之本，主藏精。《素问·六节藏象论》说："肾者主蛰，封藏之本。"肾所藏之精，包括"先天之精"和部分"后天之精"。肾中精气的盛衰决定着人体的生长、发育和生殖。如果肾的封藏、固摄精气的功能失常，则可出现相应的病理变化，如遗精、阳痿、蛋白尿、遗尿等。肾为水脏，主水液。《素问·逆调论》说："肾者水脏，主津液。"肾阳虚损，气化失司，关门不利，水液不能蒸化或下输，则出现小便不利甚至尿闭。水邪泛溢于肌腠，则发为水肿。此外，肾与其他脏腑的关系也非常密切，肾阴亏虚，水不涵木，肝阳上亢，可致眩晕；肾水不足，阴不济阳，虚火上越，心肾不交，可致心悸、不寐；肾不纳气，气不归原，可致哮喘；肾阳虚衰，火不暖土，可致五更泄泻；肾精亏损，脑髓失充，可致健忘、痴呆，依据其病证整体相关性，分别隶属于各个脏腑系统。临证时，应注意脏腑之间的关联，随证处理。

二、米子良教授对肾系病证的认识

肾系疾病是临床常见病，米子良教授对于水肿、淋证、阳痿等疾病积累了丰富的诊疗经验。米子良教授在治疗时常辨证与辨病相结合，既重视固本培元，又辨证灵活机变，在治疗上形成自己特色，疗效显著。

（一）补虚泻实，脾肾同治

针对西医诊断为急、慢性肾小球肾炎的患者，米子良教授用药多从脾肾入手，兼顾各类标证，如水邪、湿热、瘀血等，标本同治，补虚泻实，形成了自身的特色。蛋白尿是急、慢性肾小球肾炎的主要临床表现，也是肾功能进行性衰竭的主要原因，因此控制蛋白尿是治疗的首要任务。蛋白质是构成人体和维持生命活力的基本物质，类似于中医理论中的"精气""精微"。米子良教授认为，脾肾不足是产生肾性蛋白尿的关键原因。脾气散精，灌注一身，脾虚则不能运化水谷精微，上输于肺而布运全身，水谷精微便与湿浊混杂，从小便而泄；肾主藏精，肾气不固，气化蒸腾作用因而减弱，致精气下泄，出于小便而为蛋白尿。因此，临床中米子良教授多以六味地黄丸为基础方合以健脾益气之黄芪、白术以调补脾肾，并常用芡实、金樱子、覆盆子以补肾填精，收敛固涩。脾胃之生化，是由肾的元阳所鼓舞，元阳以固密而贵，故方中补肾力量更强。

针对急、慢性肾小球肾炎的各类标证，米子良教授也有独到的用药特点，即强调"气血水"同治。如患者表现为肉眼或镜下血尿，米子良教授多用仙鹤草、白茅根凉血止血。患者水肿较严重时，则多用《伤寒论》中经方，如五苓散、真武汤等灵活化裁、以治其标。对于慢性肾炎迁延日久而致慢性肾衰竭者，患者多有胃肠道症状，就需要"随证治之"，以降逆止呕，和胃消痞。米子良教授认为，慢性肾脏病在不同阶段有不同的治法，所谓法中有法，各有变通。如在疾病早期，患者多有外感病史，就需要疏风散邪，常用荆芥、防风、柴胡、葛根等药；在疾病中后期，要重视凉血祛瘀，常用茜草、小蓟、白茅根等药。

（二）清热利湿，兼补肾气

米子良教授对于淋证，即西医诊断为尿路感染者，也有其独到的认识。对于淋证，《诸病源候论》言："诸淋者，由肾虚而膀胱热故也。"张景岳在《景岳全书·淋浊》中提出：淋证初起，虽多因于热，但由于治疗及病情变化各异，又可转为寒、热、虚等不同证型，从而倡导"凡热者宜清，涩者宜利，下陷者宜升提，虚者宜补，阳气不固者宜温补命门"的治疗原则。米子良教授临证时多引经据典，认为这些论述对临床有很强的指导意义。对于淋证之急性起病者，患者尿频、尿急、尿痛的症状比较严重，米子良教授强调要急则治其标，以清热利湿、行气止痛为治疗原则。对于淋证迁延日久者，患者邪实正虚，除有尿路刺激征之外，还有腰痛腰痠、乏力气短的表现，在治疗时既要清热利湿，又要补益肾气。

米子良教授认为，淋证病证有虚有实，实证多属湿热，虚证多为气虚。而临床所见，多虚实夹杂。治疗须分清标本虚实之主次，实则清利，虚则补益，标本兼顾。对于热淋，治宜清热利湿通淋，方用八正散加减。治疗石淋，宜清热利湿，通淋排石，以自拟方三金排石汤为主。三金排石汤的组成有：鸡内金、海金沙、金钱草、川大黄、冬葵子、滑石、瞿麦。其中，金钱草、鸡内金、海金沙、冬葵子排石化石；川大黄、滑石、瞿麦清热利湿通淋。对于血淋，米子良教授用小蓟饮子加减以清热凉血止血。劳淋患者，治以知柏地黄丸加减，以滋阴清热。膏淋患者，治以宜清热利湿，分清泌浊，方用草薢分清饮。米子良教授认为，气淋多属虚，临床多用补中益气汤治疗。

（三）重用有情，阴阳并治

米子良教授认为阳痿的病机以肾虚为本，多表现为阴阳两虚。肾藏精，主生殖。中医认为肾为先天之本，主管人体生长、发育、生殖和整个生命活动的过程。天癸是在肾精充盈到一定程度上产生的，它是相火发生的根源，而相火是启动人类性欲及宗筋勃起并产生生殖之精的原动力。正如《内经》所云："二八肾气盛，天癸至，精气溢泻，阴阳和，故能有子。"肾中精气在一定年龄段内保持充盈、满溢状态，天癸可以发挥正常的生理功能。随着年龄的增长，尤其是中年之后，肾中精气的逐渐衰少，天癸也随之衰少而至枯竭，性机能、生殖能力及欲念逐渐衰退。可见肾中所藏精气的盈损对生殖活动的盛衰起着决定性的作用。任何导致肾中精气损伤的情况，都有可能导致阳痿的发生。《诸病源候论·虚劳阴痿候》记载有："肾开窍于阴，若劳伤于肾，肾虚不能荣于阴器，故痿弱也。"《景岳全书·阳痿》载有："凡男子阳痿不起，多由命门火衰，精气虚冷；或以七情劳损伤生阳之气，多致此证。"都阐述了肾虚是阳痿的重要原因。米子良教授总结多年的临床经验发现，肾的阴阳两虚是本病病机的根本，故在治疗时多阴阳并治。米子良教授灵活运用六味地黄丸、右归丸、金锁固精丸，并善于运用血肉有情之品以填补真阴真阳，如鹿角胶、鹿茸、阿胶等。米子良教授补肾阳喜用锁阳、淫羊藿、巴戟天、阳起石、菟丝子；补肾阴喜用五味子、山萸肉、枸杞子、肉苁蓉等。

三、医案举隅

（一）水肿

1. 健脾补肾固涩，兼以分利水湿治疗慢性肾小球肾炎

张某某，男，42岁，2011年7月30日初诊。

主诉：浮肿，腰痛，乏力2年，加重1个月。

初诊：患者于2年前因患感冒，引起全身浮肿，去医院检查，确诊为急性肾小球肾炎，治疗后效果不理想，浮肿虽消，但尿常规检查始终未转正常。1月前又因感冒引起眼睑浮肿、尿少、腰疼、乏力等症状，去医院化验尿常规时，红细胞：30～35/HP，白细胞：10～40/HP，尿蛋白：+++，尿潜血：+++。医院确诊为：慢性肾小球肾炎。因常规治疗效果不佳，遂来米子良教授处求治。现症见：晨起眼睑浮肿、下午双下肢浮肿，腰酸痛，神疲乏力且遇冷后浑身泛发风团，舌淡苔白，脉沉。西医诊断：慢性肾小球肾炎；中医诊断：

水肿。证候：脾肾两虚，水湿泛溢，精微不固。治法：健脾补肾固涩，兼以分利水湿。处方：黄芪20g，太子参20g，白术12g，生地15g，山萸肉12g，山药12g，金樱子10g，丹皮12g，泽泻10g，茯苓12g，川断15g，芡实15g，覆盆子15g，益母草15g，车前子12g（包煎），仙鹤草15g，白茅根15g。10剂，水煎服，日1剂。

二诊（2011年8月10日）：服药后小便增多，浮肿减轻，乏力减轻，腰痛亦减。效不更方，上方继服10剂。

三诊（2011年8月21日）：浮肿已消，腰困，腰疼愈，仍觉乏力，纳食增，尿常规示：红细胞3～8/HP，白细胞0～5/HP，潜血（+），蛋白（+），继以上方加黄芪至30g，加减服用半年，尿常规正常，病乃获愈。

【按】此患者由急性肾小球肾炎（风水）失治，致使病情迁延，脾肾受损，而转为慢性肾小球肾炎。脾肾两虚则四肢乏力，腰腑失养，主水无能，精微不固，所以出现乏力、腰痛、血尿、蛋白尿等症。故方中以六味地黄丸合川断、芡实、金樱子、覆盆子补肾固涩，以密精气；黄芪、太子参、白术健脾补气，固涩精微，使正气复，关门坚固，精微不能外泄；益母草活血利水，改善肾脏血液循环；车前子利水消肿；仙鹤草收敛止血；白茅根凉血止血。全方合用，以补益为主，佐以分利，使得补益而不敛邪，分利而不伤正，固本澄源，标本兼顾。由于立法符合此时虚中夹实的病理实质，故用药即获显效，然此水肿痼疾，非短期可复之疾，受损的肾小球修复亦需时日，故共调治7月余，病乃获愈。

2. 健脾益肾法治疗慢性肾炎

石某某，女，46岁，2012年3月24日初诊。

主诉：全身浮肿，伴胃部不适、呕吐半年。

初诊：患者于半年前出现全身浮肿。现症见：全身浮肿，同时伴有乏力、胃不适、呕吐、善太息，月经不调。查舌中裂，苔薄白，脉浮弦、关大。西医诊断：慢性肾炎；中医诊断：水肿。证候：脾肾气虚，水湿停留。治法：健脾益肾，补气利水。拟方：五苓散加减。处方：白术10g，云苓12g，泽泻10g，猪苓10g，白茅根15g，车前子15g（包煎），半夏8g，藿香10g，防风10g，玄胡10g，枳壳10g，丹皮10g，焦三仙各15g，甘草10g。5剂，水煎服，日1剂。

二诊（2012年4月7日）：浮肿减轻，汗出，查尿常规：红细胞7～9/HP、潜血+、尿蛋白2+。处方：丹皮10g，泽泻10g，云苓15g，生地15g，山萸肉15g，山药15g，车前子15g（包煎），焦三仙各15g，白茅根15g，白术10g，猪苓10g，防风10g，生芪15g。6剂，水煎服，日1剂。

三诊（2012年4月17日）：全身浮肿基本消失，尿常规示：潜血+-，尿蛋白+，红细胞0～1/HP，继服上方加减治疗近2个月。于6月7日再诊：浮肿消失，查尿常规全部正常，痊愈。

【按】水肿的形成主要责之脾虚水液不能蒸化，停滞不行而为肿；肾虚开合不利，膀胱气化失常，水湿停滞，而成水肿。太阴脾虚运化无权，难以摄取精微，又难以输布水液；少阴肾虚开阖失常，不能固摄精气，又不能排泄湿浊。

清不升而浊不降，渐致血清白蛋白偏低，尿蛋白大量丧失。

本案辨证当属脾肾气虚，湿浊潴留所致。患者初诊水肿较重，故应先消肿治其标，选用五苓散加白茅根、车前子等利水消肿。因脾胃互为表里，脾虚及胃，故患者有胃部不适、呕吐等症，用半夏、焦三仙，藿香、枳壳降逆止呕，消痞除满，同时通过调理脾胃，以增进食欲，改善营养，提高抗病能力。二诊患者水肿轻，故应用治本之法滋养肾阴，化气利水，以六味地黄丸加车前子、焦三仙、白茅根、白术、猪苓、防风、生芪，共奏补肾健脾消肿之效。米子良教授认为治疗水肿应在淡渗利湿的基础之上，根据辨证结合健脾、温肾、宣肺诸法，达到协同利水消肿的目的。

（二）淋证

1. 清利湿热，兼以调补肾气治疗慢性前列腺炎

赵某，男，66 岁，2007 年 4 月 30 日初诊。

主诉：慢性前列腺炎 10 余年，急性发作 3 天。

初诊：患者自述患慢性前列腺炎 10 余年，每因饮酒、受凉、上火时发作，发作时尿频、尿急、尿线变细，尿后余沥排不尽感，小腹胀痛。近日又因饮酒复发，自己服用前列康、左氧氟沙星片、三金片等不见好转，症状加重，遂来米子良教授处求治。现症见：小便急迫，便次频多，小便时觉尿道有烧灼感，刺痛感，小腹胀痛拒按，腰困，腰痛，大便偏稀。查其舌淡苔黄稍腻，脉细弦稍数。西医诊断：慢性前列腺炎；中医诊断：淋证。证候：肾气亏虚，膀胱湿热蕴结下焦。

治法：清利湿热，兼以调补肾气。拟方：八正散加味。处方：金钱草 15g，红藤 15g，车前子 15g（包煎），滑石 10g（包煎），瞿麦 10g，蒲公英 15g，川断 15g，枸杞 10g，泽泻 10g，甘草 10g，乌药 10g，土茯苓 15g，萆薢 15g。4 剂，水煎服。

二诊（2007 年 5 月 4 日）：诸症大减，小腹胀痛消失，小便通畅，唯感小便时尿道微热，仍以上方继服 4 剂。

三诊（2007 年 5 月 8 日）：诸症不显。嘱其饮食清淡，调畅情志，病乃得愈。

【按】此证如《诸病源候论》中所言："肾虚而膀胱热。"患者年近古稀，患病 10 余年，肾气先亏，下焦气化失司，已有容邪之地。今复因饮酒，致使湿热蕴结下焦，膀胱气化不利，故出现小便淋漓、涩痛、小腹胀痛诸症。米子良教授以车前子、瞿麦、滑石、甘草以清湿热；金钱草、泽泻以泻肾中虚热；萆薢利湿以分清别浊；加用土茯苓、蒲公英、红藤以清利下焦热毒，乌药温肾气以复下焦气化，合川断、枸杞益肾固摄。全方脏腑同治，调补兼以清利，重在恢复下焦气化，气化正常，则诸症尽愈。

2. 清热利湿、温肾散寒治疗尿路感染

白某某，女，27 岁，2001 年 11 月 26 日初诊。

主诉：尿频、尿急反复发作 2 年，加重 3 天。

初诊：患者自述尿频、尿急反复发作 2 年余，有时尿中带血，并反复出现口腔溃疡，经医院诊断为：慢性膀胱炎。每遇天气变化，劳累则症状加重，休息后可缓解。近 3 天因长途旅行，饮食肥甘厚味、辛辣之品，又着衣单薄受凉导致病情加重。B超检查显示：膀胱炎；尿常规：脓细胞 10～15/HP、上皮细胞 12～14/HP、红细胞 30～50 个 /HP、白细胞 5～7/HP，遂求治于中医。现症见：尿频、尿急，尿中有血，小便后疼痛不适，有烧灼感，伴腰困，小腹拘急疼痛，畏寒喜暖，口鼻干燥，口腔有溃疡，心烦易怒，手足心热，舌红苔薄黄少津，脉弦滑数。西医诊断：慢性膀胱炎；中医诊断：淋证（血淋）。证候：湿热蕴结、肾虚夹寒。治法：清热利湿，温肾散寒。拟方：小蓟饮子加减。处方：木通 8g，车前子 15g（包煎），扁蓄 10g，大黄 6g，滑石（包煎）12g，甘草 10g，瞿麦 10g，旱莲草 10g，花粉 12g，小蓟 12g，川断 12g，乌药 8g。7 剂，水煎服，日 1 剂，分 2 次温服。

二诊（2001 年 12 月 4 日）：尿中已无血，尿频、尿急等诸症明显减轻，腰仍困，自觉口鼻干燥、心烦，上方加生地 12g，山栀 6g，淡竹叶 6g。7 剂，水煎服。

三诊（2001 年 12 月 11 日）：诸症基本消失，唯腰仍酸困，但较前减轻。上方去大黄、山栀，加怀牛膝 10g，5 剂，水煎服，并嘱其服完汤剂后再服知柏地黄丸 2 盒以滋阴固肾。

【按】淋证虽分热淋、气淋、血淋、砂淋、劳淋、膏淋六淋，然《诸病源候论》言："诸淋者，由肾虚而膀胱热故也。"《丹溪心法·淋》强调："淋有五，皆属乎于热"。实丹溪言其标，《诸病源候论》论其本，所以本病的病机，湿热蕴结下焦为其标，肾气内虚为其本。淋证日久迁延不愈反复发作者，肾虚之证尤显突出，因肾藏精主蛰，开窍于二阴主二便，肾虚则封蛰无权，膀胱气化功能下降，极易为外邪所侵而致小便失司发为淋证，若肾虚之因不除，则如开门待寇，外邪时时侵袭，淋证时时发作，所以治疗此类淋证，急性期清热利湿治其标，病情缓解后当补肾以固其本，防其反复发作。

该患淋证反复发作 2 年，湿热蕴结伤及膀胱气化功能，而膀胱气化功能来自肾气，日久损伤致肾气内虚，且湿热屡犯化燥伤阴，致虚火上炎而反复发作口腔溃疡。今患者服食辛辣助火，着衣单薄感其寒，内火外寒，导致膀胱气化不利致淋证发作。尿频、尿急、尿痛、尿道灼热乃湿热蕴结下焦，膀胱气化不利所致；小腹拘急疼痛、畏寒喜暖乃寒邪内侵，脉络绌急所致；口鼻干燥、手足心热、心烦、口腔溃疡是因湿热伤阴、虚火上炎所致；湿热蕴结下焦，热伤血络，则小便有血；舌红苔薄黄少津乃湿热伤津之象，脉弦、滑数为寒凝气滞、湿热内盛所致。所以治当清利湿热兼以温肾散寒，故方中以木通、扁蓄、瞿麦、滑石、甘草、川大黄、车前子、小蓟以清热利湿、通淋止血；旱莲草养阴止血；花粉清热生津；川断、乌药温肾散寒行气以复下焦气化。二诊用生地、山栀、竹叶，意在取导赤散之意，清热除烦兼以生地养阴生津。三诊去山栀、川大黄，以邪去八九，恐苦寒败胃伤及中阳，另加牛膝以补肾而通淋兼用，服知柏地黄丸滋阴泻火，以治其本。肾气安和，膀胱气化功能正常则可大大减少淋证反复发作的几率。

米子良教授临证常叮嘱膀胱炎患者要注意日常护理：每次排尿宜排尽，不让膀胱有残余尿；每次性生活后宜排尿；

多饮水，保持每日至少 1500 毫升以上的排尿量；不要长时间憋尿，在感到尿意时，就应立即将尿液排出；不穿紧身的内裤等。

3. 清热利湿，通淋排石治疗肾结石

李某某，女，47 岁，2006 年 10 月 27 日初诊。

主诉：腰痛半年余，加重 1 周。

初诊：患者自述腰痛半年余，曾在某西医院诊断为"肾结石"，近 1 周疼痛加重，前来就诊。现症见：腰痛剧烈，胸闷脘胀，不寐，口臭，舌苔白中小裂，脉细弦。中医诊断：石淋。证候：湿热蕴结。治法：清热利湿、通淋排石为主，兼以宽胸理气。拟方：三金排石汤加减。处方：鸡内金 15g，海金沙 12g，金钱草 15g，川大黄 6g，冬葵子 10g，滑石 10g，瞿麦 10g，焦三仙各 15g，云苓 12g，半夏 8g，川连 4g，黄芩 10g，木香 10g，芍药 10g，枳壳 10g。6 剂，水煎服，日 1 剂，分 2 次温服。

二诊（2006 年 11 月 03 日）：服药后，腰痛减轻，睡眠好转，口臭减轻，但胸闷明显，上方去焦三仙，加瓜蒌 18g，川朴 18g，以宽胸散结、下气除满，加川断 15g，以补肾助阳以资先天之本。6 剂，水煎服，日 1 剂。

三诊（2006 年 11 月 10 日）：口中气味大，双眼视物模糊。此是火邪上攻头面所致，上方去鸡内金、川大黄，加菊花 15g，以疏散风热平肝明目。6 剂，水煎服，日 1 剂。

四诊（2006 年 11 月 17 日）：就诊时行 B 超检查：未见肾结石，有胆囊炎、脂肪肝伴囊肿。前方去瞿麦、滑石、冬葵

子,加佩兰10g以增强芳香化湿之功。6剂,水煎服,日1剂。

【按】本证虽无小便淋漓涩痛,但从其腰痛辨证及现代医学检查是由于结石而致,仍属中医石淋范畴。其基本病理变化为湿热蕴结下焦,肾与膀胱气化不利。其病位在肾与膀胱,肾者主水,维持机体水液代谢。膀胱者,州都之官,有贮尿与排尿功能。湿热久蕴于下焦,肾与膀胱气化不利,水液受其煎熬,水中杂质结为砂石而形成"结石"阻于肾中,腰为肾之府,故见腰痛;热易扰心神,心神不宁而致不寐,湿热上蒸以致胸闷、口臭等症。治宜清热利湿、通石排淋为主。方中金钱草、鸡内金、海金沙、冬葵子排石化石;川大黄、滑石、瞿麦清热利湿通淋;焦三仙、木香、枳壳消食导滞,宽胸理气;芍药缓急止痛,再配伍半夏、川连、黄芩宽胸散结。全方共奏清热利湿通淋、宽胸散结之功。再诊随证加减,诸症悉除,病痛愈。米子良教授还叮嘱泌尿系结石患者在服药期间勤活动,注意多饮水,每日2000～3000毫升,尽可能使尿量达到每日2000毫升以上。稀释尿液,减少尿盐沉淀,有利于结石排出。鼓励患者多跳、多跑,常做体操,促使结石移动、下降,以利自行排出。

4. 阴阳并补治疗老年淋证

张某某,男,73岁,2006年6月5日初诊。

主诉:腰酸困,睾丸疼痛,小便频数,尿不尽近月余。

初诊:患者左肾囊肿、前列腺肥大多年,鞘膜积液近2月。现症见:腰酸困,睾丸疼痛,小便频数,尿不尽,自感腿凉,舌中裂苔白腻,脉沉。中医诊断:淋证。证候:年老气血阴阳亏虚。治法：阴阳并补。拟方：左归丸合右归丸加减。处方：熟地 10g，山药 12g，山萸肉 10g，鹿角霜 10g，牛膝 10g，菟丝子 10g，附子 6g（先煎），桂枝 6g，煅龙牡各 12g（先煎），川断 15g，苍术 10g，薏苡仁 15g，没药 10g，车前子 15g（包煎），土茯苓 15g。4 剂，水煎服，日 1 剂，分 2 次温服。

二诊（2006 年 6 月 9 日）：睾丸疼痛稍减轻，上方改附子 8g（先煎），桂枝 8g，增小茴香 10g，去山药。6 剂，水煎服，日 1 剂，分 2 次温服。

三诊（2006 年 6 月 19 日）：腰酸困明显减轻，小便频数、尿不尽好转，仍感腿凉，阴囊肿大，上方去山萸肉，加乌药 10g，橘核 10g。6 剂，水煎服，日 1 剂，分 2 次温服。

四诊（2006 年 6 月 26 日）：诸症缓解，阴囊肿大消失。守法，去车前子加山萸肉。6 剂，水煎服，日 1 剂，分 2 次温服。

五诊（2006 年 7 月 8 日）：近 2 日睾丸局部稍痒，余无明显不适。服 6 月 19 日方加川椒 8g，去熟地、菟丝子、川断。6 剂，水煎服，日 1 剂。

【按】该患者为 73 岁老年男性，年老体虚，真阴不足，肾精亏虚，不能主骨而腰酸腿软；肾阳不足则见尿频不尽，腿凉；阳虚则生湿生寒，阻于肝脉，气血运行不畅，不通则痛，故致睾丸疼痛。治以阴阳并补之法，佐以化湿固涩，用左归丸合右归丸加减。所用药物在补益肾阴肾阳的基础上加了煅龙骨、牡蛎，二者具有敛阴潜阳固涩的功用。阳虚易生湿邪，以苍术、薏苡仁、车前子、桂枝、土茯苓益气健脾、温阳化湿；以没药化瘀消肿止痛。诸药合用滋阴温阳，化湿利水，消肿止痛以祛诸症。以后各诊中随症加减，效如桴鼓，尤其橘核一药散结止痛，可直达病所，小茴香、乌药温阳散寒，引药达到下焦肝脉，都充分体现了中医的辨证思想。

（三）癃闭

1. 先清利湿热，后调补肾气治疗老年前列腺增生合并前列腺炎

刘某某，男，56岁，2001年12月15日初诊。

主诉：尿频、尿急、尿痛、尿不尽伴会阴及少腹睾丸疼痛2月，加重1周。

初诊：患者2月前在外地打工，居住工棚，天气渐凉，工棚阴冷潮湿，夜间突然出现少腹睾丸疼痛，并有尿频、尿急、尿痛、尿线变细、尿不尽、腰骶酸困。次日急去当地诊所求治，诊为"前列腺增生合并急性前列腺炎"，予以输液治疗并加口服药物，1周后病情缓解，但未痊愈。患者曾有早泄、阳痿病史。3天前饮酒后即觉全身不适，经人介绍求治于米子良教授。现症见：尿频、尿急、尿痛、尿不尽，小便赤涩有时仅滴数滴，会阴、睾丸、小腹坠痛，尿后滴白，阴囊下潮湿微痒，觉双腿酸软，腰部酸困甚。舌淡胖，苔白腻，脉沉细滑稍数。西医诊断：前列腺增生合并急性前列腺炎；中医诊断：淋证、癃闭。证候：肾气亏虚，湿热蕴结下焦。治

法：清热渗湿利窍，兼以补肾温阳化气。拟方：萹蓄 12g，瞿麦 12g，木通 6g，玄胡 12g，川楝子 10g，萆薢 15g，滑石 10g（包煎），白花蛇舌草 10g，甘草 8g，车前子 10g（包煎），乌药 10g，川断 10g，牛膝 15g。7 剂，水煎服，日 1 剂。

二诊（2001 年 12 月 22 日）：尿频、尿急减轻，少腹、会阴、睾丸疼痛好转，时尿后滴白。上方继服 7 剂，日 1 剂。

三诊（2001 年 12 月 29 日）：诸症悉减，疼痛已愈，小便通畅，唯夜尿频多，小便无力，一夜 4～5 次，伴阳痿早泄。处方：生地 15g，山茱萸 10g，山药 12g，云苓 12g，泽泻 10g，丹皮 10g，川断 12g，牛膝 15g，菟丝子 10g，枸杞子 8g，车前子 10g（包煎），炙龟板 10g（先煎），鹿角胶 6g（烊化），补骨脂 10g。7 剂，水煎服，日 1 剂。

四诊（2002 年 1 月 16 日）：患者喜形于色，自述精神转佳，阳事亦兴，腰已不困，夜尿 1 次，舌脉亦大为改善。仍以上方继服 7 剂，并嘱其慎饮酒，忌辛辣，节房事，避寒湿，以防其复发。

【按】前列腺增生属中医"癃闭"范畴，前列腺炎属中医"淋证""尿浊"范畴。前列腺炎是青壮年常见的前列腺疾病，也是老年前列腺增生患者极易合并出现的前列腺疾病。《内经》言："膀胱不利为癃，不约为遗溺。"本病的发生多为饮食不节、情志不畅、劳累过度、房事不节、居处潮湿等原因导致正气亏虚，湿热或寒湿之邪乘虚蕴结下焦，膀胱气化不利，肝经气血瘀滞，进而出现尿频，尿急，尿不尽，甚则滴沥刺痛，少腹、睾丸、会阴疼痛等症状。前列腺炎虽有脾肾亏虚的表现，然湿邪蕴结下焦是导致膀胱气化不利以及肝经气血瘀滞的主要原因，所以治疗当清利下焦湿邪，兼以理气化瘀以治其标，待邪实祛尽再予调补脾肾，若正虚明显者，亦可增加温肾健脾之药，标本兼治。

　　本患年近花甲，肾气渐虚，又终日工地劳作，正气耗伤，更加居处寒冷潮湿，致使正虚邪入，寒湿之邪入侵居于下焦，阻碍气机，致膀胱气化不利，肝经凝滞，气机不畅，而出现尿频急，尿不尽感，以及会阴、睾丸、少腹疼痛等症。虽经西医诊治，但仍未痊愈，且出现阳痿之证，说明病伤肾气，正虚未复。后又不能节制饮食，大量饮酒，助其湿热并引动余邪，使病复发，所以在治疗中首以萹蓄、瞿麦、木通、滑石、甘草、车前子取八正散之意；加萆薢、白花蛇舌草以清热利湿，化浊利窍；牛膝、川断、乌药补肾气以温化膀胱；玄胡、川楝乃金铃子散，行气止痛。全方治标为主，以祛邪为要，服药后效佳。二诊效不更方，要使祛邪务尽。三诊邪祛正虚，肾虚气化无力，故予以固肾治本为主，遂与六味加龟鹿兼诸补肾药以阴阳精气并补，使肾气旺，下焦得固，无有客邪之所，而病不能反复，唯加用一味车前子仍为清利余邪而设。四诊疗效显著，更加淫羊藿补肾阳散寒湿。五诊已达理想之效果，故嘱其注重日常生活调理，以防疾病复发。

（四）阳痿

1. 补阴壮阳治疗阳痿

张某某，男，47岁，2006年11月10日初诊。

主诉：性欲减退半年余。

初诊：性欲低，房事不举，腰时有酸困，少腹隐痛，寐差，前列腺液化验诊为前列腺炎，舌淡少苔，脉沉细。西医诊断：前列腺炎；中医诊断：阳痿。证候：阴阳两虚。治法：补阴壮阳安神。拟方：六味地黄丸加减。处方：丹皮10g，泽泻10g，云苓10g，山药15g，生地10g，山茱萸12g，仙灵脾15g，巴戟天10g，肉苁蓉12g，夜交藤10g，五味子10g，炒枣仁20g，砂仁8g（后下），玄胡10g，金钱草15g。6剂，水煎服，日1剂。

二诊（2006年12月1日）：咳嗽有黄痰，寐可，性欲低，少腹隐痛。上方去砂仁、枣仁、玄胡、金钱草，加枸杞子12g，黄芩10g，瓜蒌18g。6剂，水煎服，日1剂。

三诊（2006年12月8日）：无咳嗽，余症缓。守法，加阳起石12g。6剂，水煎服，日1剂。

四诊（2006年12月15日）：无咳嗽汗出，寐可，阳事举而不坚。诊为命门火衰，治以温肾壮阳起痿。右归丸加减治疗，组方如下：熟地15g，山药10g，山茱萸12g，枸杞子15g，菟丝子12g，鹿茸1g，仙灵脾15g，巴戟天15g，阳起石15g，肉苁蓉15g，怀牛膝10g。6剂，水煎服，日1剂。

五诊（2006年12月25日）：诸症缓解，上方加泽泻10g，丹皮10g。6剂，水煎服，日1剂。

【按】阳痿是指成年男子性交时，由于阴茎痿软不举，或举而不坚，或坚而不久，无法进行正常性生活的病证。《类证治裁》谓，男子二八而精通，八八而精绝，阳密则固，精旺则强。肾之精气充盛,则人道健全,乃能有子。若肾气本虚,或房室不节,或因惊恐所伤,使肾气受损,水虚则真阴亏损,火衰则元阳不固,皆可使阳事不举,或早泄而痿,此阳痿发于肾者。

该患诊为阴阳两虚,肾阳虚则命门火衰,而见阳事不举;肾阴虚阴不纳阳而见寐差,筋脉失养而见腰困,少腹隐痛;舌淡少苔,脉沉细皆为阴阳两虚之证。故初诊以六味地黄丸加减补阴壮阳。二诊患者有黄痰、咳嗽,故加黄芩、瓜蒌以清热去痰,因寐可,故减砂仁、枣仁等安神之品。三诊诸症缓,故加阳起石以起痿。四诊时患者仅有阳事举而不坚之症,在初诊用六味地黄方滋补肾阴的基础上,改用右归丸加减治疗,以加大壮阳之力,则阴充阳长,阴充阳复,其功自复。各诊均随症加减,灵活用药,体现了辨证论治的中医临床特色。

2. 补肾固精治疗阳痿

赵某某,男,38岁,2007年11月30日初诊。

主诉:腰困痛伴早泄、阳痿半年。

初诊:患者自述职业为砖瓦工,半年前因工作繁忙劳累后出现腰困、腰痛等症,进而逐渐出现阳事不兴,或早泄,或阳痿,晨起乏力,干活时汗多。自购六味地黄丸,服用后稍有好转。由于工作较忙,未能系统治疗,但精力一直较差,近日工地停工,遂来米子良教授处求治。现症见:腰困腰痛,性欲下降,早泄或阳痿,精神不振,手足心热,活动时出汗较多。时有胃胀,纳呆,寐差,查其舌质淡、舌中小裂,苔薄白,脉弦缓、尺部尤显。中医诊断:腰痛,阳痿。证候:肾精不足,肾气不固。治法:补肾固精。拟方:金锁固精丸加味。处方:锁阳10g,芡实15g,莲须10g,煅龙牡各15g(先煎),沙苑子10g,川断15g,杜仲10g,菟丝子10g,枸杞10g,五味子10g,夜交藤20g,巴戟天10g,鹿角胶8g(烊化),生地15g,焦三仙各15g。6剂,水煎服,日1剂,分2次温服。

二诊(2007年12月5日):时汗出,口苦,上方加知母12g,胡黄连10g。6剂,水煎服,日1剂,分2次温服。。

三诊(2007年12月11日):诸症均减轻,精神转佳,腰困及手足心发热已不明显,出汗亦减,唯觉胃痛,上方去五味子、鹿角胶,加玄胡10g。6剂,水煎服,日1剂,分2次温服。

四诊(2007年12月17日):阳事渐兴,有时早泄。仍以上方继服。后以本方制蜜丸服3月余,疾病彻底治愈。

【按】此例患者,劳形费力,日久损伤肾中精气,肾元虚怯则作强无能,精关不固,腰府失其所养。米子良教授采取"痿则振之""滑则固之""损则补之"的方法,用杜仲、川断、菟丝子、枸杞、巴戟天等以振阳起痿;锁阳、莲须、芡实、煅龙牡、沙苑子、五味子、山茱萸以固肾摄精;以鹿角胶、锁阳、巴戟天、枸杞等填补虚损之精气,取"精之不足,补之以味"之义,使肾中精气充盛,肾精得固,阳事亦兴。

第六章 气血津液病证

一、概述

气与血既是人体生命活动的动力源泉，又是脏腑功能活动的产物。脏腑的生理现象、病理变化，均以气血为重要的物质基础。津液是人体正常水液的总称，也是维持人体生理活动的重要物质。津液代谢失常多继发于脏腑病变，而它又会反过来加重脏腑病变，使病情进一步发展。气血津液的运行失常或生成不足，是气血津液病证的基本病机。

气血津液病证是指在外感或内伤等病因的影响下，气、血、津、液运行失常，输布失度，生成不足，亏损过度，从而导致人体功能异常的一类病证。其中包括气机郁滞引起的郁证，血溢脉外引起的血证，水液停聚引起的痰饮，阴津亏耗引起的消渴，津液外泄过度引起的自汗、盗汗，气血阴阳亏虚或气血水湿郁遏引起的内伤发热，气血阴阳亏损、日久不复引起的虚劳，以及正虚邪结，气、血、痰、湿、毒蕴结引起的癌病等。

二、米子良教授对气血津液病证的认识

气血与津液有相互滋生、相互转化的关系，但气血和津液的不足，也常互相影响，针对气血津液的病变性质进行治

疗，应补益其亏损不足，纠正其运行失常，如益气、理气解郁、顺气降逆、补血养血、活血化瘀、滋阴润燥等。米子良教授认为同时要重视补益脾胃，尤其是对气血津液亏耗过多或生成不足所形成的病证，因脾胃为后天之本，气血生化之源。另外要重视气、血、津三者之间的关系，注意将相关理论如气为血帅，气能行血、行津，气能摄血、摄津，血为气母，津能载气，津血同源等，用于指导气血津液有关病证的临床治疗。米子良教授从事中医临床40余年，精研岐黄之术，积累了丰富的临床经验，在中医气血津液病证的诊治方面有独到之处。

（一）理气开郁、调畅气机、怡情易性治气郁

米子良教授认为，郁证的发生以气郁为主要病变，而气郁的病因总属情志所伤，发病与肝脏最为密切，其次涉及心、脾。郁证成因主要为七情所伤，情志不遂，或郁怒伤肝，导致肝气郁结而为病，故病位主要在肝，但可涉及心、脾、肾。肝喜条达而主疏泄，长期肝郁不解，情怀不畅，肝失疏泄，可引起五脏气血失调。肝气郁结，横逆乘土，则出现肝脾失和之证。肝郁化火，可致心火偏亢。忧思伤脾，思则气结，既可导致气郁生痰，又可因生化无源，气血不足，而形成心脾两虚或心神失养之证。更有甚者，肝郁化火，火郁伤阴，心失所养，肾阴被耗，还可出现阴虚火旺或心肾阴虚之证。故米子良教授善用逍遥散加减治疗，方中柴胡疏肝解郁，使肝郁得以条达；白芍、当归养血敛阴，柔肝缓急，归、

芍与柴胡同用，补肝体而助肝用，使血和则肝和，血充则肝柔；木郁则土衰，肝病易传脾，故以茯苓、甘草健脾益气，不仅实土以御木乘，而且使营血生化有源。若气郁化火，则用丹栀逍遥散；若肝火扰乱心神而致失眠，则加朱砂安神丸养心安神；若有心肾两虚，心肾不交者，易养心安神，滋养肝肾，方用天王补心丹滋阴养血，补心安神，并配合六味地黄丸以补肝肾之阴。米子良教授常说，治疗气郁应以理气开郁、调畅气机、怡情易性为基本治疗原则。正如《医方论·越鞠丸》方解中所言："凡郁病必先气病，气得疏通，郁于何有？"又如《临证指南医案》所言："郁证全在病者能移情易性。"故病人保持心情舒畅，避免不良的精神刺激，对促进疾病的好转乃至痊愈都甚有裨益。

（二）治火、治气、治血以疗血证

血证就是血液不循常道，或上溢于口鼻诸窍，或下泄于前后二阴，或渗出于肌肤，所形成的一类出血性疾患。米子良教授认为，血证的发生不外乎虚实两类，实证是由于火热熏灼、迫血妄行所致，虚证则是气虚不摄、血溢脉外而致。对于血证的治疗可归纳为治火、治气、治血三个原则。

1. 治火

实火当清热泻火，火去则营自安，虚火宜滋阴降火，虚火降则血自止。米子良教授治疗虚火灼肺善用百合固金汤加减，以生地滋阴清热，百合、麦冬滋养肺阴并润肺止咳；玄参咸寒助生地清虚火，兼利咽喉；川贝清热润肺，化痰止咳，加沙参、玉竹增加益气滋阴润肺之功。若阴虚火旺，扰动血络，则方用六味地黄丸加味滋阴降火，山栀泻心火、清心除烦而善治实火；麦门冬意在壮肺肾之阴，可使金水相生；怀牛膝者引火下行，兼以调补肝肾。

2. 治气

气为血帅，气能统血，血与气休戚相关，故《医贯·血证论》说："血随乎气，治血必先理气。"实证宜清气降气，虚证宜补气益气。米子良教授治疗肺脾气虚而致出血常用六君子汤加减治疗，党参、白术、茯苓、甘草补气健脾，陈皮、半夏燥湿化痰，加山药以益气养阴、补肺脾肾。若脾虚血失统摄则善用归脾汤加减治疗，以四君子补气健脾，当归、黄芪益气生血，意在气能生血，气能统血。

3. 治血

《血证论·吐血》说："存得一分血，便保得一分命。"要达到治血的目的，就要适当地选用止血方药。米子良教授在选用止血药时喜用三七、白及活血止血，使血止而不留瘀。

（三）补益亏损不足，注意攻补适宜

米子良教授认为津与液都由饮食所化生，由三焦所布散，出入于肌肤腠理，流行于筋骨关节。津液的代谢是由各个脏腑相互协作来完成的复杂的生理过程，其生成、输布、排泄任何一个代谢环节失常，都会引起相应的病变。如阴津亏耗引起的消渴，水液停聚引起的痰饮，津液外泄过度引起的汗证，气血阴阳亏虚或气血水湿郁遏引起的内伤发热，气血阴阳亏损、日久不复引起的虚劳等。米子良教授在治疗消渴证时常使用润肺、清胃、滋肾之法，如程钟龄《医学心悟·三消篇》言："治上消者宜润其肺，兼清其胃；治中消者，宜清其胃，兼滋其肾；治下消者，宜滋其肾，兼补其肺。"临床上肺、胃、肾所病常常相兼而作，而三消之症状又每每共见，所以应明辨脏腑病机，权衡使用。对久病患者往往以滋肾为主，兼以润肺、清胃，常用熟地、山萸肉、山药、枸杞、五味子、菟丝子等滋肾固精，阳中求阴；二冬、天花粉、生地以润肺金，兼以清胃；石膏、知母以清胃热，而兼润其肺。若兼有瘀血、火毒、络阻等证，可兼用活血、解毒、通络诸法，灵活用之。米子良教授常常嘱咐患者要注意生活调摄。正如《儒门事亲·三消之说当从火断》说："不减滋味，不戒嗜欲，不节喜怒，病已而复作。能从此三者，消渴亦不足忧矣。"治疗痰饮米子良教授常遵《金匮要略》"病痰饮者当以温药和之"之旨，用苓桂术甘汤温阳化饮。对于津液过度外泄而出现的汗证，在治疗时米子良教授喜用玉屏风散合牡蛎散加减，以益气实卫，收敛止汗。治疗不明原因发热，米子良教授常用小柴胡汤和解少阳以祛邪，参术苓草健脾益气以扶正，如久病伤阴则加知母养阴生津，使邪祛正安。

　　米子良教授常告诫吾辈，气血津液是人体基本物质，气血与津液常相互滋生、相互转化，但气血和津液的不足，也常互相影响。机体的病变无不涉及气血津液，气血津液的病变又往往反映脏腑功能的失调，所以认识和分析气血津液的病因、病机、病证，就能深入地探讨脏腑的病理变化，对指导临床实践有重要的意义。

三、医案举隅

（一）郁证

1. 疏肝理脾，清心安神治疗轻度抑郁症

张某，女，36岁，2000年3月6日初诊。

主诉：心烦易怒，寐差梦多，忧思善恐半年，加重10余天。

初诊：患者自述半年前因生意合作不利、损失惨重，导致忧思、恼怒而生此病。起初心烦失眠、纳减胃胀、善太息，未予治疗。后渐觉神疲乏力，失眠多梦、易于惊醒，心慌心悸，晨起头晕，白日工作心情烦闷，急躁易怒，多无端责备员工，虽自知不该，但难以克制，后生悔意。曾到医院诊治，西医诊断为轻度抑郁症，予抗抑郁药物（具体不详）口服治疗。服药期间睡眠有所改善，虽能坚持上班，但白天精力不足、昏昏欲睡，夜间仍梦多，全身不适明显，只好减量直至停服抗抑郁药。近10多天，又感症状加重，经人介绍特来求治于米子良教授。现症见：心烦失眠，多梦易醒，醒后心慌心悸，急躁易怒，善太息，口干口苦，触事易惊，忧思多疑，胸胁满闷不舒，不思饮食，食后腹胀，全身乏力，视其面容憔悴，眼眶黯黑，询其月经基本正常。查：舌红苔薄黄少津，脉弦细数。西医诊断：轻度抑郁症；中医诊断为：郁

证。证候：肝郁脾虚，心火扰神。治法：疏肝理脾，清心安神。拟方：丹栀逍遥散合朱砂安神丸加味。处方：丹皮 10g，炒栀子 12g，柴胡 10g，白芍 15g，白术 10g，云苓 12g，薄荷 10g(后下)，甘草 10g，生地 20g，琥珀 2g(冲服)，川连 4g，当归 12g，夜交藤 15g。5 剂，水煎服，日 1 剂，分 2 次温服。

二诊(2000 年 3 月 12 日)：服药后情绪较前平稳，纳食渐增，睡眠稍好转，仍梦多，易惊善恐，疲乏无力，上方加龙齿 20g(先煎)。7 剂，水煎服。

三诊(2000 年 3 月 20 日)：诸症均减，纳食增，睡眠改善，口干口苦消失，情绪基本平稳，但仍梦多，不能多思考。自感半年来记忆力明显下降，上方去丹皮、栀子、薄荷，加炒枣仁 12g，柏子仁 12g。整方如下：炒枣仁 12g，柏子仁 12g，龙齿 20g(先煎)，土茯苓 12g，夜交藤 12g，琥珀 2g(冲服)，生地 20g，川连 4g，当归 12g，白芍 15g，白术 10g，柴胡 10g，甘草 10g。10 剂，水煎服，日 1 剂，分 2 次温服。

四诊(2000 年 4 月 1 日)：服上方 10 剂后，诸症悉平，唯夜寐梦多，患者恐停药复发，又来诊治。仍守上方继服 10 剂，嘱其放松心情，避免过劳，可防复发。

【按】郁证是指因情志不畅，气机郁结导致脏腑功能失调而出现心情抑郁、情绪不宁、心烦心悸、失眠多梦、易惊善恐、易怒多悲等情志变化，以及胁肋胀痛、满闷不舒，或咽如物阻、纳差神疲等一系列以心、肝、脾受病为主要症状的疾病。郁证日久，亦可影响肺肾而致多脏腑受病，病机也变得更为复杂。现代医学的"神经衰弱""抑郁症""神经官能症"等类似于中医的郁证,可按郁证来辨治。中医认为郁证的发生,多因身处逆境、所愿不遂、忧思愤怒等致使气机郁结气血运行不畅,进而发生胸闷、太息、胁肋不舒、腹胀、纳差等气滞证的表现。气滞日久可化火、生痰、伤阴、耗血乃至伤精,悉由乎此。所以治疗郁证,首当理气解郁,结合郁证所伤及的脏腑,在理气解郁的基础上分别加以相应的治法,务使气机通畅,气血流通,病可获愈。

本患者年轻有为,突遭打击,心绪难平,忧思气愤,扰乱气机,思则气结,怒则气上。气结则纳减、胃胀太息,气上则嗳气。气郁化火则心烦失眠,气郁不减,肝木则旺,木气不达则急躁易怒;母病及子,木火扰心则失眠多梦,梦易惊醒,心慌心悸;脾土受损则见神疲乏力。虽经西医诊治,但未能坚持,中途停药,诸症又起。此时所现诸症,已属气机郁结、郁而化火的进一步发展,耗伤了阴血,脏腑失养,渐至及肾。其急躁易怒、善太息、胸胁满闷不舒,均为肝郁未解所致;口干、口苦乃气郁化火伤阴;终日不饥、食而无味、食后腹胀、全身乏力,为脾土受损所致;触事易惊、多虑,为胆气内虚所致;多悲为心气不足;善恐为肝血亏虚,肾气被汲;忧思为脾虚;多疑属胆不能决断;面容憔悴、眼眶黯黑,此神气不足,不华于面所致;舌脉所现乃为气机郁结,气血不足,郁火伤阴之象。

本病气郁日久,脏腑相传,涉及病变脏腑较多,故诸症百出。然治病求本,因该患病起于肝、后及心脾,故治疗选丹栀逍遥散合朱砂安神丸疏肝健脾、泻火安神兼以养阴生津。肝郁得解,脾气得健,郁火得清,心神得安则郁证可愈。方中丹栀逍遥散取原方意,朱砂安神丸以琥珀易朱砂,为米子良教授所创。该方避朱砂之毒,而仍建重镇安神之功,加夜交藤助其安神。二诊加龙齿,重以镇怯。三诊郁火已解,故去丹皮、栀子、薄荷,加炒枣仁、柏子仁,以养心安神。四诊仍重视郁证后期的治疗,并嘱咐患者尽量移情易性,忘却烦恼,对疾病的治疗和预后均可起到积极的作用。

2. 滋补心肾,交通阴阳治疗性功能低下、抑郁症

菅某某,男,37 岁,2007 年 1 月 15 日初诊。

主诉:性功能低下 5 年,合并抑郁症半年。

初诊:据患者自述,32 岁结婚,婚后性功能低下,早泄,有时出现阳痿,夫妻感情不合,经常发生吵闹,患者日感抑郁,心情不畅。曾四处求医,服多种补肾壮阳之品,效果不理想。自去年 8 月,患者出现烦躁、失眠、心悸等症状,且经常焦虑不安,性功能下降加重,医院诊断为抑郁症。曾服抗抑郁药,症状稍有缓解,但性功能几近废失。后经朋友介绍来米子良教授处求治。现症见:失眠心悸,健忘,时悲伤欲哭,腰困较重,阳痿,早泄。诊其舌淡中裂苔薄白脉弦缓,左寸关显。西医诊断:抑郁症;中医诊断:郁证,阳痿。证候:心肾两虚,水火不济。治法:滋补心肾,交通阴阳。拟方:天王补心丹合金锁固精丸加减。处方:柏子仁 12g,二冬各 10g,生地 15g,当归 15g,党参 15g,五味子 12g,远志 12g,茯神 15g,生龙牡各 15g(先煎),川断 15g,枸杞 10g,仙灵脾 15g,琥珀 3g(冲服),锁阳 12g,芡实 10g,莲须 10g。

4剂，水煎服，日1剂，分2次温服。

二诊（2007年1月19日）：药后见效，情绪较前平稳，夜可睡眠4~5小时，仍腰困，夜尿两次。上方加覆盆子10g，6剂，水煎服，日1剂，分2次温服。

三诊（2007年1月26日）：服上方后睡眠明显改善，心情亦较前平稳，仍时有腰酸、腰困，手足心热，性欲淡漠。更方为：生地12g，山茱萸12g，山药15g，云苓12g，丹皮12g，泽泻12g，五味子10g，枣仁20g，川断15g，枸杞子10g，煅龙牡各15g（先煎），仙灵脾15g，巴戟天10g，菟丝子10g，锁阳10g。6剂，水煎服，日1剂，分2次温服。

四诊（2007年2月3日）：腰困好转，近日又寐差，上方加青龙齿15g，以镇惊安神。6剂，水煎服。

五诊（2007年2月9日）：诸症均好转，性欲渐兴，阳事亦举，情绪平稳，心情亦渐开朗。仍以上方继服半月。

六诊（2007年2月25日）：诸症均渐愈，仍时有早泄，上方去泽泻，加莲须10g，芡实12g，补骨脂10g，以加强补肾涩精之功。继服半月。其后患者电话告知，疾病已愈，颇为感谢米子良教授，不仅治愈疾病，也拯救了家庭。

【按】本患所现乃心肾两虚、水火不济之证，但却屡用补肾壮阳之品，使其相火更亢而君火亦炽，心肾之阴亦不断被耗，进而此疾未愈而生他疾，使得性功能低下又复加抑郁症。米子良教授辨证准确，以天王补心丹养心，滋肾补心肾之阴，合用金锁固精丸固其封藏之本，使水升火降，心肾相交，封藏有权。后期又以六味地黄丸合用仙灵脾、巴戟天等诸多补阳药,意在补肾固本,复其作强之能。治疗全过程抓住心肾不交的病机关键,以心肾并治,调理阴阳为法,使其心肾相交,水火既济而病乃获愈。

3.疏肝解郁清热法治肝郁气滞证

张某某,女,56 岁,2006 年 6 月 16 日初诊。

主诉:心烦,乏力,夜寐差,上半身热,下半身凉,大便不畅 10 余年。

初诊:患者自述 10 年前因劳累加生气而出现心烦、乏力、善太息、上半身热,下半身凉,夜寐差,大便不畅。曾服用番泻叶水 10 年,鹿茸丸 1 年,效果不佳。经人介绍来米子良教授处求治。现症见:心烦,乏力,善太息,上半身热,下半身凉,夜寐差,大便不畅,苔黄腻,脉弦。中医诊断:郁证。治法:疏肝解郁清热。拟方:逍遥散合四逆散加减。处方:柴胡 8g,当归 12g,白芍 15g,云苓 15g,炙甘草 8g,枳壳 10g,半夏 8g,太子参 15g,黄芩 10g,菊花 15g,金钱草 15g,玄胡 10g,炒槟榔片 10g,沉香 6g,夜交藤 20g。12 剂,水煎服,日 1 剂,分温 2 次服。

二诊:效不显,寐差。加煅磁石 15g(先煎),8 剂,水煎服,日 1 剂。

三诊(2006 年 7 月 6 日):上半身热、下半身凉减轻。仍心烦、寐差,大便艰难。舌苔黄腻中间明显,脉弦缓。拟方如下:柴胡 8g,当归 12g,炒白芍 12g,白术 10g,云苓 12g,炒枳壳 8g,炙甘草 8g,川连 4g,川朴 4g,太子参 15g,白芷 10g,玄胡 10g,炒槟榔片 8g,肉苁蓉 12g,乌药 10g。6

剂，水煎服，日 1 剂。

四诊（2006 年 7 月 17 日）：近日心烦不寐、下肢怕冷、大便艰难均好转。上方去甘草、白术，加炒磁石 15g（先煎），夜交藤 25g。4 剂，水煎服，日 1 剂。

五诊（2006 年 7 月 28 日）：诸症减轻，上方加菖蒲 10g。6 剂，水煎服，日 1 剂。

六诊（2006 年 8 月 14 日）：诸症基本消失。上方去柴胡，加合欢皮 10g。7 剂，水煎服，日 1 剂。

【按】初诊时患者自述上半身热，下半身凉，心烦、乏力、善太息，夜寐差，大便不畅，脉弦。米子良教授认为该患是因气机郁结，运行不畅所致。肝气郁滞，气机郁遏，郁久化热，而见上半身热；气机郁遏，阳气不能下达，失于温煦而见下半身凉。故治以疏肝解郁，调达气机，用逍遥散合四逆散加减。并以黄芩、菊花、金钱草加强清热之功；沉香、枳壳、炒槟榔片来理气通便；夜交藤清热安神。二诊加煅磁石以重镇安神，潜阳纳气。三诊肝郁症状减轻，守法的基础上加川连泻上焦之热，清心除烦，加白术、川朴、白芷、肉苁蓉、乌药健脾益气，燥湿祛痰，润肠通便。以后各诊随症加减，患者痊愈。

（二）血证

1. 滋养肺肾，化痰止血治疗支气管扩张

陈某，女，70 岁，2005 年 5 月 30 日初诊。

主诉：咳嗽，咯血，胸闷伴低热 1 周。

初诊：既往于 80 年代曾有肺炎、胸膜炎病史。患者平素常因感冒引起咳嗽。此次因咳嗽、咯血遂去内蒙古自治区医院就诊，经胸部 X 光及相关检查诊断为：支气管扩张。痰检未发现结核杆菌。予抗生素等相关治疗 1 周，效不显，遂来我院就诊。现症见：咳嗽，咯血，每日咯血约 20ml ～ 30ml，痰中带血，色鲜红，胸闷，低热 37.3℃，口干，腰膝酸软无力，自觉疲乏无力，消瘦，纳少，舌红无苔、两侧有瘀斑，脉细稍数。西医诊断：支气管扩张；中医诊断：咯血。证候：肺肾阴虚，虚火上炎。此为素有肺病，久病肺虚，肺乃肾之母，肺虚及肾，病久则肺肾阴虚，阴虚生内热，虚火上炎，致肺失肃降，火热迫血妄行而发生咳嗽、咯血。治法：滋养肺肾，化痰止血。拟方：百合固金汤加减。处方：百合 10g，生地 15g，玄参 10g，川贝 8g，桔梗 10g，沙参 10g，麦冬 10g，玉竹 10g，甘草 8g，太子参 10g，炙杷叶 10g，白及 6g，怀牛膝 10g，知母 10g，焦三仙各 12g，瓜蒌 15g。4 剂，水煎服，日 1 剂，分两次温服。

二诊（2005 年 6 月 3 日）：咳嗽、咯血较前稍减，自述仍胸闷，腿软无力，低热。上方太子参加至 12g，6 剂，水煎服，日 1 剂。

三诊（2005 年 6 月 10 日）：已不咯血，仍咳嗽，咳黄痰，口干、低热、纳少，全身乏力好转，大便偏稀，1 日 2 次，上方加诃子 10g，鱼腥草 12g，去生地，玉竹。处方：百合 10g，玄参 10g，川贝 8g，桔梗 10g，沙参 10g，麦冬 10g，甘草 8g，太子参 12g，炙杷叶 10g，白及 6g，怀牛膝 10g，知母 10g，焦三仙各 12g，瓜蒌 15g，诃子 10g，鱼腥草 12g。6 剂，水煎服，日 1 剂。

四诊（2005 年 6 月 17 日）：咳嗽、咯黄痰大减，仍口干，低热，纳少，胸闷，大便每日 1～2 次，守法，上方不变。6 剂，水煎服，日 1 剂。

五诊（2005 年 6 月 24 日）：偶有咳嗽，咯黄痰，仍有低热，体温 37.2 度，纳少，胸闷。处方：百合 10g，玄参 10g，川贝 8g，桔梗 10g，麦冬 10g，太子参 12g，白及 6g，知母 10g，焦三仙各 12g，瓜蒌 15g，诃子 10g，鱼腥草 12g，鸡内金（炒）10g，丹参 8g。6 剂，水煎服，日 1 剂。

六诊（2005 年 7 月 1 日）：已无咳嗽，体温 36.9 度，唯仍感胸闷憋气，上方去白及，加百部（炙）8g，生地 12g。处方：百合 10g，玄参 10g，川贝 8g，桔梗 10g，麦冬 10g，太子参 12g，知母 10g，焦三仙各 12g，瓜蒌 15g，诃子 10g，鱼腥草 12g，鸡内金（炒）10g，丹参 8g，百部（炙）8g，生地 12g。6 剂，水煎服，日 1 剂。

七诊（2005 年 7 月 8 日）：胸闷憋气基本消失，体温正常，进食佳。故守上方不变，继服 12 剂，日 1 剂，以巩固疗效。随访半年未出现咳嗽、咯血。

【按】咯血乃血由气道而出，或纯红鲜血，间夹泡沫，或痰中带血，为临床常见难治病证之一。米子良教授认为咯血的中医治疗，与血证一样，应掌握三大要点：①澄源、塞流为先。如热迫血妄行，当先凉血安营；若属血瘀，则当活血行瘀。②活血当治气。气为血帅，治血先治气，气滞当行气化滞,气虚则宜补气摄血。③治血应治火。实证泻火,釜底抽薪,火去则营自安,虚证宜滋阴降火,虚火降则血自止。

对于本案例来讲,肺乃肾之母,肺虚及肾,病久则肺肾阴虚,阴虚生内热,虚火上炎,肺失肃降,则咳嗽、气喘;虚火灼津,则口干,低热;虚火灼伤肺络,则致咯血或痰中带血。故以百合固金汤滋养肺肾,止咳化痰。以百合甘寒,滋阴清热,润肺止咳;生地滋阴兼凉血止血;玄参咸寒助生地清虚火,兼利咽喉;麦冬甘寒,助百合滋阴清热,润肺止咳;川贝清热润肺,化痰止咳。加沙参、玉竹增加益气滋阴润肺之功;牛膝引血下行,小量白及收敛止血,以防止血留瘀。咳血由咳逆而出,故顺气降逆、化痰止咳是治咳血的重要环节。故以炙杷叶、瓜蒌、百部等品化痰止咳降逆。胃呆纳少,故又以焦三仙、鸡内金开胃消积。纵观全方有滋养肺肾、润肺清热、消痰降逆、凉血止血之功。既针对病本滋养肺肾以清热,又针对病标以降逆止血,标本兼治,方药与证候丝丝入扣。

2. 滋阴降火,凉血止血治鼻衄

李某某,男,48 岁,2001 年 2 月 23 日初诊。

主诉:鼻衄反复发作 1 月余。

初诊:患者自述于 1 月前因工作繁忙,经常加班熬夜,忽一日发生鼻衄,出血势急。后经冷敷,兼服云南白药粉后渐止,此后便经常反复鼻衄,或两日一次或一日两次,出血量或多或少,最多一次鼻衄出血量约 100ml,虽经治疗亦未痊愈,后渐觉头晕、寐差,遂来求治于中医。现症见:头晕,寐差，心烦，口干，鼻干，腰困酸软，舌淡苔薄舌尖红，脉细弦稍数，左寸大。西医诊断：鼻衄；中医诊断为：血证（鼻衄）。证候：阴虚火旺，扰动血络。治法：滋阴降火，凉血止血。拟方：六味地黄丸加味。处方：生地15g，山萸肉10g，山药12g，云苓15g，泽泻10g，丹皮10g，五味子10g，仙鹤草15g，白茅根15g，藕节12g，三七粉（冲服）2g，白芍15g，菊花15g，炒枣仁15g，栀子6g。5剂，水煎服。

二诊（2001年3月2日）服上方后鼻未再出血，头晕减轻，寐增，腰困好转，仍口干，鼻干，上方加天门冬10g。5剂，水煎服。

三诊（2001年3月8日）鼻衄一直未发作，诸症基本消失，唯仍觉腰困，上方加怀牛膝15g。5剂，水煎服。

【按】《灵枢·百病始生》言："阳络伤则血外溢，血外溢则衄血，阴络伤则血内溢，血内溢则后血。"《景岳全书·血证》言："凡诸口鼻见血，多由阳盛阴虚，二火逼血而妄行诸窍也。"书中又言："血本阴精不宜动也，而动则为病，血主营气不宜损也，而损则为病，盖动者多由于火，火盛则破血妄行；损者多由于气，气伤则血无以存。"由此可见，衄血以火盛逆上伤络者多见，如外感燥热、肺火内郁、肝火上犯、胃火上攻所致之衄，皆为实火动血所致，至于脾气亏虚、气不摄血之鼻衄，则相对少见。亦有肝肾阴虚、虚火上炎伤络者，每多与肝火肝阳上扰者并见，此正是如景岳所言二火逼血而妄行之证。而对血证的治疗，《景岳全书·血证》言："凡治血证，须知其要，而血动之由，唯火唯气耳。"

　　本患年过四十，阴气渐虚，又因工作繁忙熬夜使郁火内积，阳气上张，更逢立春后春阳发动之时，而致此衄，系由肝肾阴虚于下而火亢于上所致。其腰困酸软乃下虚肝肾不足之征；头晕、心烦、寐差、口干、鼻干乃实火上盛灼津、邪热扰心之故；舌尖红、寸脉大皆病在上焦也；脉细弦稍数为脉失其血，阴血不宁之故。故治当滋阴以治下虚，降火以治上实，凉血治血以安血分，方中都气丸滋肾润肺，兼以敛降虚火；山栀泻心火、清心除烦而善治实火吐衄；白茅根、藕节凉血止血，仙鹤草收敛止血，三七粉化瘀止血，四药合用可使血止而不留瘀；炒枣仁养血安神以安心主；白芍补血敛阴；菊花清肝养肝清利头目。二诊加麦门冬意在壮其肺肾之阴，可使金水相生；加怀牛膝者引火下行，兼以调补肝肾耳。诸药合用，紧切病机，故收效甚捷，一月之衄，数日而愈。

　　3. 益气健脾，燥湿化痰止血治疗肺癌晚期之咳嗽咳血

　　范某某，男，82 岁，2006 年 8 月 21 日初诊。

　　主诉：咳嗽伴咯血 50 余天。

　　初诊：患者被诊断为肺癌晚期，出现咳嗽或伴咯血 50余天，夜间咳甚，身软乏力，气短，不思饮食，苔薄白，脉虚稍数，左弱于右。西医诊断：肺癌；中医诊断：肺癌，咯血。证候：肺脾气虚，痰湿阻遏。治法：益气健脾，燥湿化痰止咳。拟方：六君子汤加减。处方：太子参 15g，云苓 12g，炙甘草 8g，半夏 6g，陈皮 8g，山药 15g，焦三仙各 10g，砂仁8g（后下），炒鸡内金 15g，苏子 6g，瓜蒌 10g，杏仁 8g。4 剂，水煎服，日 1 剂。

二诊（2006年8月28日）：症缓，守法。上方加白及8g，川贝8g，薏苡仁12g。7剂，水煎服，日1剂。

三诊（2006年9月8日）：能吃点食物，咳嗽，不咯血，加白花蛇舌草10g，远志8g，薏苡仁12g。7剂，水煎服，日1剂。

四诊（2006年9月25日）：咳嗽减轻，食量增加，昨晚出现腹胀，上方加白术8g。7剂，水煎服，日1剂。

五诊（2006年10月9日）：症状基本同前。守法8月21日方加白及6g，川贝8g，薏苡仁15g，白花蛇舌草10g，黄芪12g，白术8g。7剂，水煎服，日1剂。

六诊（2006年10月20日）：昨日咳嗽明显。处方：苏子8g，瓜蒌15g，杏仁10g，川贝10g，当归10g，前胡8g，甘草8g，太子参12g，炙杷叶10g，鱼腥草12g，薏苡仁15g，罂粟壳4g。4剂，水煎服，日1剂。

七诊（2006年10月27日）：咳嗽稍减轻，上方加白及8g，白花蛇舌草12g。3剂，水煎服，日1剂。

八诊（2006年11月6日）：咳嗽不利，气短。守方。

九诊（2006年11月20日）：（住院治疗）纳少，上方去白及、甘草，加焦三仙各12g，鸡内金12g，白术10g。7剂，水煎服。

【按】肺主气，司呼吸，上连气道。故咳嗽的病变主脏在肺，与肝、脾有关，久则及肾。内伤咳嗽不外肺脏自病和它脏病变及肺所致。本案患者82岁，各脏器已衰，又肺脏自病——肺癌晚期。症见咳嗽或伴咯血，夜间咳甚，身软乏力气短，纳呆，苔薄白，脉虚稍数。乃脾肺气虚之症，治益气健脾、燥湿化痰止咳，六君子汤以益气健脾、燥湿化痰，加山药以益气养阴、补肺脾肾；砂仁化湿行气、温中止呕；鸡内金、焦三仙健脾消食导滞；加苏子、杏仁降气消痰、止咳平喘、润便；瓜蒌清热涤痰，宽胸散结。二诊加白及收敛止咳止血；川贝清热润肺，化痰止咳；薏苡仁健脾利湿。三诊加白花蛇舌草清热解毒，远志安神。余后各诊守法加减，减轻了患者的症状，提高了患者的生存质量。

4. 补气健脾，温中散寒治疗肌衄（过敏性紫癜）

王某某，女，16岁，学生，1975年3月6日入院。

主诉：发烧，周身不适，食欲不振，皮肤出现瘀斑3日余。

初诊：3天前，患者自觉发烧，周身不适，食欲不振，继则皮肤出现瘀斑，前来住院求治。既往无他病。检查：患者周身皮肤瘀斑，大小不等，形态各异，高出皮肤，色泽暗红，下肢上臂伸侧最著，轻度刺痒，手足发凉，腹中绞痛阵作，以脐周为甚，腹部柔软，喜按，呕吐不食，头晕、心悸，大便下血一日十余次，精神不振，面色苍白，舌质淡苔白，脉象细弱。血压80/50mmHg，体温37.5℃，脉搏90次/分钟，血沉30毫米/小时，白细胞4500/立方毫米，分类中性64%，嗜酸粒细胞6%，淋巴细胞30%，红细胞400万/立方毫米；血红蛋白计数9克/dL。经用苯海拉明、强的松、葡萄糖酸钙、维生素C及止血剂并加服中药炭类止血药3剂，病情渐重，延请中医诊治。西医诊断：过敏性紫癜；中医诊断：肌衄、便血。证候：中焦虚寒。治法：补气健脾，温中散寒兼以止血。处方：理中汤加味：党参 15g，白术（炒）10g，炙甘草 6g，干姜 6g，黄芪 15g，当归 10g，大枣 5 枚，玄胡 10g，三七参 10g。6 剂，水煎服，日 1 剂分两次服。

二诊（1975 年 3 月 12 日）：腹痛减轻，一日便血 2 ~ 3 次，量少，手足转温，原方去三七参、玄胡，加地榆 12g，炒白芍 15g。2 剂，水煎服，法同前。

三诊（1975 年 3 月 15 日）：患者精神尚好，纳食少量，不腹痛，下肢有稀疏瘀斑，舌质淡红，脉缓，上方去干姜、地榆、白芍。2 剂，水煎服，法同前。

四诊（1975 年 3 月 17 日）：患者食欲较好，紫癜若失，诸症向愈，再投前方 2 剂以善后。

【按】患者腹痛为寒气盛，寒凝络阻；腹软喜按属脾阳虚；呕吐便泻为脾胃不和升降失司；便血、周身紫癜为脾虚血失统摄；头晕神疲，面色苍白，脉细弱皆为气血不足；阳虚寒凝血不荣经故手足不温。病属"肌衄""便血"，治宜补气健脾，温中散寒兼以止血。（米子良．经方治疗急症二则．内蒙古中医药，1988，2:31–32）

（三）消渴

1. 清泻肺胃，益气养阴生津，兼以补肾固精治疗消渴病

李某某，男，47 岁，2001 年 11 月 26 日初诊。

主诉：烦渴多饮，食欲亢进，尿频量半年多。

初诊：患者为农民，自述今年夏季农忙时即感体力不如往年，干活易疲乏，又觉易饥易渴，一日三餐仍饥饿难耐，白日口渴多饮，夜里尿多。因时值盛夏，误以为天热，再加干活繁忙劳累而致，并未引起注意，只是每天劳作时都带足水和干粮。后逐渐发展至夜间亦口渴难耐，枕边必备两杯凉白开，待半夜渴醒后喝，喝后即尿，每夜小便 4～5 次。近期偶然称体重，发现减少 20 余斤，甚觉诧异，心生疑虑，遂来我院诊治。现症见：烦渴多饮，口燥咽干，多食易饥，形体消瘦，面色黧黑，体倦乏力，小便频繁，大便干燥，腰膝酸软，阳痿不举，舌质黯，苔薄黄燥，脉虚数无力。化验：血糖 11.6mmol/L，尿糖（＋＋＋）。询其家族内未有糖尿病患者，两子均上大学，经济负担颇重，思想压力大。西医诊断：糖尿病；中医诊断：消渴。证候：肺胃燥热，气阴耗伤，肾气不固。治法：清泻肺胃，益气养阴生津，兼以补肾固精。处方：生石膏 20g（先煎），生地 15g，知母 10g，麦冬 10g，天冬 10g，太子参 10g，花粉 12g，熟地 12g，山萸肉 10g，山药 10g，枸杞 10g，五味子 6g，菟丝子 10g。14 剂，水煎服，日 1 剂，分 2 次温服。

二诊（2001 年 12 月 10 日）：服用 14 剂后，空腹血糖降至 8.6mmol/L，尿糖（＋＋），口干、口渴大减，消谷善饥亦减，腰膝酸软、小便频好转，大便已不干，仍觉疲乏无力，上方加生黄芪 15g，继续服 15 剂。

三诊（2001 年 12 月 27 日）：血糖为 7.6mmol/L，三多症已经不明显，乏力好转，阳痿亦有所改善。近日时有胃胀，大便偏稀，纳食不香，上方去生石膏，加炒鸡内金 15g。用此方服用月余，血糖最低降至 5.6mmol/L，最高 6.5mmol/L，诸症均除。嘱其严格控制饮食，定期检测血糖，并尽量保持心情舒畅，避免过度劳累，以减少疾病的复发或者加重。

【按】糖尿病是由于胰岛素绝对或者相对不足，引起糖、脂肪、蛋白质和继发的水、电解质紊乱的一种常见的内分泌疾病。其典型的症状为"三多一少"，即多饮、多食、多尿、体重减轻。根据其典型症状，糖尿病归属于中医消渴范畴。消渴的病机不外素体不足、饮食不节、情志失调、房劳过度等导致阴津亏耗，燥热内盛。然阴津愈亏则燥热愈盛，燥热愈盛而阴津愈耗，如此恶性循环有如久旱之炎夏，愈旱愈热，愈热愈旱，大地龟裂，草木枯萎。

因此，消渴的治疗根据其阴虚为本、燥热为标的特点，重在滋阴润燥，平衡阴阳。针对其分为上、中、下三消，历代医家在治法上多有论述，其较精辟者当推程钟龄《医学心悟·三消篇》言："治上消者宜润其肺，兼清其胃；治中消者，宜清其胃，兼滋其肾；治下消者，宜滋其肾，兼补其肺。"临床上肺、胃、肾所病常常相兼而作，而三消之症状又每每共见，所以应明辨脏腑病机，权衡使用润肺、清胃、滋肾之法。若兼有他证如瘀血、火毒、络阻等，亦可兼用活血、解毒、通络诸法，灵活用之，务使切中病机，不必拘于程氏三消之法。

《黄帝内经》有言："年过四十而阴气自半。"该患者年近五旬，肾中精气已经亏虚，复因思想压力，使郁火内结，更因繁劳而致阳气上涨，使得阴虚火旺渐成消渴之证。火邪伤津则烦渴多饮、口燥咽干；胃火炽盛则消谷善饥、大便干燥；

肾虚则腰膝酸软、阳痿不举；关门不固则小便频数，饮食精华随小便而去，精华日脱则面色黧黑、体倦乏力、形体消瘦。以其烦渴多饮、口燥咽干为主证当属上消，然该患肺、胃、肾皆病，故当上润其肺以降"雾露"，使治节有权；中清胃火以慢其腐熟之能，使运纳如常；下补肾气使气化有权，二便排泄正常。三法相合，上可使肺金得润，又下可生肾水，胃热得清，邪火不复燥津，肾气得补，肾关得固，气化复常，精华不失也。故方中以二冬、天花粉、生地以润肺金，兼以清胃；石膏、知母以清胃热，兼润其肺；加太子参益气养阴；合麦门冬、五味子以复耗散之气阴；熟地黄、山萸肉、山药、枸杞、五味子、菟丝子滋肾固精，阳中求阴。二诊邪已渐去，正气不复，故加生芪益气生津，以复气化。三诊中焦火邪已去，不可再过用寒凉，恐药过病所，伐劫胃中真阴，故去石膏加鸡内金，一以助运，一以固精也。此消渴之疾，真阴已损，每易复发使疾病缠绵。历代医家对此也早有认识，如《儒门事亲·三消之说当从火断》言："不减滋味，不戒嗜欲，不节喜怒，病已而复作。"《备急千金要方·消渴》言："治之愈否，属在病者，若能如方节慎，旬月而瘳，不自爱惜，死不旋踵。"故应嘱患者节制饮食、劳欲、情志等以固其根本，并配合适当锻炼，促进气血流通，可有效巩固疗效。

2. 滋阴润燥，活血安神治疗消渴病

云某某，女，49岁，2005年6月17日初诊。

主诉：糖尿病史多年，心慌，头昏闷热，寐差，加重1周。

初诊：患者糖尿病史多年。现自觉心慌，头昏闷热，寐

差，夜寐多梦。今日测血糖 7.4mmol/L，舌淡尖红苔白黄少津，脉弦细关大。西医诊断：糖尿病；中医诊断：消渴。证候：气阴两虚。治法：滋阴润燥，活血安神。拟方：知柏地黄丸加减。处方：知母 12g，生地 15g，山药 15g，山萸肉 10g，泽泻 10g，云苓 12g，葛根 12g，琥珀 2g（冲服），菊花 15g，太子参 12g，夜交藤 20g，丹参 10g，石斛 12g，枳壳 10g，白芍 15g。3 剂，水煎服，日 1 剂，分 2 次温服。

二诊（2005 年 6 月 20 日）：心慌好转，仍头昏，近日自觉眼痒，饮水多，胃脘有时疼痛。上方加天花粉 10g，4 剂，水煎服，日 1 剂，分 2 次温服。

三诊（2005 年 6 月 24 日）：心慌，头昏大减，偶有右腰部酸困，余症消失，今日血糖 5.2mmol/L。上方去石斛、枳壳，加丹皮 10g，川断 15g。6 剂，水煎服，日 1 剂，分 2 次温服。服药后诸症消失，血糖正常。

【按】本患者糖尿病史多年，虽无"三多一少"，但据其目前所现症状，究其根本仍责之于糖尿病，即属中医消渴病范畴。本病是一种病情复杂、病程缠绵、变证多端的慢性疾病，同时也是一种兼证频发的疑难病。

患者患病多年，病久入络，血脉瘀滞，影响气血的正常运行，且阴虚内热，耗伤津液，亦使血行不畅而致血脉瘀滞。累及心、脑等脏腑则会见到头昏、心慌等，还可出现多种并发症。故据病之本拟知柏地黄丸加减治疗。米子良教授方中未用黄柏是减轻苦寒清热之力，以防苦寒之弊；加石斛、白芍、太子参是增其益气滋阴之力，以针对消渴之阴虚之本；又以菊花轻清之品，清肝明目以止昏；葛根生津止渴，现代药理研究其具有明显降压作用及轻微降糖作用；枳壳、丹参行气活血，以畅消渴日久血脉之瘀滞；琥珀、夜交藤安神，以定志。琥珀入心、肝、膀胱经，功能安神定惊，散瘀血，利小便，米子良教授在此用琥珀冲服不仅用其重镇安神，还因其入心经，能活血散瘀以疗心悸，一举两得，实为之妙用也。故三诊之后，诸症大减，病情得以控制。

　　米子良教授常常嘱咐患者，本病除药物治疗外，注意生活调摄具有十分重要的意义。正如《儒门事亲·三消之说当从火断》说："不减滋味，不戒嗜欲，不节喜怒，病已而复作。能从此三者，消渴亦不足忧矣。"尤其是节制饮食，具有基础治疗的重要作用，同时还要戒烟酒、浓茶及咖啡等。另外，保持情志平和，实施有规律的生活起居更属必要。

　　3. 温阳益气，固摄下元治疗尿崩症

　　董某某，男，66 岁，2007 年 5 月 28 日就诊。

　　主诉：小便频数、量多 1 年余，加重 2 个月。

　　初诊：患者 1 年前出现尿频、尿多、多饮等症状，未予重视。近 2 个月症状突然加重，口干渴，频饮，日饮水 4～5 暖瓶，每日小便 20 余次。去医院做相关检查，排除糖尿病，医院诊断为尿崩症。现症状：每日小便 20 余次，尿量多，口干，口渴，频饮，日饮 5～6 暖瓶，心烦、纳差、身疲倦怠、行动不便。尿常规化验：尿比重 1.005。舌红中裂苔薄黄，脉沉细无力。西医诊断：尿崩症；中医诊断：消渴。证候：阳气虚弱，气化失司，精微不固。治法：温阳益气，固摄下元。处方：桑螵蛸 15g，益智仁 12g，覆盆子 12g，知母 12g，生地 12g，山萸肉 15g，山药 15g，太子参 15g，白芍 15g，枸杞 10g。7 剂，水煎服，日 1 剂，分 2 次温服。

二诊（2007 年 6 月 4 日）：药后日饮水量减少至 3 瓶左右，小便每日 10 余次，仍口干，烦渴，疲乏无力。上方加黄芪 20g，麦冬 10g，乌梅 15g。7 剂，水煎服，日 1 剂，分 2 次温服。

三诊（2007 年 6 月 11 日）：药后日饮水量 1 暖瓶左右，小便日 5 ~ 7 次，仍自感疲乏，软弱无力，上方黄芪加至 45g，太子参 25g，另加巴戟天 15g，菟丝子 15g。10 剂，水煎服，日 1 剂，分 2 次温服。

四诊（2007 年 6 月 22 日）：药后日饮水量 1 暖瓶，小便日 5 ~ 7 次，自觉疲乏明显改善，身体可自如活动，上方易生地为熟地，太子参易党参，继服 10 剂，以巩固疗效。

【按】尿崩症是指由于各种原因使抗利尿激素（ADH）的生成和作用发生障碍，肾脏不能保留水分，临床表现为排出大量低渗透、低比重的尿液，烦渴、多饮等症状的一种疾病。尿崩症属于中医的消渴范畴，以烦渴、频饮、多尿、尿比重低为主要临床特征。

此患者年近七旬，肾气已衰，其神疲乏力，活动不便，脉沉细无力即是脾肾阳俱虚之候。《灵枢·口问》云："中气不足，溲便为之变。"其饮入于胃，脾虚气化不行，不能化津、布津于肺而直趋膀胱，再加下焦肾阳虚衰，蒸化无权，关门大开，使水液直下，而不能化为津液营养周身，故饮一溲一，方饮入片刻即小便立出；上焦肺因失濡润而使肺金枯燥，烦渴不已，遂频饮水而欲求自救，然气化不行，愈饮愈尿，愈尿愈燥，致使精微日脱，病情日趋加重。

米子良教授在治疗时抓住其脾肾阳气亏虚的病理实质，重用温肾阳益中气之法来振奋气化功能，再加用滋阴生津之品以复津液、润肺燥，使气化得行，津液得复，达到"水精四布，五经并行"，进而使此证获愈。方中桑螵蛸、覆盆子、益智仁为温肾固精缩尿止遗之品，相须为用，可增强温肾固涩之效；山萸肉酸涩性温，补肝肾而秘精气，可固脱；太子参益气养阴；生黄芪补气升阳，补中气以复气化，益气亦能固精；生地、知母、白芍、枸杞、麦冬、乌梅皆为滋阴生津之品，以复亡失之精液，濡润肺金之燥热。三诊加用巴戟天、菟丝子亦在于温助肾阳。方中参、芪重在全力升补中气，只有肾阳充足，中气健运，气化功能才能恢复，水液方能正常代谢。

（四）内伤发热

1. 和解少阳，益气扶正治疗功能性发热

赵某某，男，23岁，2007年11月26日初诊。

主诉：反复发热1年。

初诊：患者自述去年12月份开始无明显诱因出现发热，体温常在38℃～39℃，发热持续数小时，体温逐渐下降。初起自以为感冒，服感冒药及退烧药疗效不明显，后去医院检查，均未发现异常。医院初步诊断为功能性发热，用

药治疗效果亦不佳。现症见：阵发性发热，体温常在 38℃ ~ 39℃，午后尤甚，热退即觉畏寒，伴见纳少乏力，口苦咽干，胃脘时痛，便秘腹泻交替出现。舌淡中裂，脉细弦右关尤显。西医诊断：功能性发热；中医诊断：发热。证候：邪伏少阳证。治法：和解少阳，兼以调和脾胃。拟方：小柴胡汤加味。处方：柴胡 10g，黄芩 10g，半夏 6g，太子参 15g，炙甘草 10g，白术 10g，茯苓 12g，玄胡 10g，木香 6g，马齿苋 15g，白芍 15g，焦三仙 15g。4 剂，水煎服，日 1 剂，分 2 次温服。

二诊（2007 年 12 月 1 日）：用药后体温正常，未再发热，余症均减，上方继服 4 剂，病痊愈。

【按】此患病发冬季，寒邪内侵，正气亏虚而不能驱邪外出，致使邪气潜伏于少阳。虽屡经诊治，但药证不符，故而罔效。米子良教授据其脉证所现及发热午后尤甚之规律，抓住了正虚与邪实共存的两个关键矛盾所在，用小柴胡汤和解少阳以祛邪，参术苓草健脾益气以扶正，配合使用马齿苋、玄胡、焦三仙、木香等以调和肠胃，使中焦健运，正气内充，可鼓邪气外出，所以药后即邪去热退，更不复作矣，且脾胃不和之证亦随之而愈。此例再一次彰显了中医辨证论治的重要性，验证了药证相合则效若桴鼓的名训。米子良教授临床用药不多，药量不大，但疗效颇佳，其中奥妙在于辨证的准确和用药的精当。故看似简单的处方收到不俗的疗效，值得我辈细细推敲，精研效仿之。

2. 和解少阳，兼以益阴治疗无名低热

孔某某，女，32 岁，2001 年 4 月 26 日初诊。

主诉：低热 1 年。

初诊：近 1 年来，患者不明原因出现低热，白天明显，晚上 7 点以后好转，体温随太阳的升降而有规律的升降，自测体温 37℃~37.5℃，无汗，发热时伴寒战。平时易感冒，纳差，乏力，手足心热。曾多次经西医检查，原因未明，血、尿常规等各项检查均正常，自服解热镇痛药、消炎药，病情未见明显好转。近 1 周症状加重，经人介绍前来求治。现症见：自感低热，白天重，夜间轻，无汗，手足心热，身软乏力，心烦寐差，口苦、口干、咽燥，舌红苔微黄少津，脉细弦。测体温 37.5℃，脉搏 86 次 / 分钟。中医诊断为：发热。证候：邪伏少阳。治法：和解少阳，兼以益阴。拟方：小柴胡汤加味。处方：柴胡 15g，半夏 6g，人参 6g，炙甘草 8g，黄芩 10g，知母 12g，夜交藤 20g，板蓝根 12g，生姜 3 片，大枣 3 枚。7 剂，水煎服，日 1 剂，分 2 次温服。

二诊（2001 年 5 月 4 日）：乏力减轻，发热好转，测体温 37.1℃。今日又感冒，伴胸闷，上方人参改为西洋参 6g，另加大青叶 10g，苏子 10g（包煎）。5 剂，水煎服，日 1 剂，分 2 次温服。

三诊（2001 年 5 月 10 日）：感冒已愈，诸症减轻，近日体温最高 36.8℃，上方加青蒿 15g（后下），继服 5 剂。

四诊：体温降到正常，诸症悉除，1 年余低热告愈。

【按】从患者的发热特点及全身疲乏无力，以及口干、口苦、咽干、脉弦等症状，当辨为正虚邪伏少阳之证。手足心热、心烦寐差、口咽干燥、舌红苔黄少津乃发热日久伤阴之象；无汗是因腠理不通所致；脉弦细是邪在少阳、正气不足之征。因此，该患是素体虚弱，卫表不固，外邪入侵，潜伏于少阳半表半里之证。《内经》云："平旦人气生，日中而阳气隆，日西而阳气已虚，气门乃闭。"晨起人体阳气出于阴分而渐旺盛，可与邪斗争，所以发热始作；日中阳气隆而发热甚，寒战，但战而不汗，正不能胜邪，邪犹不得外出；日西阳气衰，病势减而邪气伏，至夜则阳归于阴，因邪不在里，未及阴分，故夜间正邪不相逢，相安无事，故诸症悉平。

此与《内经》所言"旦慧，昼安，夕加，夜甚"正好相反，为什么呢？旦慧，昼安，夕加，夜甚是以正气未虚，邪气充盛而言，犹以正气占优势，"平旦"阳气渐生可胜邪，故"慧"；昼则阳气旺盛，邪气溃败，则"安"；夕者，阳气虚邪卷土重来，故"加"；至夜阳气入里，邪独居于身而势嚣张，故"甚"。此证邪气虽不太旺盛，但正气却明显弱于邪气，犹以邪气占主导优势，平旦气生，正气可与邪争，然邪盛正虚，故反应不激烈，日中阳气盛，正邪交争，势均力敌，纷争激烈；发热且寒战，但战而不汗，若战而汗出，则正胜而邪祛，病可一汗而解，此说明正气未胜邪；日西阳气渐虚，无力与邪争，故发热缓和；入夜阳入于阴，邪仍潜伏。如此循环，日复一日，是因正气始终未能胜邪，所以治当开腠理以开门逐寇，扶正气以驱邪外出，以小柴胡汤加减治之。方中柴胡和解少阳透邪外出，人参扶正气以鼓邪于外，黄芩清里热，半夏和胃气，炙甘草和中，姜枣调和营卫，因久病伤阴故加知母养阴生津，夜交藤清热安神，板蓝根凉血利咽，此后三味药共为兼证而设。二诊因感冒,故以西洋参易人参,日久发热伤阴,去人参可防助火之弊,而西洋参能养阴生津;加大青叶乃凉血解毒抗病毒之意,用苏子降气化痰以宽胸。三诊加青蒿意在清透余邪,使祛邪务尽。

(五)汗证

1. 滋阴降火,固表敛汗治疗汗证

居某,男,30岁,2005年11月15日初诊。

主诉:平素易出汗,夜间出汗尤甚,近2个月加重。

初诊:患者易出汗数年,近2个月加重,夜间尤甚,甚则湿透衣被,有时偶有头闷,舌偏红苔白,脉弦缓左尺明显。中医诊断:汗证。证候:气阴两虚。治法:滋阴降火,固表敛汗。拟方:六味地黄丸、玉屏风散与牡蛎散合方加减。处方:丹皮10g,云苓15g,山药15g,生地15g,山茱萸20g,麻黄根10g,五味子12g,夜交藤20g,防风10g,浮小麦30g,白芍15g,焦三仙各15g,炙甘草10g,生黄芪20g,煅牡蛎15g(先煎)。3剂,水煎服,日1剂,分2次温服。

二诊(2005年11月18日):药后汗少,稍有胃部不适。上方去炙甘草、白芍,加泽泻10g,知母10g,川柏10g,白术15g。4剂,水煎服,日1剂,分2次温服。

三诊(2005年12月5日):诸症基本消失,守方不变,以巩固治疗。4剂,水煎服,日1剂,分2次温服。

【按】汗证是指由于阴阳失调,营卫不和,腠理开阖不利,而引起汗出过多、或出汗时间及颜色异常的病证。汗证

多因肺卫不固，阳气亏虚，阴虚火旺或邪正相争，湿热郁蒸所致。汗证有自汗、盗汗之分。自汗有虚有实，有寒有热，但以气虚为多见；盗汗以虚热为多见。

阳加于阴谓之汗，卫阳昼行于表，夜入于里，若人体阴虚，阳气夜入阴分，阴不能制阳，阳蒸津液外泄，故汗出夜甚；阴液不足，神明失养，故时有头闷；舌红苔白为有热之象。又有本案患者平素易于出汗，动则汗出，此为气虚之象，故该患属气阴两虚，自汗与盗汗共见之证，故拟方以六味地黄丸和玉屏风散合方，滋阴降火，固表敛汗。方取六味地黄丸，用生地而不用熟地，又去泽泻，以图滋阴清热之功；方中重用黄芪甘温，归肺、脾经，"入肺补气，入表实卫，为补气诸药之最"，内可大补脾肺之气，外可固表止汗，且黄芪能增强机体的免疫功能；防风走表御风调节开合；牡蛎敛阴止汗；浮小麦养心敛汗；麻黄根收涩止汗；白芍、五味子味酸收敛阴液。这几味药共奏收敛止汗治其标之功，另以夜交藤养心安神，以助睡眠。如此标本兼顾，取效甚捷。二诊时出汗减少，偶有胃部不适，去掉炙甘草、白芍等滋腻之品，加泽泻、知母、黄柏等清热之品，又加白术益气健脾之品，巩固疗效。后续守前法调理，多年病苦不日而愈。诸药合用，补中兼疏，散中寓收，效果显著。

（六）痰饮

1.温阳化饮，平肝镇逆治疗痰饮

王某，女，56岁，2001年10月27日初诊。

主诉：心悸，头眩，耳鸣，气从心下上冲头面 20 日。

初诊：患者为儿子操办婚事后颇感劳乏，于 2001 年 10 月 5 日晚间在家中无明显诱因出现心悸、心慌、胸闷，继则耳鸣，头眩，全身颤抖，少顷则觉心中有气上冲头面，心中惊恐，遂顺势躺在床上，后慢慢缓解。之后去医院检查，心电图显示：心肌供血不足；余未见明显异常。口服复方丹参滴丸、地奥心血康等药效果不明显，后病情时有发作，20 日中相继发生 5 次。经人介绍，求治于米子良教授。现症见：形体肥胖，面白神疲，体倦乏力，纳食不香，时时自感恐惧，疾病发作时，心慌、心悸、头晕、头闷、耳鸣、觉有气从心口上冲头面。查：舌体胖大，舌质淡苔白滑，脉弦滑，左寸大，BP：130/80mmHg。西医诊断：冠心病；中医诊断：痰饮。证候：痰饮停滞，肝阳上扰。治法：温阳化饮，平肝镇逆。拟方：苓桂术甘汤加味。处方：党参 15g，云苓 15g，桂枝 10g，白术 12g，炙甘草 10g，焦三仙各 15g，代赭石 15g（先煎），半夏 8g，丹参 10g，琥珀 1g（冲服）。5 剂，水煎服，日 1 剂，分 2 次温服。

二诊（2001 年 11 月 4 日）：药后纳食好转，心中恐惧感减轻，体倦乏力好转。服药期间曾有一次心慌、心悸、觉气从心窝上冲至前胸，但渐渐平息，未上冲至头面，症状较前缓解。上方加泽泻 10g 以助除饮，继服 7 剂。

三诊（2001 年 11 月 12 日）：服药后疾病未再发作，纳食香，心中已无恐惧感，脉转柔和有力。上方继服 7 剂，以巩固疗效。

【按】仲景言："心下有痰饮，胸胁支满，目眩，苓桂术甘汤主之。"患者形体肥胖，面白神疲，舌体胖大，胸憋闷，脉象弦滑，此乃脾胃虚弱、中阳不运、痰饮停聚之象。《内经》言，人过四十而阴气自半。该患者年近花甲，下元亏虚可知，又因劳累致使肝阳上张，扰动中焦饮邪上冲，饮凌于心则心慌心悸，心阳被困则心生恐惧。肝阳上扰则耳鸣，足厥阴肝经"循喉咙之后，上入颃颡，连目系，上出额……环唇内"，肝阳夹饮邪循经上犯，则上冲于头面。身体颤抖是饮犯经络，阻碍阳气输布所致。故治疗遵《金匮要略》"病痰饮者，当以温药和之"之旨，用苓桂术甘汤温阳化饮，并兼以半夏化痰、降逆；党参健脾气；焦三仙助运化；琥珀镇心以安神志；丹参逐瘀，改善心肌供血；用代赭石重镇上冲之肝阳。全方合用，温化以祛痰饮，健脾以防生痰，重镇以平肝镇心，标本兼治，病乃告愈。

第七章　其他病证

（一）痹证

由于内蒙古地处中国北方，气候寒冷，痹证患者较多。米子良教授在近五十载的临床工作中诊治了大量痹证患者，积累了大量经验，形成独到的治疗特点。①重用"通"法。痹证是由于风、寒、湿、热等邪气闭阻经络，影响气血运行，导致肢体筋骨、关节、肌肉等处发生疼痛、重着、酸楚、麻木，或关节屈伸不利、僵硬、肿大、变形等症状的一种疾病。轻者病在四肢关节肌肉，重者可内舍于脏。故在治疗上，必以通经活络为大法，即所谓"通"法。盖通之法，各有不同，根据虚实，虚则补益，助之使通；实则去其阻滞，泻之使通，亦"通"法也。虚宜益气养血，培补肝肾，根据虚之所在，或健脾益气，或气血双补，或滋阴清热，或补益肝肾。实证宜祛邪通络，根据感邪的不同，分别予以祛风散寒，疏风清热，清热除湿，或化痰行瘀，活血通络。虚实夹杂，当权衡主次，攻补兼施。②善用藤类药增强疗效。米子良教授在治疗痹证时，在辨证论治的基础上，常常配伍藤类药，因这类药大多具有祛风通经活络之功，并有引药力通达四肢的作用，使用得当，可增加通络止痛之效。如海风藤性温，祛风散寒，行气止痛，治风痹疼痛较好；络石藤苦而微寒，祛风通络，散瘀消肿，适宜热痹疼痛；忍冬藤甘寒，通络止痛，清热解毒，适宜风湿热痹，风寒湿痹兼有化热，关节灼热疼痛也可选用；鸡血藤补血活血，舒筋活络，长于血虚兼血瘀之痹证疼痛；红藤祛风通络，活血散瘀，解毒消痈，亦用于风湿热痹疼痛。③久痹不愈善用虫类药搜风止痛。米子良教授在临证中，对于痹证久病入络、抽掣疼痛、肢体拘挛者，多用虫类搜风止痛药物，深入隧络，攻剔痼结之痰瘀，以通经达络止痛，常用药物如全蝎、蜈蚣、地龙、白花蛇、乌梢蛇等。其中全蝎、蜈蚣二味一般不入煎剂，多焙干研末吞服，既可减少药物用量，又能提高疗效。

1. 自拟逐瘀通痹汤通治风寒湿痹关节痛

基础方组成：秦艽 12g，地龙 12g，苍术 10g，红花 10g，桂枝 10g，没药 10g，当归 12g，白芍 15g，炙甘草 10g，黄芪 15g，全蝎 2g（冲服）。功效：补气养血，祛风散寒除湿，逐瘀通痹。主治：通治风寒湿痹日久不愈者。

方解：《素问·痹论》言："风寒湿三气杂至，合而为痹也。其风气胜者为行痹，寒气胜者为痛痹，湿气胜者为著痹也。"一语道出痹证之病因，乃由风、寒、湿三邪外袭人体使然。痹者，闭也。风、寒、湿侵袭人体，致使人体营卫失和，气血凝滞，日久可导致经脉闭阻不通，肌肤、经脉、骨肉失养。肌肤失养则畏寒怕冷，麻木不仁；经脉失养则关节屈伸不利；骨肉失养则肌肉疼痛、重着，甚至骨质发生变化、增生等。故在治疗时也应针对病因分别采取祛风散寒除湿的方法，并根据感受风、寒、湿三气的偏胜程度适当调整祛风散寒除湿药的侧重运用。同时，根据痹证日久，血脉凝滞，经络不通的病机变化的程度轻重积极配合使用适当的活血化瘀、通经活络的药物。逐瘀通痹汤是米子良教授在王清任身痛逐瘀汤的基础上加减化裁而成，重点着眼于久痹血脉瘀阻、经络不通的病机关键。方中秦艽一药善于祛风除湿通痹，无论新久寒热虚实用之皆宜，为治痹证之要药；苍术苦燥，气雄力猛，燥湿健脾又兼祛风发散之力，可外祛风邪，内化湿滞，对外感风寒湿之邪尤为适宜；桂枝一药，色赤入血，枝者通达，具祛风散寒、温通经脉之效，走而不守，为治寒凝经脉之要药。然痹证日久不愈，经脉气血流通不畅，血脉凝滞，进而使顽痰死血留滞，胶着难解，故方中以红花活血通经，没药活血止痛，并加性善走窜的虫类药地龙、全蝎以活血祛瘀、通络止痛，并可入络搜剔顽痰死血，以除日久胶着之邪。白芍、炙甘草、当归养血柔筋，缓急止痛，取桂枝汤与当归四逆汤之意，调和营卫、温通经脉。《内经》言："正气存内，邪不可干，邪之所凑，其气必虚。"外邪所犯，必伤正气不足之体，而邪气久踞，亦必进一步耗损人体正气，故方中以黄芪补气升阳，益气固表，以扶正祛邪。《神农本草经》中有言"黄芪主大风癞疾"，可知黄芪亦具祛风之效。《医学衷中参西录》中张锡纯亦谓"黄芪主大风者，诚有其效"，并附有医案与详细的论述，可知黄芪一药在久痹中的运用优于其他补气扶正之品。

综上所述，自拟逐瘀通痹汤首先针对病因以祛风散寒除湿；其次，根据病机变化可活血化瘀，通经活络；更兼方中补气扶正之品，可使外邪散、血脉通、经络畅、正气复，从而使日久不愈之痹证获愈。

临证加减：《灵枢·百病始生第六十六》有言"风雨则伤上，清湿则伤下"，故上半身所感外邪多以风寒为主，下半身则多以寒湿多见。故若风寒上犯颈项，则加葛根、羌活、川芎；下犯腰部，则加独活、杜仲、川断、桑寄生、狗脊、细辛；累及膝踝关节，则加独活、木瓜、牛膝、薏苡仁；若四肢末梢关节疼痛加青风藤、海风藤、络石藤；若关节屈伸不利加伸筋草、木瓜；痛甚者加附子、细辛、乌头、乳香；若关节肿胀、重着加薏苡仁、防己、萆薢；若关节肿胀、变形，且痛甚者加蜈蚣、僵蚕、白芥子、土鳖虫等；若新感风寒湿或正虚不明显去黄芪；骨质增生可加骨碎补、土鳖虫、川断、鹿角片或鹿茸、补骨脂等；有热象加知母、黄柏、赤芍。

例1：颈椎病

竹某某，女，64岁，2007年11月10日初诊。

主诉：颈肩部酸痛3年，近日加重。

初诊：患者于3年前出现颈肩部酸痛，且时有手指麻木等症状。曾去医院诊治，拍X光片示：颈椎生理曲度改变，诊断为颈椎病。服颈复康、根痛平等成药，病情有所缓解。近日因气候转凉，症状加重，且伴头晕，遂前来求治。现症见：颈项部强直，肩部酸痛，手指时觉麻木，头晕，舌淡苔薄白，脉细弦。西医诊断：颈椎病；中医诊断：痹证。证候：风寒外袭，气血凝滞，太阳经输不利。治法：温经散寒，通络止痛。拟方：逐瘀通痹汤加减。处方：葛根15g，桂枝10g，白芍 12g，炙甘草 10g，桑枝 10g，地龙 12g，秦艽 12g，没药 10g，红花 10g，姜黄 10g，玄胡 10g，川芎 10g。4 剂，水煎服，日 1 剂。

二诊（2007 年 11 月 14 日）：服上方后手指麻木已减，项僵、头晕等症均好转，药已中的，效不更方，仍以原方 6 剂。

三诊（2007 年 11 月 20 日）：诸症基本消失，仍以上方继服 10 剂，巩固疗效。

例 2：骨关节炎

田某，女，57 岁，2007 年 9 月 21 日初诊。

主诉：双膝关节疼痛、僵硬 20 余年，近半年来明显加重。

初诊：患者自 20 余年前出现双膝关节疼痛，逐渐加重且僵硬，近半年症状加重，不能久立，不能下蹲，走路时痛甚，去医院化验血沉、抗"O"、类风湿因子均正常，前来请中医诊治。现症见：双膝关节肿胀、疼痛、色青紫，遇寒加重，下肢怕冷，关节屈伸不利，活动受限，舌淡苔白腻，脉弦缓。西医诊断：骨关节炎；中医诊断：痹证。证候：寒湿凝滞，瘀血闭阻。治法：祛风散寒除湿，化瘀通络止痛。拟方：通痹逐瘀汤加减。处方：牛膝 12g，地龙 12g，秦艽 12g，独活 10g，甘草 10g，当归 10g，川芎 8g，黄芪 15g，苍术 10g，没药 10g，红花 10g，伸筋草 10g，全蝎 1.5g（冲服）。6 剂，水煎服，日 1 剂。

二诊（2007 年 9 月 27 日）：痛势稍减，关节仍肿胀。上方加白芥子 10g，蜈蚣 1 条（冲服）。6 剂，水煎服。

三诊（2007 年 10 月 3 日）：膝关节肿胀减轻，仍为暗紫色。上方加土鳖虫 8g，6 剂，水煎服。

四诊（2007 年 10 月 10 日）：关节疼痛明显减轻，肿胀已明显消散，仍感关节发僵，屈伸不利，上方加木瓜 10g，薏苡仁 30g。6 剂，水煎服。

五诊（2007 年 10 月 17 日）：下肢感觉发凉，怕冷，上方加仙灵脾 15g。6 剂，水煎服。

六诊（2007 年 10 月 23 日）：服药已一月，诸症均已明显改善，然此久病痼疾，难以短时根治，以上方制作成散剂，每服 9g，每日 2 次，嘱其继服 2 月，以缓图之。

例 3：四肢关节疼痛

郭某某，女，49 岁，2007 年 7 月 16 日初诊。

主诉：四肢关节疼痛，时轻时重 10 余年，近半年加重。

初诊：患者四肢关节疼痛，时轻时重已 10 余年，半年前又出现足跟疼痛，不能久立，不能久行，遇天气变化疼痛加重，经人介绍来米子良教授处求治。现症见：四肢关节疼痛，以膝关节和足跟痛为主，舌淡苔薄边齿痕，脉弦细。中医诊断：痹证。证候：风寒湿久踞，血瘀络阻。治法：祛风散寒除湿，化瘀通痹。拟方：逐瘀通痹汤加减。处方：牛膝 10g，地龙 12g，秦艽 12g，独活 10g，香附 10g，甘草 10g，当归 12g，川芎 8g，苍术 10g，没药 10g，红花 10g，威灵仙 10g，白芍 15g，全蝎 2g（冲服）。4 剂，水煎服，日 1 剂。

二诊（2007 年 7 月 20 日）：关节疼痛好转，仍足跟痛不能久立，上方加熟地 15g，鹿角片 6g。4 剂，水煎服。

三诊（2007 年 7 月 24 日）：关节疼痛基本消失，足跟痛明显改善，仍以上方继服 10 剂，巩固疗效。

例 4：腰椎骨质增生

罗某某，男，59 岁，2007 年 10 月 12 日初诊。

主诉：腰痛连及右髋部疼痛，伴右下肢麻木半年。

初诊：患者自诉腰痛连及右髋部疼痛，伴右下肢麻木已半年。因近日气温下降，症状加重，去医院检查，X 光片示：腰椎骨质增生。服西药疗效不佳，前来米子良教授处求治。现症见：腰痛牵连髋部疼痛剧烈，右下肢小腿外侧麻木，活动或受凉后加重，舌淡苔薄白，脉弦缓。中医诊断：痹证。证候：风寒湿久闭经络，骨质失养。治法：祛风散寒除湿，补肾逐瘀通痹。拟方：逐瘀通痹汤加减。处方：牛膝 12g，地龙 12g，秦艽 12g，香附 10g，炙甘草 10g，川芎 8g，黄芪 15g，全蝎 2g（冲服），乳香 10g，没药 10g，苍术 10g，红花 10g，伸筋草 10g，川断 10g。6 剂，水煎服，日 1 剂。

二诊（2007 年 10 月 18 日）：诸症减轻，腿已不麻，仅髋部酸痛，上方加菟丝子 10g。6 剂，水煎服。

三诊（2007 年 10 月 24 日）：诸症悉除，仍以上方继服半月，以尽除余邪。

例 5：双下肢关节痛（风湿性关节炎）

成某某，女，29 岁，2002 年 2 月 23 日初诊。

主诉：双下肢关节疼痛 3 年余，加重 10 天。

初诊：患者于 3 年前因冬季天冷穿衣过薄，导致双下肢关节疼痛，尤以膝关节疼痛为甚，经西医诊断为风湿性关节炎，服用抗炎止痛药缓解。其后每于天气变化即感双下肢关节疼痛不适、膝关节局部轻度肿胀，平时亦感双下肢发凉、怕风。10天前因天气骤然变冷，患者双下肢关节疼痛再度加重，前来求治。现症见：双下肢及两膝关节疼痛，夜间为甚，屈伸不利，双下肢发凉、怕风，精神疲乏，食少纳呆，舌质紫有瘀点，苔白，脉沉涩。查体：抬腿、盘腿、屈膝试验阳性。中医诊断：痹症。证候：寒湿瘀血，痹阻经络。治法：散寒除湿，逐瘀通痹。拟方：逐瘀通痹汤加减。处方：秦艽10g，地龙8g，川牛膝8g，炒白芍15g，羌活8g，独活8g，木瓜6g，当归12g，生黄芪10g，太子参8g，桃仁8g，红花8g，薏苡仁15g，甘草10g。5剂，水煎服，每日1剂。

二诊（2002年3月2日）：服药后双下肢关节疼痛稍减轻，仍屈伸不利，膝关节局部稍有肿胀，发凉、怕风，全身乏力，上方加川芎6g，苍术10g。继服7剂。

三诊（2002年3月10日）：服药后双下肢能自如活动，疼痛明显减轻，胃纳转佳，精神好转，上方继服7剂。

四诊（2002年3月17日）：药后诸症悉减，为了巩固疗效，将上药研末，每服6g，每日2次，继服1个月，并嘱其冬春注意保暖，及时增添衣物，以防复发。

例6：手指、膝踝关节痛

曹某某，女，48岁，2005年7月8日初诊。

主诉：手指、膝踝关节疼痛，伴痉挛20余日。

初诊：患者无明显原因出现手指关节红肿疼痛，膝踝关节疼痛伴痉挛20余日。现症见：手指关节红肿疼痛明显，膝踝关节疼痛，时有小腿痉挛、痛甚，伴有全身乏力。患者体胖，经常头闷、头痛。舌淡尖红苔薄黄，脉细弦左寸大。中医诊断：痹证。证候：风湿热痹。治法：祛风通络，清热除湿。拟方：逐瘀通痹汤加减。处方：羌活 10g，秦艽 12g，甘草 10g，当归 12g，川芎 6g，威灵仙 10g，全蝎（冲服）15g，菊花 15g，薏苡仁 15g，白术 10g，没药 10g，牛膝 10g，地龙 10g，忍冬藤 15g，络石藤 15g，木瓜 15g，知母 10g，赤芍 10g。6 剂，水煎服，日 1 剂。

二诊（2005 年 7 月 18 日）：药后诸症好转，关节疼痛减轻，唯有大便偏干，上方加玄明粉 6g。6 剂，水煎服，日 1 剂。

三诊（2005 年 7 月 22 日）：诸症明显减轻，遵上法，原方不变。6 剂，水煎服，日 1 剂。

诸症消失后嘱患者将 7 月 8 日方药粉碎制成水丸，每日 2 次，每次 10g，服 1 个月后停药。

【按】上六案均是米子良教授用逐瘀通痹汤治疗各类痹证的典型案例。此方是米子良教授在王清任身痛逐瘀汤的基础上加减化裁而成，着眼于久痹血脉瘀阻、经络不通的病机关键，临证米子良教授对其运用颇为熟练，得心应手，故能取得良好治疗效果。

2. 自拟痛风方治疗痛风

基础方组成：苍术 10g，黄柏 12g，牛膝 12g，地龙 12g，秦艽 10g，没药 10g，土茯苓 12g，威灵仙 10g，忍冬藤 15g，山慈菇 10g，甘草 10g。功效：清利湿热，化痰散结，活血通络。主治：痛风性关节炎。

方解：痛风又称"高尿酸血症"，是人体内嘌呤代谢紊乱，尿酸合成增加或排出减少，造成高尿酸血症。血尿酸浓度过高时，尿酸以钠盐形式沉淀在关节、软骨和肾脏中，引起组织异物炎性反应的一种疾病。临床以痛风性急性关节炎反复发作、痛风石沉积、痛风石性慢性关节炎和关节畸形，并常累及肾脏引起慢性间质性肾炎和尿酸肾结石形成为主要临床特点。根据病因分为原发性和继发性两类，原发性多由先天性嘌呤代谢异常引起，继发性多由某些系统性疾病或药物引起。本病多发于中老年人，男性多于女性，肥胖者尤为多见，有家族遗传性。由于血液中嘌呤代谢产物尿酸一部分来自食物，所以饮食偏颇也极易诱发此病。若大量服食嘌呤含量较多的食物，如动物内脏、鱼虾海鲜、牛羊肉类、禽类，可诱发此病。另外，大量饮酒也容易引发痛风。

痛风属中医的"痹证""历节风""腰痛"等范畴，中医学亦有"痛风"病名，历代医学家都有所论述。如元·朱丹溪《格致余论》就曾列痛风专篇，云："痛风者，大率因血受热已自沸腾，其后或涉水或立湿地……寒凉外搏，热血得寒，汗浊凝滞，所以作痛，夜则痛甚，行于阳也。"本病以先天禀赋不足、后天调摄失养，造成脏腑功能失调为发病基础，以外感邪气、跌打损伤为发病外因，湿热、痰浊、瘀血互结为发病特点。

米子良教授根据痛风的发病原因及临床症状，认为本病多属湿热痰瘀互结之痹证。因本病多发生于肥胖之人以及过食酒肉者，肥胖之人多痰湿，肥甘厚味最易酿生湿热，产生湿热痰浊之邪。脾主四肢，湿热痰浊之邪内困脾胃，致运化失职，使湿热痰浊流窜四肢。再者，湿性趋下，故痛风好发于下肢、趾、踝、膝等处，其次为指、腕、肘关节处。湿热痰浊之邪闭阻经络，气血运行不畅，血不畅行而成瘀，与湿热痰浊之邪互结，故见红肿疼痛。湿为阴邪，闭阻经络，又因夜间阳气渐衰，气血运行缓慢，故夜间痛甚。此疾不同于一般风寒湿之痹证，彼因六淫之邪外袭闭阻经络气血而作痛，此则因饮食不节，邪从内发，流窜四肢闭阻经络气血所致。故治疗时因着重清利湿热，化痰散结，活血通络，俾湿热痰瘀之邪去除则疾病可愈。米子良教授在三妙丸的基础上加味而成的痛风方治疗了大量痛风患者，在临床中取得了显著效果。方中用三妙丸黄柏、苍术清热燥湿健脾；牛膝补肝肾、强筋骨，通血脉而利关节，且能引血下行。加地龙性寒清热，有通利经络之功；威灵仙、秦艽、忍冬藤善于祛风除湿，通经络，止痹痛；当归、没药活血止痛，体现了治风先治血，血行风自灭之义；土茯苓具清热解毒之功，故痛风病恒多用之；山慈菇清热解毒、化痰散结；甘草缓急止痛，调和诸药。全方诸药共用，具有清利湿热、化痰散结、活血通络之功效。从米子良教授治疗痛风善用土茯苓、山慈菇这两味药，足以见米子良教授在临证中仍不断学习新知识，中西汇通。现代药理研究证实土茯苓能促进尿酸代谢；山慈菇其含秋水仙碱等多种生物碱，西医临床多以秋水仙碱治疗痛风。

临证加减：痛甚加白芍，与甘草相伍缓急止痛；病久或痛甚加全蝎解毒散结，搜剔经络之顽疾毒瘀而止痛；红肿热痛明显加白花蛇舌草清热解毒；湿邪盛加薏苡仁、泽泻渗利湿邪。

例1

李某某，男，32岁，2001年11月9日初诊。

主诉：右足大趾关节肿痛2周。

初诊：患者自述2周前工作应酬较频，食海鲜及肉类较多，并大量饮酒，夜间睡梦中忽觉右足大趾关节疼痛难忍，醒来发现右足趾关节肿胀，疼痛剧烈不能入睡。次晨前去医院诊治，确诊为痛风。服用西药治疗后效果不佳，遂前来求治。现症见：右足大趾关节与右踝关节红肿疼痛较剧，影响行走，夜间常常痛醒，且经常出现胃痛、吐酸，舌淡苔黄腻中裂，脉细弦。中医诊断：痹证（痛风）。证候：湿热痰瘀互结。治法：清热除湿化痰，活血通络除痹。拟方：自拟痛风方。处方：苍术10g，黄柏12g，牛膝12g，地龙12g，秦艽10g，丹参10g，徐长卿10g，甘草10g，没药10g，土茯苓12g，白花蛇舌草12g，乌贼骨15g，全蝎（冲服）2g。5剂，水煎服，日1剂。

二诊（2001年11月15日）：服上方后趾关节与踝关节疼痛明显减轻，红肿渐退，但出汗较多，上方加白芍15g，煅牡蛎15g（先煎）。7剂，水煎服，日1剂。

三诊（2001年11月23日）：服药后足大趾及踝关节肿、痛消失，上方将土茯苓加至15g，继服7剂，以巩固疗效。

【按】该患饮酒食肉过多，中焦酿生湿热痰浊流窜下肢足趾，致使气血痹阻，经络不通而作此疾。舌淡中裂者，脾胃虚弱所致;舌苔黄腻系湿热痰浊内盛之象;脉弦细,是因经络气血不通,同时脉弦亦主痛。故方中苍术、黄柏、牛膝三妙丸以清热燥湿,清利下焦湿热之邪;地龙、秦艽清热利湿,通络止痛;全蝎解毒散结,功善搜剔经络之顽疾毒瘀而止痛;徐长卿通络定痛;丹参、没药活血止痛;白花蛇舌草清热解毒;乌贼骨制酸而止胃痛;土茯苓有促进尿酸代谢的作用,又具清热解毒之功,故痛风病恒多用之;甘草调和诸药。二诊、三诊均为随症加减。

例2

钱某,男,38岁,2006年10月23日初诊。

主诉:足趾关节疼痛反复发作多年,昨日发作且加重。

初诊:患者有痛风病史多年,经常反复发作。昨日痛风又发,且较前疼痛明显。现症见:足趾关节红肿疼痛,余无明显不适,舌淡苔薄,脉沉细弦。中医诊断:痹证(痛风)。证候:风湿热痹。治法:清热利湿、祛风通络。拟方:用自拟痛风方加减。处方:黄柏10g,苍术10g,牛膝10g,地龙12g,秦艽12g,当归12g,没药10g,土茯苓15g,薄荷15g(后下),威灵仙10g,忍冬藤15g,甘草10g。4剂,水煎服,日1剂。

二诊(2006年10月27日):关节疼痛明显减轻,上方加海桐皮10g。3剂,水煎服,日1剂。

三诊(2006年11月6日):足趾关节红肿疼痛消失,守法巩固,6剂,水煎服。

【按】本例属痛风发作期,关节红肿疼痛,证属风湿热痹，故应清热利湿，祛风通络。药用黄柏、苍术清热燥湿健脾；牛膝补肝肾、强筋骨，通血脉而利关节，且能引血下行；地龙性寒清热，有通利经络之功，茯苓、威灵仙、秦艽、忍冬藤善于祛风除湿，通经络，止痹痛；当归、没药体现了治风先治血，血行风自灭的意思。甘草缓急止痛，调和诸药。诸药共同使用可使湿热祛、疼痛消而病愈。

例 3

韩某，男，37 岁，2005 年 10 月 31 日初诊。

主诉：患痛风 10 余年，左脚拇趾红肿疼痛，右膝肿痛不能弯曲，加重 1 周。

初诊：患者 1993 年患痛风，未能有效控制，于 2004 年发现脚趾有结石，予以药物治疗，但不能够完全控制，近 1 周加重。现症见：左脚拇趾红肿疼痛，右膝肿痛不能弯曲，舌淡苔白，脉弦缓。中医诊断：痹证（痛风）。证候：风湿郁热。治法：清热利湿，祛风通络。拟方：自拟痛风方。处方：牛膝 10g，地龙 10g，秦艽 12g，炙甘草 10g，当归 10g，苍术 10g，没药 10g，威灵仙 15g，土茯苓 15g，黄柏 10g，车前子 20g（包煎），木瓜 10g，薏苡仁 20g，泽泻 10g，白芍 15g。7 剂，水煎服，日 1 剂。

二诊（2005 年 11 月 11 日）：诸症好转，右膝关节肿痛大减，故守方不变。上方加全蝎（冲服）1g。7 剂，水煎服，日 1 剂。

三诊（2005 年 11 月 18 日）：左脚拇趾及右膝等部位，疼痛及红肿诸症基本消失，右膝活动自如。上方加山慈菇

10g。7 剂，水煎服，日 1 剂。

【按】尿酸盐沉积聚于关节中，出现关节肿痛屈伸不利，类似于中医痹证。急性期红肿热痛明显，属于风湿热痹，治疗上当除湿清热，祛风通络。以四妙丸中黄柏、苍术、牛膝清热利湿，舒筋壮骨。方中加地龙、秦艽、威灵仙、木瓜祛风除湿通络，舒筋活络；薏苡仁、泽泻、车前子渗利湿邪；当归、白芍、没药养血和血行血，体现"治风先治血，血行风自灭"之理。二诊又用全蝎加大祛风通络止痛之力。三诊米子良教授又加山慈菇，其含秋水仙碱等多种生物碱，可治疗痛风。诸症消失，表明方药对证，可见米子良教授选方遣药，均具有一定的针对性。

（二）腰痛

1. 补肾填精治疗腰肌劳损

郭某某，男，29 岁，2001 年 9 月 21 日初诊。

主诉：腰痛 5 年余，近 1 个月加重。

初诊：自述 5 年前出现腰酸腰痛，劳累后加重。患者做瓦工已 10 年余，每日工作 10 小时左右，工作时反复弯腰、站立，下班后腰酸腿困，疲惫不堪。且自述 20 岁结婚，婚后房事频繁，近几年每于房事后即感腰痛甚，且不耐久立。曾就诊于西医，诊为腰肌劳损，服高钙片、壮腰健肾丸等药有所缓解，但终不能愈。近日腰痛加剧，稍劳汗出，精力不足，几近无法坚持工作，遂来求治于米子良教授。现症见：腰酸腰痛，稍劳汗出，夜尿频多，头晕神疲，早晨 5 ~ 7 点痛甚，不能再睡，起床活动可稍缓解，不耐久立，房事后加重。面色黯而无光，形体偏瘦，舌淡胖边有齿痕，苔薄白，脉沉细，两尺若无。中医诊断：腰痛。证候：肾中精气亏虚。治法：补肾填精。处方：熟地 15g，山药 12g，山萸肉 12g，鹿角胶 8g（烊化），淫羊藿 15g，川断 15g，菟丝子 12g，牛膝 12g，杜仲 10g，茯苓 15g，煅龙牡各 15g（先煎）。5 剂，水煎服，日 1 剂。

二诊（2001 年 9 月 27 日）：服药后效显，腰痛大减，特别是晨 5 ~ 7 点腰困痛明显减轻，汗出减少，仍纳少、疲乏，夜尿频多，自感精力不足，上方加红参 6g。14 剂，水煎服。

三诊（2001 年 10 月 12 日）：患者精神转佳，面有光泽，腰已基本不痛，并自述房事后次日不再腰痛。现已能坚持工作，且纳食大增，夜尿减少，继服上方半月，巩固疗效。嘱其节制房事，以免重蹈覆辙。

【按】腰痛为临床较常见的一种病证，因腰为肾之府，故腰痛的发生与肾的关系最为密切。腰痛之疾，病分虚实。虚者多为先天不足或房劳过度，或强力持重，或久病体虚，或年老精怯而致肾阴阳不足，腰府失养而作痛；实者多由久居湿热寒湿之地或外感风寒湿之邪，使风寒湿热外袭，侵犯腰府，闭阻经络而作痛；抑或外伤跌仆，扭伤挫伤，肾中结石形成而致气滞血瘀阻滞。经络空虚方有客邪之地，故邪实所聚多因正虚腰府经络空虚。所以临床中除意外伤害、外伤跌仆所致瘀血阻络之腰痛，实证腰痛的发生亦多以肾虚为本，邪实为标。

此患者早年结婚，房事较频，肾中精气受损，又从事瓦工工作，终日劳累，白天过劳伤其气，夜间入房耗其精，精气两亏，阴阳亦损，腰府失养而致腰痛。其自恃年轻，未予在意，然历时 5 年，精气渐已大虚，故痛势日增，其腰痛腰酸于晨间加重者，乃肾阳不足，温煦无力所致，晨间 5 ~ 7 点为卯时，日将出之时，鸡鸣五更时分，《内经》言："合夜至鸡鸣，天之阴，阴中之阴也，鸡鸣至平旦，天之阴，阴中之阳也。故人亦应之。"鸡鸣时分，正是日之将出，阴气盛极之时。此时肾中阳气内虚，无力温煦腰府，故痛甚。起床活动后，气血得以流通，且日出阳生，故逐渐缓解，此理不独适用于五更腰痛，凡是五更日出前病增，日出后渐轻者均为此理。诸如五更泄泻、心阳衰微均好发生于五更，皆阳虚不胜阴寒故也。其不耐久立，是肾气亏虚所致，因久立伤肾；入房后加重，是因房劳更伤其精；稍劳汗出、夜尿频多是因肾气不足而固摄无权；面黯无光乃精虚不能化气、充神而现于面所致；头晕神疲、形体偏瘦以及舌脉所现，皆肾中精气阴阳不足之象。故治当补肾填精，方中以熟地、山药、山萸肉补其阴；淫羊藿、杜仲、川断、牛膝、菟丝子补其阳；鹿角胶补肾阳而益精血，善疗虚损。上两组药合鹿角胶阴阳相合则可化生精气；茯苓渗湿以健脾，煅龙牡收涩以固汗。全方合用，阴阳精气并补可使精充则气旺，气旺则神足而诸症可愈。二诊诸症大减，纳少神疲，精力不足仍为元气不足，故加人参以大补元气，使气旺则神足。三诊精气渐旺，元气渐复，守方继服，可收全功。嘱其节欲保精，可避其精气复损，防止其复发。米子良教授临证，辨证精确，立法清晰，用药少而收效颇捷。

（三）雷诺氏病

1. 温经散寒，养血通脉治疗雷诺氏病

吕某，男，40岁，2014年7月4日初诊。

主诉：双手指凉、疼痛20余年，左手中指溃烂有脓，右手食指化脓掉指甲一月余。

初诊：患者因20年前因受凉受冷刺激后，出现双手指皮色发白，继而发紫，从指尖开始，逐渐扩展至整个手指，伴有局部发凉、麻木、针刺感和感觉减退。持续数分钟后逐渐转为潮红，皮肤转暖，并感烧样胀痛，最后皮肤颜色恢复正常。热饮或喝酒，暖和肢体后，可缓解发作，解除寒冷刺激后，皮色由苍白、青紫、潮红阶段到恢复正常的时间大至为15～30分钟。20余年来阶段治疗，但未见明显临床效果。患者在内蒙古自治区中蒙医院住院1周治疗，疗效缓慢，经人介绍遂来米子良教授处就诊。现症见：患者双手手指色黑，自述疼痛，夜间尤甚。左手中指溃烂有脓，右手食指化脓掉指甲，舌淡胖苔白，脉沉细。实验室检查：白细胞1310/L；抗链球菌溶血素：249。西医诊断：雷诺氏病；中医诊断：厥证、脉痹。证候：脾肾阳虚，血虚寒厥。治法：温经散寒，养血通脉。拟方：当归四逆汤化裁。处方：当归12～15g，桂枝10～15g，炒白芍15～20g，通草10～12g，细辛3～6g，干姜5g，炮附子8～15g（先煎），黄芪30～50g，川芎10g，鸡血藤15～30g，玄胡12～15g，茯

苓 12g，炒白术 12 ~ 15g，乳香 10g，没药 12g，炙甘草 5g。上方药量酌调，每日 1 剂，共服 45 剂。诸症大减，双手不痛，皮肤温度提高，稍温不冰凉，溃疡已愈合。

【按】指端动脉痉挛症亦称雷纳氏病，是由寒冷、疲劳、情绪波动或精神紧张后激发的一种阵发性的肢体末端小动脉及微动脉痉挛性收缩，即血管神经功能紊乱所致。发病时皮肤（多为双手）即现苍白、发凉，数分钟后皮肤转为青紫，或紫红色，同时伴有刺痛、麻木发胀，得热舒适，或伴指趾端缺血性病损、坏死和溃疡。一般发病多为中青年，女性较多，有家族发病倾向，冬季发作较频。

本病属中医学"厥证""脉痹"范畴。据患者脉证，为寒伤厥阴，血脉凝滞，营卫失运，真阳、气血不能温养四末所致。《素问·五脏生成篇》指出："故人卧血归于肝……卧出而风吹之，血凝于肤者为痹，凝于脉者为泣，凝于足者为厥。"因机体阳气虚弱，不得温煦肢体末端，血流不畅，瘀血阻滞脉络，肢末供血不足，致发诸证，为阳虚寒凝血瘀络阻证，宜温经散寒活血通脉治之，方选当归四逆汤加减，温经散寒，养血通脉。再加以温补脾肾之品干姜、炮附子以温补阳气，又重用黄芪益气通脉，与方中他药取"黄芪桂枝五物汤"之意。同时配以疏通经络，活血通脉之川芎、鸡血藤、玄胡、乳香、没药等。米子良教授根据《伤寒论》365 条"手足厥寒，脉细欲绝者，当归四逆汤主之"（血虚寒厥证），结合本患者有"厥逆、疼痛、麻痹、拘急"四大特征和"脉细欲绝"证，有是证用是方，取得良好效果，解除患者多年顽疾。

（四）恶性胸膜间皮瘤

1. 益肺健脾，行水解毒治疗恶性胸膜间皮瘤

刘某某，女，62岁，2013年9月6日初诊。

主诉：胸憋，呼吸气短，身软不能自主活动5个月。

初诊：患恶性胸膜间皮瘤5个月，多次住院，胸憋、呼吸气短，身软不能自主活动，且胃部不舒，恶心、烧心、呃逆、纳少，二便不畅，头晕。既往患高血压，血压140/90mmHg，伴有心脏二尖瓣返流，腰椎滑脱。住院期间多次抽取积液共1500ml，引流1200ml，并做化疗，反应特大，白细胞降至2.8×10^9/L。现症见：胸憋，呼吸气短，夜间尤甚，身软不能自主活动，舌质淡苔薄白，脉象细弦。西医诊断：恶性胸膜间皮瘤；中医诊断：悬饮（癌病）。证候：正虚邪实，肺脾不足。治法：益肺健脾，行水解毒。拟方：小陷胸汤合己椒苈黄丸加减。处方：瓜蒌25g，半夏12g，黄连5g，葶苈子15g，椒目8g，茯苓15g，黄芪60～80g，丹参15g，太子参12g，生白术30g，桂枝10g，蒲公英15g，半枝莲15～20g，白花蛇舌草15～20g，灵芝15g，旋覆花15g（包煎），炒鸡内金15g，枳壳12g。水煎服，每日1剂。治疗期间随证适当加减，2013年服药77剂，诸症明显缓解。

2014年2月就诊时，有少量胸水，胃纳正常，无恶心、呃逆等，无头晕、发热；4月份胸透：病灶浅，白细胞达3.2×10^9/L；5月份血压正常范围，每日行动半小时，稍胸憋；6月份白细胞3.9×10^9/L，睡眠基本正常；7月份白细

胞 4.3×10^9/L；12 月份白细胞达 4.7×10^9/L。全年服药 238剂，期间加用水蛭 2g（冲服），皂刺 12g，白芥子 10g，女贞子20g，原方对瓜蒌、川连、椒目也进行适当调整。

2015 年 1 月 5 日诊，胸闷少，胸膜较增厚，仍有少量胸水。饮食正常，体重较前增加，每天活动半小时至 1 小时，白细胞 4.7×10^9/L，血压稳定 130 ～ 140mmHg/85mmHg，遵法酌加葛根 15g，当归 15g，山慈菇 10g。水煎服，巩固疗效。现仍继续随诊。

【按】恶性胸膜间皮瘤是一种来源于胸膜表面间皮细胞的恶性肿瘤，病因多与接触石棉有关，临床以局部侵袭、恶性胸水为主要特征，其自然生存期约为 4 至 12 个月。中医学认为其病因病机乃阳气素虚，邪毒外袭，肺脾肾三脏受损、三焦气化功能失调，无力推动和运化津液，导致水液停积为饮，饮邪阻碍气机，进而气滞血瘀，痰癖交阻，结于胸中。

本例患者以恶性胸水为主要表现，米子良教授将此例归于"癖饮"范畴。癖饮，胸胁部既有饮聚又有癖块的病症。《诸病源候论》载："此由饮水多，水气停聚两胁之间，遇寒气相搏则结聚成块，谓之癖饮，在两胁下，弦亘起按之则起水声。"本病病机关键以肺气郁滞，饮热互结为标，脾肾两虚不能制水为本。故拟清热化坚、温阳蠲饮为治疗大法，在辨证结合辨病的基础上循经定位用药。"病痰饮者，当以温药和之"，所谓"和"有协调、和谐之意，该病多为本虚标实之证，治本不可一味壅补，过补易助邪；治标不可过用刚燥，以免伐伤正气，故应选用药性平和之品，温补与行消开导并行,方是"和之"之意。患者多体质虚弱,恐难负重创,故选用葶苈大枣泻肺汤合己椒苈黄丸为基本方进行加减,辨证施治。葶苈大枣泻肺汤出自《金匮要略》,由葶苈子、大枣两味药组成,具有泻下逐痰之功,用于治疗具有邪实气闭、喘不得卧等症状之肺痈或支饮。方中葶苈子泻肺逐瘀利水,取导水必自高源之意,以去肺气壅滞,使水道通调。现代药理研究证明,葶苈子改善血液循环,减轻肺水肿,通利积存在组织间隙的液体,改善气血循环,增加胸膜及肺的吸收功能,利于胸腔积液的吸收。己椒苈黄丸为《金匮要略》方,由防己、椒目、葶苈子等组成,具有泻肺利尿、祛瘀通腑之功。再以瓜蒌、半夏豁痰宽胸;配合治疗蓄水证的五苓散,利水渗湿,温阳化气;更有生黄芪补气、升阳、利水,当归补血活血,白花蛇舌草、半枝莲清热解毒,现代药理研究两者具有抗癌功效。共奏健脾渗湿、化坚行水之功。同时以鸡内金、旋覆花、枳壳等兼顾调理脾胃。

米子良教授灵活运用经方,准确把握施治时机,辨证与辨病相结合,使其胸水得到控制,临床症状明显改善,有效延长了患者生存期(至今25个月)。由此可见,恶性胸膜间皮瘤的西医治疗过程中若能尽早恰当合用中医药,将事半功倍。

(五)肺癌术后化疗反应

1.温中补虚,活血祛瘀治疗肺癌术后化疗反应

李某某,男,49岁,2002年4月26日初诊。

主诉：支气管肺癌术后化疗反应 6 天。

初诊：该患于 2002 年 4 月 6 日行右侧支气管肺癌切除术后进行化疗，已完成一疗程的化疗，但化疗反应严重，前来米子良教授处求治，欲求症状缓解，继续下一个疗程化疗。现症见：食后胃痛，自汗，脱发，乏力，腹胀，胁肋及伤口疼痛。舌质紫少津，脉细涩。西医诊断：支气管肺癌术后；中医诊断：肺癌术后化疗反应。证候：脾胃气血亏虚，脉络瘀阻。治法：温中补虚，活血祛瘀。拟方：黄芪建中汤加味。处方：生黄芪 15g，桂枝 6g，白芍 15g，炙甘草 10g，党参 15g，半夏 8g，玄胡 10g，枳壳 10g，煅牡蛎 15g（先煎），没药 8g，焦三仙各 15g，生姜 6 片，大枣 4 枚。7 剂，水煎服，日 1 剂，分 2 次温服。

二诊（2002 年 5 月 9 日）：服药后显效，胃痛、腹胀均减，纳增，胁肋及伤口疼痛减，仍汗出、脱发，上方加麻黄根 8g，白花蛇舌草 15g。7 剂，水煎服。

三诊（2002 年 5 月 17 日）：药后诸症均减轻，其后用此方增减，间断服用，使患者化疗反应明显缓解，顺利完成 6 个化疗疗程。

【按】癌症化疗药的应用，如同一把双刃剑，它既可以杀死癌细胞，同时也对人体造成很大伤害。从中医理论分析，化疗药的这种毒性损伤，最常见的是对人体脾胃及气血的损伤，因此化疗期间患者可出现恶心、呕吐、胃痛、腹胀、纳差、疲乏无力等脾胃虚弱、运化失职、升降失常的症状，进而出现严重脱发。中医认为发为血之余，血受药毒损伤，内聚日久可渐及其他脏腑而变证百出。如何能让化疗药在正面治疗的同时，又可尽量减少负面对人体的损伤？中医认为，"有胃气则生，无胃气则死""存得一分胃气，便有一分生机"。米子良教授的多年经验是，用黄芪建中汤为主方随证加减可明显缓解化疗药物对人体的毒性反应，可起到固护脾胃、调养气血以及增进饮食的作用，经多例患者验证，疗效确切。

该患化疗后见乏力、腹胀、食入胃痛，乃脾胃虚损之故；脱发乃气血骤虚；自汗是阳气损伤，不得固津。故方中以治"虚劳里急诸不足"的黄芪建中汤为主方，以温中补虚、缓急止痛，另加党参、半夏、枳壳、玄胡、焦三仙以健脾和胃、降气助运、行气止痛，煅牡蛎敛汗，没药活血止痛，全方用药谨守病机，故获显效。

第二部分　妇科病证

一、概述

人体脏腑经络气血的生理活动及其病理变化，男女基本相同。但女性在解剖上有子宫、胞脉、胞络、子门、产道、阴户等器官或组织，生理上有月经、妊娠、分娩、哺乳等特点，不同于男子。这些生理特点，是在脏腑安和、经络通畅、气血充沛的条件下，维持正常的生理功能。如某种原因影响或破坏了脏腑经络气血的正常活动则发生疾病，如月经病、带下病、妊娠病、产后病、妇科杂病等不同病证。唐代《备急千金要方》载："妇人之别有方者，以其胎妊生产崩伤之异故也……所以妇人别立方也。"妇人"以血为本"，寒、热、湿邪易与血相搏而导致妇产科诸证，生活所伤、内伤七情和体质因素亦是重要的致病因素。这些因素导致脏腑功能失常、血气失调，直接或间接损伤冲任，冲任二脉损伤是妇产科疾病中最重要的发病机理。妇科疾病的诊断，仍以望、闻、问、切"四诊"合参。妇科疾病的辨证，除根据经、带、胎、产等临床表现作为主要依据外，还应结合全身证候进行辨证施治。妇科疾病的治法，主要着重整体的调治，但亦可采用局部治疗，务使病理状态恢复为生理常态。

二、米子良教授对妇科病证的认识

米子良教授一直在中医教学、临床、科研的工作岗位上辛勤耕耘，临证擅用经方、时方治疗妇科病，每获桴效，深得病家称道。在妇科理论方面，他重视肾肝脾；在妇科病的治疗上，他强调辨证论治，尤其擅长运用调肝健脾和活血化瘀之法。

（一）论病因注重肾肝脾三脏

米子良教授认为妇人以血为本，血为水谷之精微，化源于太阴脾，若脾胃虚弱，运化不足，化源枯乏，则病为经闭、月经不调；脾气不足，脾不统血，冲任失固则月经量多甚则崩漏不止；脾虚生湿，任脉不固，带脉失约则带下连绵不绝。少阴肾为先天之本，藏精，主人体的生长发育生殖。若肾气不足，则精不能生血，冲任失调，血海空虚，不能按时充盈满溢，故月经不能按月来潮，以至月经不调、闭经。肾精亏虚，天癸不足，不能促进性腺及生殖器官发育，则早衰、发育不良、不孕。而孕时肾精不足，不能充养胎元，胎儿先天失养，胎萎不长。厥阴肝藏血而主疏泄，调畅气机，冲为血海，任主胞胎，冲任二脉与足厥阴肝经相通而隶属于肝，肝疏泄正常则任脉通利，太冲脉盛，经、带、胎、产正常，若肝失疏泄，气血不和，冲任失调则出现月经失调、带下异常、不孕等症。《河间六书》云："妇人童幼天癸未行之间，皆属少阴；天癸既行，皆属厥阴论之；天癸既绝，乃属太阴经也。"因此，米子良教授认为妇科疾病辨治应注重肾肝脾三脏，亦注重三阴经。

（二）重八纲调经辨证施治

米子良教授认为调经之法，须诊辨表里、寒热、虚实、阴阳，并从月经的色、质、量和周期来加以分析。月经病的辨证，除辨别脏腑失常，轻重本末，还应注意是否因思虑过度，或因忧郁愤怒，或因积劳成疾，或因六淫外感，或因饮食所伤的不同。其治疗过程均体现出调情志、调阴阳、调脾胃、补肾气。肝的疏泄失常所致的月经病，常以逍遥散为主要治疗方剂，寒瘀所致以少腹逐瘀汤为常用，调脾胃以补中益气汤为主方，补肾气以六味地黄汤合二至丸为常用。同时强调辨证补肾的同时应特别注重脾胃，强调"凡血病当用苦甘之津以助其阳气而生阴血""不可妄行克削、防寒凉等剂再伤脾肾，以伐生气"。确立了甘温益气、益气之源的原则。

（三）撷取各家良方善用丹栀逍遥散

米子良教授常常撷取各家良方精粹化裁治疗妇科各类疾病，例如：用桂枝茯苓丸加减治疗妇科癥瘕，丹栀逍遥散加减治疗月经病，仙方活命饮加减治疗乳痈，保产无忧散加减治疗胎漏，四逆散合桂枝加龙牡汤或柴胡加龙骨牡蛎汤治疗绝经期综合征等等，其中尤善用丹栀逍遥散。丹栀逍遥散出自《内科摘要》，是在《太平惠民和剂局方》所载"逍遥散"基础上加丹皮、栀子二药组成，具有清热养血、疏肝健脾的作用，多用于肝郁血虚而偏于火旺之证。米子良教授应用本方加减，治疗数种月经病，如月经先期、月经先后无定期、经期延长、崩漏、痛经、经闭等，屡获佳效。诸因素致气血失调，妇科诸病由此而生。女子以肝为本，肝主疏泄又藏血，与冲任二脉关系密切。妇女有经、带、胎、产、乳的生理特点，均"以血为用"，此与肝的功能密切相关。肝在妇女的生理病理中有至关重要的作用，故妇科疾病应从肝论治。同时，治疗妇人疾病，以养血为主，调气为先，调气勿忘治肝，若肝气一平，诸证悉和。治肝之法，以疏肝气、养肝阴尤为重要。但治肝之时，又必治其脾，以健运除湿。逍遥散一方，即为此而设。丹栀逍遥散能起疏肝解郁、养血健脾的作用，用于妇科疾病可收异病同治之效。

（四）妇科用药特色鲜明

1.双味配伍，相得益彰

对崩漏中属气血两虚及脾不统血的患者，米子良教授常在补气摄血或归脾统血之品中加入仙鹤草和木贼草同用。仙鹤草又名脱力草，可补气止血。《药性赋》云："原夫木贼去目翳，崩漏亦医。"木贼草有清肝热、健脾胃、活血止血之功，伍以仙鹤草，相得益彰，不但加强补气止血作用，而且补中有通，有利于气血正常运行，增强疗效。米子良教授治疗腥臭带下，善用败酱草。他认为，此药属带下而有秽臭味的专药，同时配用清热解毒、除湿通络的土茯苓等，颇能取效，且有抗癌作用，对宫颈癌等引起的五色带也可应用。

2. 因证因人，用药变通

补血药中有走而不守之当归、川芎，也有守而不走的熟地、首乌、桑寄生。米子良教授认为川芎、当归为温和流动之品，只适于血寒、血滞或阳气不足的血虚患者，而不宜于阴虚消瘦、月经过多、崩漏未止或先兆流产出血期间者；熟地等滋阴养血之品则适于阴虚血少者，而不宜于寒凝、痰湿壅盛肥胖之人。行气止痛药有偏于凉性的，有偏于温性的。热证者当取凉性的郁金、川楝子之类；偏于寒者则取小茴香、乌药等。

第八章　月经病

（一）月经先期

1. 补中益气，摄血归经治疗月经先期

王某，女，30 岁，已婚，2010 年 12 月 2 日初诊。

主诉：月经周期提前 8～9 天 5 个月。

初诊：患者自诉近 5 个月以来无明显诱因，月经周期提前 8～9 天，末次月经 11 月 29 日，至今未净。现经色淡，质稀，无血块伴头晕、乏力、纳呆，面色萎黄，舌淡红苔薄白，脉细数。曾于 11 月中旬行 B 超检查未发现异常。中医诊断：月经先期。证候：脾气虚弱，气不统血。处方：太子参 10g，黄芪 15g，炙甘草 9g，当归 12g，升麻 5g，柴胡 9g，陈皮 9g，白术 12g，焦三仙各 9g。水煎服，日 1 剂。

二诊（2010 年 12 月 9 日）：自诉服上方 2 剂，月经已止，继服 5 剂，诸症减轻，上方见效。继服 7 剂，调理而愈。后随访 3 个月经周期未见异常。

【按】月经先期是以月经周期比正常提前为主要表现的月经病。月经周期提前 7 天以上，甚至十余天一行者称为"月经先期"。亦称"经期超前""经行先期"，或"经早"。《景岳全书·妇人规》说："所谓经早者，当以每月大概论……勿以素多不调，而偶见先期为早。"本病在历代医籍中与月经后

期、月经先后无定期、经期延长、月经过多、月经过少等，同属于月经不调的范畴。如宋代的《圣济总录·妇人月水不调》云："月水不调者，经血或多或少，或清或浊，或先期而来，或后期而至是也。"明代万全在《妇人秘科》中分别将"不及期而经先行者""过期而经后行者""一月而经再行者""数月而经一行者""经闭不行者"逐一辨证施治，为月经先期作为一个病证开创了先例。米子良教授认为本病的病因病理主要是气虚和血热。因为气有摄血功能，气虚则不能摄血，冲任二脉失去调节和固摄功能；血得热则妄行，故血热可使经血运行紊乱而妄行，均可致月经提前。故米子良教授临床常用补中益气汤和丹栀逍遥散加减治疗月经先期。

脾主中气而统血，脾气虚弱，统血无权，冲任不固，故月经提前而至；气虚火衰，血失温煦，则经色淡，质清稀；脾虚中气不足，清阳不升，故头晕乏力；运化失职则纳呆。本方以太子参、黄芪益气为君；白术、甘草健脾补中为臣；当归补血，陈皮理气为佐；升麻、柴胡升阳为使。共奏补中益气、升阳举陷、摄血归经之效，使月经自调。米子良教授辨证精准，故取效立竿见影。

2. 疏肝清热，滋阴养血治疗月经先期

王某某，女，45 岁，2011 年 1 月 14 日初诊。

主诉：月经 20 日一行，已 4 个月。

初诊：患者自述近 4 月来月经提前 10 余日，约 20 日一行，每次行经 7 日，量多，色红，且左少腹时感疼痛，尤以晚上及夜间较明显。并且发现近期头发脱落严重、寐差、梦多、晨起口干口苦，且时觉面部烘热汗出，手足心热，性情急躁易怒。曾服六味地黄丸、乌鸡白凤丸，疗效不显，遂来米子良教授处求治。现症见：月经20日一行，末次月经1月1日行经，余症仍如前述。查其舌红苔薄黄少津，脉弦细稍滑数。中医诊断：月经先期。证候：肝经郁热，阴血亏虚。治法：疏肝清热，滋阴养血。拟方：丹栀逍遥丸合二至丸加减。处方：丹皮10g，栀子10g，赤芍15g，当归12g，生地15g，柴胡10g，茯苓12g，白术10g，薄荷10g（后下），炙甘草10g，女贞子12g，旱莲草12g，夜交藤15g。7剂，水煎服，日1剂。

二诊（2011年1月21日）：觉身困，乏力，余症均减，守方加太子参15g。7剂，水煎服，日1剂。

三诊（2011年1月28日）：昨日行经，手足心热大减，少腹已不痛，面部烘热汗出减轻，次数减少，脱发已减少，口干、口苦愈，只仍觉梦多，以上方加制首乌15g，陈皮10g。7剂，水煎服，日1剂。

【按】本患年近七七，阴血渐衰，阴血亏虚则阳气偏亢，且肝失所养，气郁而化火，阴虚阳亢扰动血室，故月经先期而致。肝经气郁，则少腹时痛；肝火内郁则口干口苦；肝失所养，阳气上张，则面部烘热汗出；阴血亏虚，无力生发养发，则脱发；手足心热，寐差，梦多，皆阴血亏虚，郁火内扰之故。其舌脉所现，亦为阴虚有热，气机不畅之象。故米子良教授施以丹栀逍遥丸疏肝理脾，调和气血，兼以清肝经郁热；加生地、女贞子、首乌、旱莲草滋阴清热；赤芍凉血活血,清肝热;夜交藤养血安神;太子参益气养阴;陈皮理气;组方采用肝脾共调、气血并治的方法,使阴血得充,气机调畅,郁火得清,气血调和,终始疾病获愈。

3. 疏肝解郁,清热凉血治疗月经先期

穆某,女,37 岁,已婚,2011 年 5 月 13 日初诊。

主诉:半年来月经周期提前 6～7 天。

初诊:患者自诉近半年月经提前 6～7 天,量偏多,行经 5～6 天,色偏红,质稠,末次月经 2011 年 5 月 5 日。现心烦易怒,寐差,手足烦热,头晕,乏力,胸胁乳房胀痛,舌尖偏红,苔薄黄,脉弦数。中医诊断:月经先期。证候:肝郁血热,热扰冲任。治法:疏肝解郁,清热凉血。处方:丹皮 10g,栀子 10g,当归 10g,白芍 15g,柴胡 10g,茯苓 12g,白术 10g,薄荷 10g(后下),炙甘草 5g,菊花 15g,天麻 12g,太子参 10g,夜交藤 30g,川连 4g。7 剂,水煎服,日 1 剂。

二诊(2011 年 5 月 18 日):患者自诉,服上方 5 剂,诸症有所缓解,病以中的,继服 7 剂调理而愈。

【按】肝郁化热,热扰冲任,经血妄行,故月经提前;肝郁疏泄失调,血海失司,故经量或多或少;热灼于血,故经色偏红,质稠;气滞则胸胁乳房胀痛;舌红,苔薄黄,脉弦数均为肝郁化热之象。方中丹皮、栀子、柴胡疏肝解郁,清热凉血;当归、白芍养血柔肝;白术、茯苓、炙甘草、太子参健脾补中;薄荷、柴胡疏肝达气;菊花、天麻清泄肝热之有余;夜交藤养血安神;黄连清泻心经之热。诸药合用,使肝气畅达,肝热得清,热清血宁,则经水如期。

4. 清热疏肝，调脾和胃治疗月经先期

张某，女，24岁，2006年10月27日初诊。

主诉：经期提前10天左右已多年。

初诊：患者自述经期每月提前10天左右已多年，且痛经，经量多，色深红。同时患有便秘五六年，三四日一行。口干、不寐年余。近日感冒，查舌苔薄黄中裂、脉沉细稍数寸关显。四诊合参，诊断为月经先期，证属肝郁血热证。由于患者阳盛血热，热扰冲任，冲任不固，经血妄行，则经期提前10余天，热易伤津则见便秘、口干等症，根据辨证治以疏肝清热调经为主，兼加调脾和胃、清心安神之品。拟方：丹栀逍遥散加减。处方：丹皮10g，栀子10g，当归12g，白芍15g，柴胡10g，云苓12g，白术10g，薄荷（后下）10g，甘草10g，生地15g，夜交藤25g，焦三仙各15，芦荟10g，藿香10g，玄明粉5g（溶化）。3剂，水煎服，日1剂。

二诊（2006年10月30日）：服药后便秘好转，感冒愈。上方去藿香，改玄明粉2g（溶化）。7剂，水煎服，日1剂。

三诊（2006年11月05日）：大便每日2～3次，口干减轻，睡眠转佳，上方去玄明粉。7剂，水煎服，日1剂。

四诊（2006年11月13日）：大便每日2次，有便不尽之感，寐尚可，上方加玄胡8g。7剂，水煎服，日1剂。

五诊（2006年11月27日）：自述本月17日行经，近日恶心、寐差，经期腹痛减轻。拟方：陈皮10g，藿香10g，竹茹10g，炙甘草10g，枳实10g，生地15g，云苓12g，夜交藤25g，白芍15g，玄胡8g，丹皮10g，半夏8g，黄芩10g。7剂，

水煎服，日 1 剂。

六诊（2006 年 12 月 4 日）：守法，去陈皮加柴胡 8g，旱莲草 10g。7 剂，水煎服，日 1 剂。

七诊（2006 年 12 月 18 日）：12 月 17 日行经未腹痛，症状尚好转，寐尚可。上方去藿香、枳实。继服 7 剂，巩固疗效。

【按】本证属肝郁血热证，故以清肝解郁调经。拟方丹栀逍遥散加减。方中丹皮、栀子、柴胡疏肝解郁散热；当归、白芍养血柔肝；白术、茯苓健脾益气；薄荷助柴胡疏肝解热；由于热易伤阴，故用生地滋阴清热。另患者有不寐，便秘，故用夜交藤、焦三仙、芦荟、玄明粉等治之。全方使肝气疏达，热清血宁，经自如期。

（二）月经后期

1. 养血活血，填精调经治疗月经后期

蒋某，女，31 岁，2007 年 1 月 13 日初诊。

主诉：两年来，月经推后 10 ~ 30 天。

初诊：患者两年前顺产一女婴，产后 8 月，月经复潮，出现月经后期，量少，多 40 ~ 70 天一潮，历 2 天干净，量少，头晕乏力，心悸，腰酸，面色萎黄晦黯，舌质淡，苔薄白，脉细，检查内分泌五项提示卵巢功能早衰。中医诊断：月经失调（月经后期）。证候：血虚兼肾虚型。治法：养血活血，填精调经。处方：当归 15g，川芎 10g，白芍 15g，熟地 20g，艾叶 12g，阿胶 10g（烊化），太子参 20g，白术 12g，香附 12g，

鸡血藤 30g，淫羊藿 12g，菟丝子 20g。水煎服，日 1 剂。随症加减共治疗 5 个月，月经周期恢复正常，经量明显增多，历 4 ～ 5 天干净，复查内分泌五项正常。

【按】月经周期延后 7 日以上，甚至 3 ～ 5 个月以上者，称为月经后期。月经后期又称经水后期、经行后期或经迟。相当于西医的月经失调、月经稀发。一般分虚和实，虚者可因久病体虚，营血不足；或长期慢性失血，饮食不当，劳倦过度，损伤脾胃，生化之源不足；或素体阳虚，或久病阳衰，均可导致血源不足，脏腑失于煦养，影响血的生化与运行，使血海不能如期满溢，而致月经后期。实者可因外感寒邪或素多忧思抑郁，气不宣达，可使寒凝或气滞，血行受阻，冲任气血运行欠畅，血海不能如期满溢，而致月经后期。米子良教授临床虚者常用胶艾四物汤，实者血寒常用少腹逐瘀汤，气郁则用四逆散加减治疗。

本案患者月经后期，量少，经期腰痿，是缘于肾气不足，冲任空虚，血海不能按时满盈，遂致月经后期。方中胶艾四物汤、鸡血藤养血活血；白术健脾以益生化之源；太子参以增强补肾健脾养阴之力；香附疏肝理气开郁；淫羊藿、菟丝子补益肾精之效。全方共奏养血填精调经，使肾气充盛，肝血得养，气血通调，月经按时而至。

2. 活血祛瘀，温经止痛治疗月经后期

朱某某，女，40 岁，2011 年 1 月 14 日。

主诉：月经后期 4 月余。

初诊：患者自述 3 月前突然出现月经延迟 10 余日，且

行经时腹痛较剧，经色发暗，夹有血块，月经 7 日后干净。以后每次行经亦是如此，且月经量减少，此次月经 40 日未行，曾肌注黄体酮亦未行经，遂前来诊治。现症见：月经 40 日未行，小腹胀痛，发凉，四末不温，余无不适，查其舌淡边齿痕，中裂苔白，脉细弦。中医诊断：月经后期。证候：寒凝血瘀。治法：温经逐瘀。拟方：少腹逐瘀汤加减。处方：小茴香 6g，炮姜 6g，没药 10g，炒五灵脂 10g（包煎），乌药 15g，川芎 10g，当归 15g，蒲黄 10g（包煎），赤芍 15g，官桂 6g，熟地 15g，白术 15g，香附 10g。7 剂，水煎服，日 1 剂。

二诊（2011 年 2 月 12 日）：1 月 25 日行经，行经腹痛减轻，经色转红，血块减少，遵上法原方继服 7 剂。

三诊（2011 年 3 月 15 日）：2 月 27 日行经，行经腹痛消失，经色、经量均正常，仍以上方 7 剂继服，疾病告愈，随访 3 月，行经正常。

【按】月经后期一般与肝脾肾三脏关系最为密切，其临床见证有虚有实，虚者多为脾气亏虚，气血不足，血海不能按时满盈，或肾气亏虚，月事不能以时而下；实者则多由肝经气郁，疏泄失职，或寒凝血瘀，气血瘀阻，胞脉不畅所致。此患月经后期而至，其临床见证属寒凝血瘀之证，故米子良教授采用具有活血祛瘀、温经止痛的少腹逐瘀汤为主方进行治疗而获良效。

3. 温经逐瘀，祛寒调经治疗月经后期

国某，女，26 岁，2008 年 1 月 18 日初诊。

主诉：月经周期推后 5～7 天，甚至 10 天左右 2 年余。

初诊：患者 2006 年药流后，出现腹痛，月经周期推后 5 ~ 7 天，甚至 10 天左右，行经量偏少，末次月经 2008 年 12 月 29 日，量偏少，色暗红，行经 5 天，伴腹痛。现少腹凉胀，手足发凉，便秘，舌淡红，苔薄白中少苔，脉弦缓。中医诊断：月经失调（月经后期）。证候：寒瘀交阻。处方：小茴香 8g，炮姜 6g，玄胡 10g，炒五灵脂 10g，没药 8g，川芎 8g，当归 12g，蒲黄 10g（包煎），官桂 6g，赤芍 15g，熟地 10g，焦三仙各 15g，陈皮 10g，熟大黄 6g。水煎服，日 1 剂。

二诊（2008 年 2 月 1 日）：患者自诉服上方 9 剂，于 1 月 29 日经潮，诸症减轻，腰困明显，上方去熟大黄，加白术 10g，川断 10g，菟丝子 10g。继服 7 剂，后加减调理而愈，电话随访未复发。

【按】本案患者月经后期，量少，色暗红，少腹凉胀，为寒瘀交阻，冲任失调，血海不能按时满盈，遂致月经后期。方中炒五灵脂、没药、川芎、当归、蒲黄、赤芍活血化瘀，小茴香、炮姜、官桂驱寒暖宫，焦三仙、陈皮、熟大黄随证加减调理脾胃。二诊腰痛加白术、川断、菟丝子健脾补肾益精。全方共奏温经逐瘀祛寒之功，使气血通调，月经按时而至。

4. 疏肝理脾，调理冲任治疗月经后期

邓某，女，42 岁，2011 年 5 月 16 日初诊。

主诉：1 年来行经推后 7 ~ 10 天。

初诊：患者自诉一年来行经推后 7 ~ 10 天，腹痛，痛连腰骶，伴腹凉腹胀，色暗红，有血块，量偏少，行经约 4 ~ 5 天。末次月经 2011 年 5 月 15 日。现腹痛伴恶心、右胁下痛

数月，手足发凉，舌淡边有齿痕，脉沉细。中医诊断：月经失调（月经后期）、痛经。证候：肝脾冲任失调，肝郁气滞血瘀。处方：柴胡 10g，枳实 10g，白芍 15g，炙甘草 6g，香附 10g，玄胡 10g，川断 15g，茯苓 15g，桂枝 10g，白术 20g，当归 10g，没药 10g，炒干姜 3g，川牛膝 10g。7 剂，水煎服，每日 1 剂。

二诊（2011 年 5 月 23 日）：患者自诉服上方 7 剂，腹痛减轻，行经约 5 日，血量增加，右胁痛减轻，现胃脘不适，时心烦，上方加豆豉 10g，牡蛎 15g（先煎）。继服 20 余剂，调理而愈。

【按】本例患者月经后期伴腹痛、腹凉胀、月经量少涩暗、右胁痛、手足发凉，属肝郁气滞，冲任失调，血瘀湿阻。先生用四逆散疏肝理脾，调理气机、冲任；香附、玄胡、没药、当归行气活血，通则不痛；茯苓、桂枝、白术、干姜健脾利湿，全方共达疏肝理脾、化瘀祛湿、调理冲任之效。

（三）月经先后无定期

1. 疏肝健脾，调和气血治疗月经先后无定期

王某某，女，33 岁，2002 年 3 月 8 日初诊。

主诉：月经不调 1 年余。

初诊：患者自述近 1 年来月经周期紊乱，有时一月两行，有时两月一行，或无定期，行经前心烦、抑郁、两侧乳房胀痛，月经量少、色暗红有血块，伴小腹胀痛、腰酸乏力。最近因家庭不睦，心情不畅，月经两月未至。近日经前症状明

显，月经却迟迟未至，遂来求治。现症见：两侧胸胁、乳房、小腹胀痛，时太息，心烦口苦，急躁易怒，口燥咽干，神疲食少，手足心热。察其形体偏瘦，面色晦暗，无光泽，舌质红，苔薄黄，脉沉细弦。中医诊断：月经先后不定期。证候：肝郁脾虚，气血失和。治法：疏肝健脾，调和气血。拟方：丹栀逍遥散加减。处方：丹皮 10g，炒栀子 10g，当归 12g，赤芍 15g，云苓 12g，白术 10g，薄荷 10g（后下），炙甘草 10g，焦三仙各 15g，川芎 10g，川楝子 10g，玄胡 12g。5 剂，水煎服，日 1 剂。

二诊（2002 年 3 月 13 日）：服药 3 剂时月经来潮，经量较前增多，颜色偏暗，夹血块，胸胁、乳房、小腹胀痛减轻。因正值经期，加益母草 12g，因势利导以活血化瘀、调经止痛。继服 5 剂。

三诊（2002 年 3 月 18 日）：月经已干净，嘱其下个月经周期前 5 天来诊，如此连续调治 3 个月经周期，月经恢复正常，面色红润，经量增多，经色变红，诸症悉除，疾病告愈。

【按】月经不按正常周期来潮，时或提前，时或延后在 7 天以上，且连续 3 个月经周期者，称为"月经先后无定期"，亦称"经水先后无定期""经乱"等。主要机理是冲任气血不调，血海蓄溢失常。《素问·上古天真论》云："女子七岁，肾气盛，齿更发长，二七而天癸至，任脉通，太冲脉盛，月事以时下"。所以女子月经的正常来潮，要靠天癸的到来，任脉的通畅，冲脉的充盛，此三者功能正常，相互协调，月事以时而下。然其三者的功能正常发挥的先决条件是肾气的不断充盛，达到了一定程度所产生。此处所言"肾气"实非独指肾气，《内经》中又云："肾者主水，受五脏六腑之精而藏之，故五脏盛乃能泻，今五脏皆衰，筋骨懈堕，天癸尽矣。"肾气的充盛实指五脏六腑之精气，所以更加完整的理解，女子月经的正常来潮是因为包括肾以内的五脏六腑的精气充盛到一定程度，精气尽归于肾所藏，而肾中所藏精气充盛则天癸至，任脉通，太冲脉盛，月事以时下，所以女子月经的来潮实是多脏腑共同作用的结果。肾气充足则生殖机能旺盛；肝气充足则疏泄有常，月经按时来去；脾胃旺盛则血海满盈。

今患者情怀抑郁，时叹息、胸胁、乳房、少腹胀痛，乃肝经气机不利所致；疏泄失职则月经先后无定；心烦、口苦、急躁易怒、口干咽燥、手足心热、舌红苔薄黄，是肝气久郁化火所致；量少色黯，夹有血块，是因气滞引起血瘀；神疲乏力，形体偏瘦，面色晦暗无光泽，是中焦虚弱，气血不足导致；脉沉细弦是肝郁血虚之征。治疗当以疏肝、健脾、调和气血为主。方中以丹栀逍遥散疏肝健脾并清泄肝经郁热，以赤芍易白芍意在清热活血。玄胡、川楝子乃金铃子散，加川芎疏肝理气活血止痛，善治肝经气滞血瘀诸痛，焦三仙助运。全方合用使肝脾调和，气血通畅，月经按时而至。

（四）经期延长

1.养阴清热，凉血止血治疗经期延长

王某，女，34岁，2005年9月30日初诊。

主诉：经期延长半月余，伴低热。

初诊：患者自述月经期间因搬重物导致经期延长已半月余，并伴有低热，平时白带量多。曾于某医院做妇科检查：宫颈糜烂，余未见明显异常。现症见：月经仍未完，经血量适中，仍有低热，并伴有腰疼，手指尖隐痛。舌淡苔白，脉细弦数关大。中医诊断：为经期延长。证候：阴虚血热。治法：养阴清热，凉血止血。拟方：丹栀逍遥散加减。处方：当归10g，炒白芍15g，柴胡10g，云苓15g，炒白术12g，薄荷10g（后下），炙甘草10g，炒丹皮10g，炒栀子10g，木贼草15g，炒地榆12g，仙鹤草15g，血余炭10g，炒枳壳10g。3剂，水煎服，日1剂。

二诊（2005年10月3日）：经血量大减，故守法不变，上方加川断15g，杜仲10g，生地15g，知母10g。增强补益肝肾，滋阴清热之力。4剂，水煎服，日1剂。

三诊（2005年10月10）：上药服1剂后，经血停止，现自觉腰憋胀，白带量多。处方：当归12g，川芎8g，白芍15g，熟地12g，云苓12g，没药10g，川断15g，薏苡仁15g，蒲公英15g，香附10g，乌药10g，玄胡10g，枸杞10g。4剂，水煎服，日1剂。

四诊（200年10月24日）：药后，诸症大减，故守法不变，仍白带量减少，上方加白花蛇草12g。6剂，水煎服，日1剂。

五诊（2005年11月21日）：10月30日月经来潮，行经5日结束。现患者自述寐差，白带量稍多，微黄，稍有异味。前方去乌药、玄胡、枸杞，加土茯苓15g，威灵仙10g，甘草

10g。整方如下：当归 12g，川芎 8g，白芍 15g，熟地 12g，云苓 12g，没药 10g，川断 15g，薏苡仁 15g，蒲公英 15g，香附 10g，土茯苓 15g，威灵仙 10g，甘草 10g。6 剂，水煎服，日 1 剂。

六诊（2005 年 11 月 25 日）：腰部憋胀大减，上方加车前子 15g（包煎）。6 剂，水煎服，日 1 剂。

【按】经期延长是指月经周期基本正常，但经期延长，行经时间延长 7 天以上甚或淋漓半月方净为基本特征。经期延长属月经不调范围，米子良教授认为月经不调治疗要素有三：（1）经前调气：气顺血和，症状自消。（2）经期调血：调和脾胃，引血归经。（3）经后调补：滋养肝肾，补气养血。女子以血为本，月经期搬重物，必致耗气伤阴血，故致经期延长、低热；手指为阴阳交会之处，肝郁不能疏泄，阴阳气血不相接续，按则手指尖隐痛。见肝之病，知肝之传脾，当先实脾，故应疏肝理脾，清热止血。米子良教授用丹栀逍遥散加减治疗，另伍以木贼清热；地榆炭、血余炭、仙鹤草凉血止血，收敛止血。二诊又加川断、杜仲、生地、知母补益肝肾，滋阴清热，调经肝为先。经后失血，气血较虚，要适时而补。肝藏血，女以血为本，肾藏精，是孕育之根。因此，治疗月经不调，要以滋补肝肾、补气养血为本。本案二诊药后血止，获效。三诊患者出现腰部憋胀，白带量多为湿邪下注，气机阻滞，且又为经后，故调整治方思路，转为补血调血、行气祛湿之剂，拟四物汤加减治疗。以四物汤补血，川断、枸杞平补肝肾；没药、香附、乌药、玄胡行气活血；薏苡仁、茯苓健脾祛湿；蒲公英清热解毒，三药针对带下，以清热祛湿以止带。后又增加土茯苓等解毒利湿之品以止白带过多。本案例体现了米子良教授临证灵活的辨证思路，因辨证精当，故很快获效。

（五）痛经

1. 益气通阳，化瘀通经治疗痛经

杨某某，女，40 岁，2013 年 11 月 21 日初诊。

主诉：经行期间腹痛 5 年。

初诊：患者自述患先天性心脏病，室间隔缺损，幼年未进行手术治疗，一直迁延至今。5 年前又患痛经，痛势严重，其痛如绞，夜不能寐，更甚时自述生不如死，倍受该病折磨。后经医院检查，诊断为子宫腺肌症，医院建议手术治疗，但患者患先天性心脏病，且肺动脉高压，不能手术，院方建议先降低肺动脉高压行心脏手术，后再行子宫切除术。患者恐惧心脏手术，又难以忍受痛经，经朋友介绍前来米子良教授处求治。现症见：面色口唇紫绀，形体瘦弱，手足冰凉直至腕踝，食少腹胀，夜间小腹胀，隐痛不休，活动则心悸气短，上楼加重，月经 20 日一行，行经色黑有块，且行经不畅。诊其脉沉迟细涩，舌淡紫有瘀点。中医诊断：痛经。证候：气虚寒凝血瘀。治法：益气通阳，化瘀通经止痛。处方：黄芪12g，桂枝 10g，炙甘草 10g，当归 12g，桃仁 10g，红花 10g，丹参 15g，生蒲黄 10g（包煎），五灵脂 10g（包煎），小茴香5g，肉桂 6g，玄胡 15g，炒川楝 10g，益母草 12g，紫苏子 10g

（包煎），川芎 12g，炮姜 6g，吴茱萸 5g。10 剂，水煎服，日 1 剂。

二诊（2013 年 12 月 1 日）：此次行经距上次 28 天，夜间腹胀隐痛消失，服上药 8 剂时行经，行经腹痛明显减轻，初期下黑血块较多，手足亦较前温暖，乏力、气短、心悸亦明显减轻，仍以上方继服 10 剂。

三诊（2013 年 12 月 11 日）：服上方 20 剂后，腹痛消失，纳食增加，诸症均改善，唯觉口干，上方去炮姜、肉桂，加熟地 15g。10 剂，水煎服。

四诊（2014 年 2 月 25 日）：患者共服药 30 剂，再行经时，微有痛经。后经内蒙古自治区医院用药治疗，缓解了肺动脉高压，成功行心脏修补手术，术后恢复良好，现行经时已不再痛经。

【按】本患者患先天性心脏病日久，心阳心气不足，气血运行不畅，阴寒内盛，血脉瘀阻。而此种阳虚体质又易为寒邪所袭，形成寒凝血瘀的病证。米子良教授对该患者的治疗抓住了阳气不足、阴寒内盛、血运障碍的病机关键，运用黄芪、桂枝、炙甘草温阳益气，强心通脉；合桃红、丹参、失笑散、益母草以活血通经；更加炮姜、小茴香、吴茱萸、肉桂以温散下焦沉寒痼冷，加用苏子以泻肺降气，助心行血。全方以益气温阳、通经散寒立法，切中病机，终使本证渐愈，而且也改善了心脏功能，为心脏手术奠定了基础。

2. 温经散寒，活血祛瘀治疗痛经

王某某，女，16 岁，2001 年 2 月 23 日初诊。

主诉：行经腹痛半年余。

初诊：患者自述 14 岁初潮，经期并无腹痛。自去年秋天开始，出现行经腹痛，且渐有加重之势，每次行经都要服玄胡止痛片或芬必得止痛，痛甚影响上学。经人介绍求治于米子良教授。现症见：月经第一天，小腹部时时绞痛难忍，自觉小腹冰凉，喜暖，拒按，按之有硬块，行经色黑有块、量少，手足发凉，月经后推，且腿疼发凉，舌淡、苔白润，脉沉弦。中医诊断：痛经。证候：寒凝血瘀证。治法：温经散寒，祛瘀止痛。拟方：少腹逐瘀汤加减。处方：小茴香 8g，炮姜 6g，玄胡 12g，五灵脂 10g（包煎），没药 10g，川芎 6g，当归 12g，桂枝 6g，香附 10g，赤芍 15g，薄荷 10g（后下）。7 剂，水煎服，并嘱下次行经第一天再来诊治。

二诊（2001 年 3 月 22 日）：上次服药当天疼痛即缓解，次日痛止。此次行经未再推后，且腹痛亦较前缓解，手足发凉等症皆减轻，仍以上方 7 剂水煎服。

三诊（2001 年 4 月 20 日）：此次行经只感轻微腹痛，余症不显，仍以上方 7 剂水煎服。

【按】痛经是妇科最为常见的病证之一，是指伴随月经周期性出现的少腹疼痛，疼痛常呈绞痛，甚至伴恶心、呕吐等。痛经分为原发性和继发性，原发性痛经无器质性疾病，继发性痛经常见于子宫内膜异位症、肌瘤、盆腔炎性疾病、子宫腺肌症、子宫内膜息肉或月经流出道梗阻等。西医对痛经的病因尚不十分明确，而中医认为，痛经的病机可概括为虚实两类。虚者气血不足、肝肾亏虚，胞脉失养而痛；实者乃因气血瘀阻或寒湿湿热之邪内蕴胞宫，使胞脉气血不和而作痛。故在治疗时应明辨虚实，以及不同病因的致病特点、病理表现，方能切中病机，准确施治。

本案 16 岁少女正值花季，多爱美，冬不着厚棉衣，或炎夏凉水洗脚或久处空调屋内，或久处阴寒之所，或经期喜食凉物等均易使寒邪外犯而凝滞气血引发痛经。其疼痛一般较剧，绞痛难忍，常四末不温，小腹发凉，腹痛拒按，得热痛减，行经色黑有块，经行不畅，宜少腹逐瘀主之。而女子又以肝为先天，每月行经，数失经血易使肝气偏旺，而容易生气，气滞则血瘀，其痛多以胀痛为主，行经常伴乳房胀痛、急躁易怒、心情抑郁、面色发青、脉弦而涩等，宜血府逐瘀加香附、玄胡、川楝子等。患者小腹冷痛、拒按喜暖、四末不温、行经量少色黑有块，此皆寒凝血瘀之见证，腿疼发凉亦为寒凝经脉所致；舌淡、苔白润是寒凝阳气不得布津；脉沉沉主里主寒，弦主痛，亦主气机不畅。因此，该患是因寒凝气结，气血流通不畅而引起的痛经。故治以温经散寒，祛瘀止痛。用方少腹逐瘀取原方意，活血祛瘀，温经止痛；桂枝易官桂，以增强其流通之性，可通四末暖四肢，亦可兼治腿疼腿凉；另加香附、薄荷疏肝理气，使气行则血行，可增强少腹逐瘀之功效。

3. 疏肝解郁，清热调经治疗痛经

宋某某，女，36 岁，2006 年 8 月 25 日初诊。

主诉：行经腹痛 3 天。

初诊：痛经 3 天（现经期 23 日一行），月经提前 10 天，

经期半月，身浮肿，胃疼有烧灼感，寐差。舌偏红苔薄黄，脉弦左寸右关大。中医诊断：痛经。治法：调经解郁清热。拟方：丹栀逍遥散加减。处方：丹皮12g，栀子12g，当归10g，白芍15g，柴胡10g，云苓12g，炒白术10g，薄荷10g（后下），炙甘草10g，玄胡12g，夜交藤20g，乌贼骨15g，木贼草15g，香附10g。3剂，水煎服，日1剂。

二诊（2006年8月28日）：月经量多，有血块，胃灼痛，上方加没药10g，焦三仙各15g，仙鹤草15g。4剂，水煎服，日1剂。

三诊（2006年9月4日）：病症已愈，寐差，前方去木贼草，加焦三仙各15g。

【按】痛经是指妇女正值经期或行经前后，出现周期性小腹疼痛，或痛引腰骶，甚则剧痛昏厥者，亦称"经行腹痛"。本患者因平素多有抑郁，以致"经欲行而肝不应，则拂其气而痛生"（《傅青主女科》）。肝郁气滞则血海气机不利，经血运行不畅，不通则痛，故发为痛经。肝经郁而化热则经期提前和延长。肝与胆相表里，肝经郁热则胆亦热，胆热犯胃则胃脘灼热，热邪扰心则寐差，舌偏红苔薄黄，脉弦左寸右关大亦为肝经郁热。故处方以丹栀逍遥散加玄胡疏肝解郁，行气止痛，乌贼骨除湿制酸，木贼草疏散风热清肝，香附疏肝解郁，行气调经止痛，夜交藤养心安神。二诊月经量多，故加仙鹤草以收敛止血，有血块加没药活血化瘀，焦三仙和胃消食。三诊时患者已痊愈。真是辨证准确，用药合理，效如桴鼓。

4. 疏肝理脾，化瘀祛湿治疗痛经

刘某，女，42 岁，2011 年 5 月 16 日初诊。

主诉：几年来行经腹痛，痛连腰骶。

初诊：患者自诉行经腹痛，痛连腰骶，伴腹凉腹胀，色暗红，有血块，量偏少，行经约 4～5 天。末次月经：2011 年 5 月 15 日。现症见：腹痛伴恶心、右胁下痛数月，下肢时常肿胀约 20 余年，舌淡边有齿痕，脉沉细。中医诊断：痛经。证候：肝脾冲任失调，肝郁气滞血瘀。治法：疏肝解郁，活血化瘀。处方：柴胡 10g，枳实 10g，白芍 15g，炙甘草 6g，香附 10g，玄胡 10g，川断 15g，茯苓 15g，桂枝 10g，白术 20g，当归 10g，没药 10g，黄芪 15g，车前子 20g（包煎）。7 剂，每日 1 剂，水煎服。

二诊（2011 年 5 月 23 日）：患者自诉服上方 7 剂，腹痛减轻，行经约 5 日，血量增加，右胁痛减轻，腿肿减轻。现胃脘不适，时心烦，上方去炙甘草、枳实、芍药等，加牛膝 10g，牡蛎 15g（先煎），泽泻 10g，防风 10g。继服 20 余剂，调理而愈。

【按】痛经的主要原因为气血运行障碍所致，即"不通则痛，通则不痛"。临床见证属于气滞血瘀，寒者、实者为多，虚者、热者较少见。米子良教授常采用疏肝解郁、活血化瘀法使气顺血活，经行通畅，则无痛经之患。

本例患者经行腹痛伴腹凉胀、月经量少涩暗，右胁痛，属肝郁气滞，冲任失调，患者又腿肿 20 余年，属阳气郁遏，水湿停留，总属气滞血瘀湿阻。先生用四逆散疏肝理脾，调

理气机、冲任；香附、玄胡、没药、当归行气活血，通则不痛；茯苓、桂枝、白术、车前子、黄芪健脾利湿，全方共达疏肝理脾、化瘀祛湿、调理冲任之效。

（六）崩漏

1.益气健脾，塞流澄源治疗功能性子宫出血

索某，女，47岁，2011年12月20日初诊。

主诉：月经淋漓不止月余。

初诊：患者自诉11月11日行经，无明显诱因，月余不断，淋漓不止。现症见：经血色淡红，偶有血块，量少，伴头晕心悸、乏力、便溏，手麻，舌淡苔薄白，脉细缓。西医诊断：功能性子宫出血；中医诊断：崩漏。证候：脾虚不统血，血失常道而至崩漏。治法：塞流澄源。处方：黄芪20g，炒地榆15g，升麻8g，乌贼骨15g，茜草炭15g，炒蒲黄15g（包煎），人参8g，炒白术10g，拳参20g，炙甘草6g，生地炭15g，木贼草15g，旱莲草15g，仙鹤草15g。3剂，水煎服，日1剂。

二诊（2012年1月3日）：服上方3剂月经已止，继服5剂，诸症好转，仍头晕。处以调补气血、补益肝肾之法，处方：当归12g，白芍12g，生熟地各15g，黄芪15g，太子参10g，云苓10g，炙甘草5g，白术10g，菊花15g，天麻10g，旱莲草15g，女贞子15g，菟丝子20g。继服10余剂调理而愈。

【按】崩漏是妇科常见病之一，是指妇女不规则的阴道出血。崩是来势急，出血量多，漏是来势缓，出血量少而淋

漓不断。古代多数中医学家对崩漏证采取"急则治标，缓则治本"的原则。米子良教授临床实践证明，治疗崩漏，调理脾胃是首要环节。盖脾胃居中，为气机升降之枢纽。若脾胃不健，则气机升降失其常度，气不顺，血不安，则循环失常。补养肝肾是治疗崩漏的重要措施之一。因冲任二脉隶属于肝肾，肝肾亏损则冲任失养，气机失调，因此，补养肝肾即是调养冲任。消瘀法在崩漏治疗中也占有重要的地位。临床常遇到因瘀血而引起出血者，应以消瘀为主，或止血消瘀并用，求其"经脉以通，血气以从"，所谓"通因通用"之意。

方中黄芪、升麻、人参、炒白术、炙甘草益气健脾以摄血；生地炭、旱莲草、地榆滋阴清热、凉血止血；仙鹤草、木贼草、乌贼骨、拳参专攻止血；茜草炭、炒蒲黄止血而不留瘀，诸药配伍可达到塞流澄源的功效。二诊处方以八珍汤加减补益气血，配以旱莲草、女贞子、菟丝子调补肝肾，佐以天麻、菊花对症治疗肝阳上亢头晕，共奏经后调补肝肾脾的功效。

2. 疏肝健脾，兼清郁热治疗功能性子宫出血

于某某，女，28 岁，2007 年 9 月 28 日初诊。

主诉：月经淋漓不断 2 月余。

初诊：患者自述 2 月前正值行经期，因工作较忙，劳累过度，又兼心情不畅，致使月经淋漓不断，伴有腰困乏无力，心烦不舒。曾服用宫血宁效果不佳，因出血量少，又无腹痛，未予重视，但至今已 2 月余，仍不见好转，故来米子良教授处求治。现症见：行经 2 月未止，量少色红，腰酸腰

痛，健忘乏力，心烦口干，手足心热。查其舌淡苔薄微黄，脉沉细，右关脉尤显。西医诊断：功能性子宫出血；中医诊断：漏证。证候：肝郁脾虚，郁火内扰。治法：疏肝健脾，兼清郁热。拟方：丹栀逍遥散加味。处方：炒丹皮 10g，炒栀子 10g，当归 12g，白芍 15g，柴胡 10g，云苓 10g，薄荷 10g（后下），炙甘草 10g，血余炭 10g，仙鹤草 15g，木贼草 10g，贯众炭 12g，杜仲炭 12g，黄芩 10g，太子参 10g，炒生地 15g。3 剂，水煎服，日 1 剂。

二诊（2007 年 10 月 1 日）：药后经停，仍感腰困，上方去血余炭、仙鹤草、木贼草、贯众炭，杜仲炭改为杜仲，加川断 15g，桑寄生 15g，菟丝子 10g。4 剂，水煎服，以巩固疗效。

【按】此患者正值经期，因过于劳累耗伤脾气，致使气虚不统摄经血，并出现体倦乏力之症；又为情志所伤，致使肝气郁结，气机不畅，疏泄失职，故致经血"漏"而不止。经血日下则精血内亏，郁火亢盛而内扰，故出现心烦口干，手足心热。而久漏损伤冲任，伤及肝肾，故现腰困腰痛之症。其舌脉所现，舌淡为虚，苔微黄为热，脉沉细者气血俱不足，右关脉尤显，乃脾气尤虚所致。米子良教授辨证为肝郁脾虚，郁火内扰证，选用丹栀逍遥散为主，疏肝健脾，兼清肝经郁热以治其本；用黄芩、炒生地、太子参以加强清热益阴补气之力，并以血余炭、仙鹤草、贯众炭、杜仲炭诸止血药以塞其流治其标，且血余炭化瘀止血而无留瘀之弊；仙鹤草止血更具强壮之力，贯众炭止血兼具清热之功，杜仲炭止血又有补肾之功，诸药合用，标本同治，相得益彰。木贼草止血疗崩漏的作用古书多有记载，《嘉佑本草》中谓："主目疾……及妇人月水不断，崩中赤白。"《本草纲目》载："解肌止泪止血。"《药性赋》云："原夫木贼去目翳，崩漏亦医。"米子良教授通过临床实践，也证实了木贼草对崩漏下血症确有疗效。故每逢崩漏之疾，米子良教授都善于加用木贼草一味，常能收到良好功效。

3. 塞流、澄源、复旧合用治久漏

刘某，女，25岁，2001年5月9日初诊。

主诉：月经淋漓不尽40余日。

初诊：患者于40天前月经来潮，至今仍淋漓不尽，量少，色黑有血块。平时月经持续1周即净，但经期多提前1周，并伴小腹痛。近日做B超示：子宫大小正常。服用宫血宁效果不佳，故来求治于中医。现症见：患者心情抑郁，烦躁易怒，月经仍淋漓不尽，量少，色深红，有血块，伴小腹疼痛，倦怠乏力，手足心热，寐差，口干欲饮，舌淡苔薄黄，舌尖红，脉细弦数。西医诊断：功能性子宫出血；中医诊断：崩漏。证候：血虚肝郁，虚火内扰。治法：养血疏肝，滋阴清热，固冲止血。拟方：丹栀逍遥散加减。处方：当归10g，白芍12g，熟地10g，血余炭12g，丹皮10g（炒），栀子10g，柴胡10g，云苓12g，薄荷10g（后下），炙甘草10g，阿胶8g（烊化），三七参2g（冲服），仙鹤草15g，艾叶炭10g，白术10g。5剂，水煎服，日1剂。

二诊（2001年5月159日）：出血较前明显减少，颜色转为鲜红，血块减少，余症渐减，舌淡苔薄黄，脉弦细稍数。

上方加生地 10g，7 剂，水煎服，日 1 剂。

三诊（2001 年 5 月 23 日）：服药 5 剂后月经已干净，乏力感消失，诸症悉减，疾病已痊愈。

【按】崩漏是指妇人经血非时暴下不止或淋漓不净，暴下不止者为崩，淋漓不尽者为漏。其病因多为情怀抑郁，寒温失宣，饮食劳倦，房劳多产等导致脏腑气血阴阳失衡，冲任不固，不能制约经血而致。崩漏的治疗，丹溪悟真要领，诚如《丹溪心法》云："初止血以塞其流，中用清热以澄其源，末用补血以还其流。"而明代医家方约之则对丹溪之言论之更详，如在《丹溪心法附余》中云："初止血以塞其流，中用清热以澄其源，末用补血以还其旧，若只塞其流不澄其源，则滔天之势不能遏，若只澄其源不复其旧，则孤子之阳无以立，故本末无遗，前后不紊，方可言治也。"方氏论述之塞流、澄源、复旧三法，实为治疗崩漏之总则，亦为后世医家所遵守，推崇。

本患月经量少淋漓 40 余日，为漏证。久漏必有瘀，故经色深红有块，小腹疼痛；气随血伤，则倦怠乏力；阴血亏损，虚热内扰，故见手足心热、心烦不寐、口干欲饮；血亏不得养肝，肝失条达，则心情抑郁，烦躁易怒；舌脉之征，亦血虚肝郁之象。故治疗以丹栀逍遥散为主方加减。方用血余炭、艾叶炭、阿胶、三七粉、仙鹤草化瘀止血、养血止血、收敛止血、温经止血数法并用以塞其流；柴胡、炒丹皮、炒栀子、薄荷理气清热，以澄其流；当归、熟地、白芍、阿胶养血止血；白术、云苓、炙甘草以健脾生血摄血，以复其旧。全方共奏疏肝健脾、养血清热之功。二诊时三法相合用药后收效明显,然阴血去则一时难复,虚热内扰之势犹显,故脉仍细数,故加生地滋阴清热,药后获愈。

(七)经闭

1. 补肾填精,阴中求阳治疗卵巢功能早衰

王某某,女,38岁,2012年1月9日初诊。

主诉:闭经4年。

初诊:患者自述10年前自生育后,月经即每每推迟,且经量渐少,颜色转淡,后渐至经期不准,或2月一行,或3月一行,其间曾服用乌鸡白凤丸等药物,疗效不显,经量亦颇少,于4年前行经停止,之后也曾多处诊治,但月经一直未行。现渐觉腰膝酸软,腰困如折,性欲淡漠,乳房缩小,到医院诊治,化验雌激素水平极低。B超示:子宫萎缩。诊断为:卵巢功能早衰。因慕米子良教授之名而特来求治。现症见:腰困如折,性欲淡漠,阴部干涩,手足发凉,形寒怕冷,寐差,头闷,观其面色晦暗,舌质淡苔薄白,脉弦细,两尺若无。西医诊断:卵巢功能早衰;中医诊断:闭经。证候:肾精亏损,肾气不足。治法:补肾填精。处方:熟地15g,山萸肉10g,山药12g,鹿角胶8g(烊化),龟板胶8g(烊化),怀牛膝20g,菟丝子12g,枸杞子10g,炮附子8g(先煎),炒枣仁30g,五味子12g,仙灵脾15g,补骨脂15g。14剂,水煎服,日1剂,分2次温服。

二诊(2012年1月24日):服上药后,腰困好转,乳房

时觉微胀，尺脉弱，上方加紫河车粉 4g（分冲），继服 14 剂。

三诊（2012 年 2 月 9 日）：腰困大减，性欲改善，乳房时胀，形寒怕冷明显改善，睡眠好转，仍未行经。上方加当归 12g，阿胶 10g（烊化），益母草 12g。继服 14 剂。

四诊（2012 年 2 月 24 日）：本方服至 8 剂时，来少量粉红色月经，行 3 天，现已无，诸症均明显好转。以三诊方继服 1 个月。

五诊（2012 年 3 月 26 日）：本月按时行经 1 次，量少色淡红，较上次多，睡眠正常，近日觉咽干，舌痛，两尺脉沉弱稍数，上方去附子、五味子、炒枣仁、益母草，加丹皮 10g。继服 14 剂，以巩固之。

【按】《素问·上古天真论》言："女子七岁，肾气盛，齿更发长，二七而天癸至，任脉通，太冲脉盛，月事以时下……七七任脉虚，太冲脉衰少，天癸竭，地道不通，故形坏而无子也。"所以女子月经的正常来潮以肾气充盛为先决条件。此患肾气早衰，天癸早竭，故月经闭止而不潮。其舌脉所见之症均为肾气、肾精不足之明征。故米子良教授以左归丸为主方，阳中求阴，加炮附子、补骨脂、仙灵脾阴阳并补以补肾填精；加用枣仁、五味子以安心神使心君得安，君火下温肾水而成既济之势。后又加紫河车粉填补精血，且紫河车有明显提高卵巢功能的作用，以壮肾元。现代药理研究紫河车含多种激素，包括促性腺激素 A 和 B、催乳素等，能促进乳腺、子宫、阴道、卵巢、睾丸的发育。阿胶滋阴补血，以充血脉。方中阿胶、河车粉、鹿角胶、龟板胶皆血肉有情之品，大补阴精气血，乃和《内经》中"精之不足，补之以味"的要旨，后加当归、益母草乃行血海之意。此虽痼疾，但终因药病相投以及患者的长期坚持服药而获佳效。

2. 行气和血，活血调经治疗闭经

张某某，女，40岁，2010年4月13日初诊。

主诉：闭经4个月。

初诊：患者自述无明显诱因于4个月前行经后月经至今一直未至。近日B超检查提示：排除妊娠，卵巢正常、无萎缩、无囊肿，诊断为闭经。患者不愿接受西医治疗，故来求治于中医。现症见：月经4月未至，寐差，夜间醒来或晨起觉双手及眼睑肿胀，活动后好转，平素月经正常，（4～5d）/（28～30d），平时行经前及经期乳房胀痛，手脚发凉。查其面色发黯，舌淡黯，脉沉细弦。中医诊断：闭经。证候：冲任不调，气血瘀滞。治法：行气和血，活血调经。拟方：桃红四物汤加减。处方：当归15g，川芎8g，赤芍15g，熟地12g，香附10g，桃仁10g，红花12g，夜交藤20g，桂枝8g，炙甘草10g，益母草12g，泽兰10g，水蛭（冲服）1g，太子参6g。7剂，水煎服，日1剂。

二诊（2010年4月21日）：服药后于4月19日月经来潮，经色量少色黯有黑血块，乳房胀痛，腰困，手脚仍凉，晨起双手、眼睑肿胀愈，上方去水蛭，加川断10g。7剂，水煎服。

三诊（2010年4月28日）：月经行5天已干净，手脚凉好转，乳房胀痛消失，睡眠改善。二诊方继服7剂，后嘱其停

药，看其月经下月是否按时来潮。后于 5 月 16 日患者电话告知月经来潮，除经色仍稍发黯，有少量血块外，余皆正常。

【按】闭经是妇科较常见的疾病，其病因复杂，有发育、遗传、内分泌、免疫、精神异常等多种因素，也可由肿瘤创伤及药物因素导致。正常月经周期的建立，有赖于下丘脑－垂体－卵巢轴之间的精神内分泌调节，以及子宫内膜对性腺激素变化的周期反应，所以无论上述哪一个环节发生变化都可导致闭经。中医则认为闭经是因为脏腑功能失调，致使冲任不调、气血失和、月经不能按时来潮所致。然其总的病机概括起来不外血虚、血瘀、血枯、血隔。血虚者，脾胃后天不足，气血化生乏源；血瘀者，寒凝、气滞所致者为多，以及妇科结核、干血痨证，亦为瘀血内结所致。

本患者月经 4 月未至，夜间、晨起双手、眼睑肿胀，是因气血瘀滞影响水液正常运行，致使水停之故；晨起活动后好转，乃阳气得以输布，气血得以流通；其行经时乳房胀痛，是肝经气滞所致；四末不温，是因中阳不足，不得外达；面色发黯，是气血不和，不能华色于面所致。舌淡黯，是因淡者主虚，黯者主气血瘀滞；脉弦主气滞，细者主血少，脉沉为气血内结不得通达。故治当行气活血，兼以补气、温阳、养血之法。故方中以桃红四物养血活血；赤芍易白芍，意在偏重行瘀活血；桂枝温通经脉；益母草、泽兰活血通经兼有利水之功，善治血瘀水停之证；香附理气调经；水蛭破血通经；夜交藤养血安神；太子参、炙甘草健脾益气，合桂枝兼可温中；全方合用，标本兼顾，疗效显著。

第九章　绝经期前后诸症

1. 疏肝健脾，调和阴阳治疗更年期综合症

张某，女，49岁，2012年3月17日初诊。

主诉：烘热，汗出，心烦易怒，胸闷近3年。

初诊：患者近3年来时感烘热，汗出，心烦易怒，胸闷，胃脘胀闷，浑身不适，乏力，手足肿胀。脉弦，舌质偏红苔腻。闭经1年余，高血压病史10年。中医诊断：绝经期前后诸症。证候：肝旺脾弱，阴阳失和。治法：疏肝健脾，调和阴阳。处方：醋柴胡12g，炒黄芩9g，半夏12g，党参25g，龙骨20g（打碎，先煎），牡蛎20g（打碎，先煎），茯苓15g，桂枝12g，大黄5g，炒干姜3g，黄连6g，麦冬12g，五味子12g，葛根30g，全瓜蒌20g，炙甘草12g，大枣12枚，生姜3片。每日1剂，水煎服。

二诊（3月21日）：服上方3剂，胃脘胀闷、烘热、心烦易怒好转，继服20余剂诸症除。

【按】妇女在绝经期前后，围绕月经紊乱或绝经出现如烘热汗出、烦躁易怒、潮热面红、眩晕耳鸣、心悸失眠、腰背酸楚、面浮肢肿、皮肤蚁行样感、情志不宁等症状，称为"绝经期前后诸症"，又称"经断前后诸症"。绝经期脏腑生理功能衰退，往往首先表现为脾气先虚，脾虚运化无力，精不足，则肾失养，多为肾阴虚。阴虚则"水不涵木"，肝失所养，肝阳上亢，故头晕、头痛；阴虚则不能制心火，故心悸惊恐；阴虚则内热，故烦躁、发热、汗出等。日久肝血虚而气偏盛，则肝郁烦躁易怒，这种恶性循环终致月经紊乱。

米子良教授认为妇女一生分为青春期、中年期、暮年期三个阶段，青春期病理重在肾，中年时期病理重在肝，暮年时期病理重在脾。更年期综合征患者多为中年或暮年时期，故在治疗上应注重肝、脾的调节。人在中、暮年时期，由于人事环境复杂，多肝气郁结，肝阳亢旺。肝木为病，多及脾土，终致肝旺脾弱，阴阳失和。故调肝脾，和阴阳为治疗本病之大法。医家每以补肾治之，米子良教授补肾为常法。亦有肝郁者，米子良教授认为足厥阴肝经环阴器，抵小腹，病入厥阴，肝失条达，气机不利，往往阴阳失调，产生虚实夹杂、肝脾失调、阴阳失和之证。米子良教授常用四逆散和桂枝甘草龙骨牡蛎汤或柴胡加龙骨牡蛎汤治疗妇女更年期综合征。柴胡加龙骨牡蛎汤包含桂枝加龙骨牡蛎汤之意，桂枝加龙骨牡蛎汤在《金匮要略》中主治男子失精，女子梦交。柴胡加龙骨牡蛎汤既可调肝理脾，又可调和阴阳，治疗生殖系统疾病，用此方治疗每获良效。

2. 调补肝肾，平衡阴阳治疗更年期综合征

荆某某，女，48岁，2002年2月19日初诊。

主诉：烘热，汗出，眩晕，耳鸣，月经紊乱1年余。

初诊：月经紊乱1年余，1月两行或几月不至，易紧张，伴面部阵发性烘热、汗出、眩晕、耳鸣，经量逐渐减少，自觉

脾气暴躁，心烦易怒，心慌，胸闷，有时头晕耳鸣，曾自服坤宝丸，症状有所缓解。近因生气心情不畅致使症状加重，遂来求治。现症见：月经周期紊乱，伴面部阵发性烘热，汗出，乏力，心慌，胸闷，头晕耳鸣，五心烦热，失眠，健忘，性情急躁，易激动，易紧张，口干不欲饮，大便干，舌红苔黄腻，脉细数，血压：130/85mmHg。西医诊断：更年期综合征；中医诊断：绝经前后诸症。证候：肝肾阴虚，阴阳失调。治法：滋阴养血，调补肝肾，平衡阴阳。处方：熟地15g，山萸肉10g，山药10g，丹皮10g，夜交藤12g，炙甘草8g，当归10g，白芍12g，远志10g，五味子6g，山栀子6g，菟丝子8g，枸杞子8g。7剂，水煎服。

二诊（2002年2月26日）：药后精神好转，烘热、头晕、耳鸣、心慌、胸闷均稍减轻，仍觉手足心热，汗出，易紧张，眠差，上方加琥珀1g（冲服）。7剂，水煎服。

三诊（2002年3月6日）：阵发性烘热明显减轻，精神紧张好转，出汗减少，睡眠时间增加，大便已正常，每日1次，诸症均减，上方继服7剂以巩固疗效。

【按】《内经》云："女子……七七任脉虚，太冲脉衰少，天癸竭，地道不通，故形坏而无子也。"即是对女子生理过程的描述。七七四十九岁气血渐衰，冲任失调，肾气大虚，天癸已竭，月事已闭而失去生育的能力，是对妇人绝经过程的描述，而绝经前后由于气血衰少，冲任不调，肾气亏虚所产生的一系列病证，中医称为绝经前后诸症，西医称为更年期综合征。

该患者年近七七，气血渐衰，冲任不调，肾气虚损，阴阳失衡，所以月事不能以时而下，故一月两行或几月不至，冲脉血虚故经量减少，阴血亏虚，心肝失养则脾气暴躁，心烦易怒，心慌胸闷，失眠健忘。肾主恐，肾虚则易紧张，紧张实为恐之渐，肝肾阴虚则虚火上升致面部烘热，汗出，耳鸣；五心烦热，口干不欲饮，大便干及舌脉所现皆阴虚火旺之证，所以治疗当滋阴养血，调补肝肾，平衡阴阳。白芍、当归、麦冬、五味子、远志、夜交藤补血滋阴宁心安神兼以敛汗；丹皮、栀子以清心肝之郁火，炙甘草调和诸药。二诊加用琥珀意在祛邪、重镇安神。总之，更年期综合征的治疗，要抓住气血虚衰，冲任失调，心肝失养，肾气亏虚，阴阳失衡的病机关键，采用补益气血、补益肝肾、平衡阴阳的方法，以治其本，兼以辨证配合使用解郁、清热、化痰、安神等法，治疗方能收到满意的效果。

第十章 带下病

1.清化湿热，燥湿止带治疗带下病

彭某某，女，26岁，2005年11月7日初诊。

主诉：白带为粉色，气味大，伴有腹胀近3年。

初诊：患者自从3年前行剖腹产术后，白带多为粉色，气味大，伴有腹胀，右胁疼痛，纳少，偶有胃痛，且伴手肿。近日小便黄少，舌偏红，中长裂，苔微黄，脉沉弦。中医诊断：带下病。证候：湿热蕴结，系湿毒蕴热，注于下焦，郁滞气机。治法：清化湿热，燥湿止带。处方：乌药10g，川朴8g，扁豆10g，滑石10g，甘草8g，车前子15g（包煎），瞿麦10g，竹叶10g，煅龙牡各15g（先煎），土茯苓15g，芡实15g，郁金10g，香附10g。4剂，水煎服，日1剂。

二诊（2005年11月11日）：诸症好转，转为白带，白带量多，腹胀大减。守方不变，上方去郁金、香附，加白果8g。6剂，水煎服，日1剂，后病愈。

【按】带下病是指带下量明显增多，色、质、气味异常或伴全身及局部症状的疾病。中医认为，带下病多为肾气不足，带脉失司，精液滑脱而下，包括妇女的多种生殖器炎症。或因脾失健运，湿浊积聚，蕴热下注而成。

本案患者经行产后，胞脉空虚，或因摄生不洁，或因剖

腹产手术损伤，以致湿邪乘虚而入，蕴而化热，发为带下。湿热注于下焦则带多为粉色，有臭味；湿热内阻，则胸闷口腻，纳食较差，偶有胃痛；湿热伤津，则小便黄少；湿热阻滞气机，则可见少腹胀满；如《金匮要略》所云："血不利则为水"，故可见手肿。以湿热为患，故治以清化湿热以止带。滑石、车前子、瞿麦、竹叶清热利水通淋，使水湿之邪从小便而出，土茯苓清热利湿解毒；乌药、川朴温中行气散寒以除湿；郁金、香附理气以行水；扁豆健脾化湿以止带；芡实、煅龙牡收涩以止带。二诊诸症好转，腹胀除，唯反白带多，故去郁金、香附行气之品，加白果以收敛止带，则可病愈。米子良教授临证辨证精当准确，自然能收良效。明末清初医家傅山善以奇经论治带下病，并首先提出"带下者俱是湿证"。米子良教授认同上述观点，并认为带下病无论病因病机，还是治法方药，都贯穿着一个"湿"字，这也是导致带下病缠绵难愈的原因，所以米子良教授临证时告诫吾辈，要重治湿之根本，以求其本。

2. 健脾补肾，清热利湿治疗滴虫性阴道炎

包某某，女，28岁，2001年12月25日初诊。

主诉：带下量多，色黄，臭秽，伴小腹隐痛5月余。

初诊：患者于2001年7月出现带下量多、色黄臭秽、外阴瘙痒、小腹疼痛坠胀不适等症状，遂去医院妇科检查。诊断为：滴虫性阴道炎，左侧输卵管不通。给予左氧氟沙星、奥硝唑、盆炎净等口服药物，并配合阴道用药，症状缓解。其后停药1个月又复发，继用上药后症状减轻。自述此次发

病是因数天前外出归来之后即食用"水煮鱼"等辛辣食物，当晚即感不适，次日病情加重。患者因本病再次反复发作，甚是苦恼，且结婚2年未曾有孕，经人介绍，遂来请米子良教授诊治。现症见：带下量多，色黄臭秽，腰骶酸痛，心悸，心烦，头沉闷，口干欲饮，小便色黄，大便黏滞，四肢常觉发凉，形体偏瘦，面色发黄，疲乏无力，眼周发暗，舌质淡、边有齿痕，苔薄黄，根部黄腻，脉细濡而数、两尺若无。中医诊断：带下病。证候：脾肾亏虚，肝经气滞，湿热蕴结下焦。治法：健脾补肾，清热利湿，理气止痛。拟方：易黄汤加减。处方：川断15g，黄柏10g，芡实10g，车前子15g（包煎），白果10g，泽泻10g，云苓12g，白术10g，山药10g，煅龙牡各15g（先煎），丹皮10g，柴胡10g，菊花10g，白芍10g。7剂，水煎服。

二诊（2002年1月2日）：服上方后，白带减少，颜色变浅，仍有异味，觉口干舌燥，浑身发热，腰仍酸痛，但较前减轻，上方黄柏用盐炒后入药，另加生地12g，盐炒知母10g。7剂，水煎服。

三诊（2002年1月10日）：口干、燥热已解，白带虽量多、质稀、无异味，仍时有腰酸痛，精力渐佳，眼周黯黑亦减轻，并于前一天去妇幼保健医院做"输卵管通水术"示输卵管已通，以前方加杜仲10g以补肾助孕，继服7剂，诸症消失。

【按】带下病是妇科常见病，尤其是已婚妇女，发病者甚多。《傅青主女科》云："带下俱是湿证。"高度概括了带下病的病因病机。究其湿邪的由来，多由中土之虚，运化无力，使水液不能化津而四部周身，聚水成湿而为祸殃，邪之所居，必寻正气所虚之所。胞宫与冲任肝肾关系密切，肝脉"过阴器，抵小腹"，肾主生殖，且生殖系统的发育成熟及其功能的发挥亦是"肾气盛，天癸至"的结果。又冲任二脉同起胞中而隶属于肝肾，肾主藏精，肝主疏泄。所以肝气条达、肾气充足则任脉通畅，冲脉充盛，胞宫生殖系统机能旺盛，不为邪伤。

本例患者，形体偏瘦，疲乏无力，面色发黄，舌淡边齿痕，脉细濡均为脾虚湿盛之象。《内经》言："肾气虚则厥"，患者眼眶发黑，四肢常发凉，腰骶酸痛，两尺脉若无者乃肾气不足所致。如上所述，其脾气不足则湿邪为患；肾气亏虚则胞宫不健。该患者外出劳累，复因食用辛辣发物，诱发旧病。其带下色质、气味均为湿热蕴结之症；口干欲饮，心烦，心悸皆热邪所致；小腹疼痛坠胀是湿热蕴结肝经，气机不利所致；小便黄、大便黏是下焦湿热导致。舌苔薄黄者，为火；根部腻者，为下焦湿热；脉濡细数，是正气不足又有湿热为患。故方中以易黄汤加味，黄柏、山药、芡实、白果、车前子取意原方，清热利湿兼以收涩止带；川断补肾强腰；白术、茯苓、泽泻健脾利湿；用煅龙牡增加收涩之性；柴胡、白芍、丹皮共走肝经，以疏肝、养肝兼以活血止痛；用菊花清肝火而兼清利头目。诸药合用，可奏清热利湿兼以收涩，补肾健脾兼以疏肝之效。二诊口干燥，是湿热化燥伤津之象；浑身发热是湿热伤阴，阴虚火旺，虚火浮越之故。故用盐水炒知母、黄柏，此二者及生地入肾制其虚火，生地兼以养阴生津以上潮于口而治口干。三诊阴液已复，燥热止，且湿热渐清而脾胃功能渐复，肝经气机通利，输卵管通畅，加杜仲合川断以补肾促孕，其肾气盛方可受孕。

3. 清热利湿，杀虫止痒治疗老年性阴道炎

高某某，女，60岁，2005年10月28日初诊。

主诉：白带发黄，阴部瘙痒难忍，反复发作多年，近1周加重。

初诊：患者几年前自觉下部不适，痒甚，瘙痒难忍，于内蒙古自治区医院妇科就诊，诊为阴道炎，并予以治疗，具体治疗方案不详，病情时好时坏。近1周阴痒发作，故来我院就诊。此次就诊自述阴部瘙痒难忍，带下微黄，寐差，偶胃不适，舌淡苔白腻少津，中裂，脉沉细。既往患者一年前行右乳腺癌手术，并于术后化疗3次，3年前有胆囊切除术史，平素血糖偏高，口服降糖药治疗。西医诊断：阴道炎；中医诊断：阴痒。证候：肝经湿热下注。治法：清热利湿，杀虫止痒。处方：土茯苓15g，扁豆12g，滑石10g，泽泻10g，蒲公英15g，鸡内金（炒）15g，蛇床子10g（包煎），地肤子10g，焦三仙各15g，云苓12g，夜交藤20g，知母10g。3剂，水煎服，日1剂。

二诊（2005年10月31日）：上方加苦参10g，半夏8g，陈皮10g，去知母。4剂，水煎服，日1剂。

三诊（2005年11月4日）：阴部瘙痒大减，睡眠好转，守方不变，上方加合欢皮15g。6剂，水煎服，日1剂。药后

阴部瘙痒消失，半年未复发。

【按】妇女外阴及阴道瘙痒，甚则痒痛难忍，坐卧不宁，或伴带下增多者，称为"阴痒"，亦称"阴门瘙痒"等，相当于西医学的外阴炎、阴道炎，如霉菌性阴道炎、滴虫性阴道炎，以及一些特异性疾病引起的外阴、阴道瘙痒症。本病为妇科常见病及多发病。米子良教授认为本病发生主要是湿热毒邪过盛，伤及冲任，冲任不固，滋生虫邪而形成。湿邪多袭人体阴位，故发阴痒，湿与热相兼如油入面，难解难除。方中滑石、泽泻、云苓渗湿于下，扁豆、云苓健脾渗湿，以助湿除；土茯苓、蒲公英清热于中，蛇床子、地肤子渗湿以杀虫止痒，解毒除湿；鸡内金、焦三仙以助消积运脾，解除胃部不适感；夜交藤安神以治寐差，知母清热而滋阴，滋阴以降火。全方以清利湿热、杀虫止痒为法。二诊加入半夏、陈皮，寓意以二陈汤燥湿化痰，加大除湿之力，故阴痒大减，乃至消失。本证以湿热为患，米子良教授不仅注重渗利湿热于下，还重视从主运化水湿的脾调理，以求治病之本，故标本兼施，审症求因，因证立方，病证结合，因而在临床上能获捷效。

第十一章　其他病证

（一）癥瘕

1. 温经祛湿，逐瘀通络治疗卵巢囊肿

杨某某，女，34岁，2014年4月4日就诊。

主诉：月经不调。

初诊：近日B超检查："右附件见40mm×37mm×48mm液性暗区"，左侧卵巢已切除（因卵巢囊肿）。现症见：经期稍提前，3月18日行经，延期10余日，伴腰疼或腰僵硬，腿凉，足跟疼。舌质偏红，中纵裂痕，苔白腻，脉象细弦，左大于右。西医诊断：右卵巢囊肿；中医诊断：癥瘕。治法：温经祛湿，逐瘀通络。拟方：桂枝茯苓丸加减。处方：桂枝15g，茯苓15g，炒白芍15g，苍术12g，薏苡仁15g，生牡蛎15g（先煎），当归10g，三棱10g，莪术10g，凌霄花12g，水蛭2g（冲服），炙甘草5g。10剂，水煎服，日1剂，分2次温服。

二诊（2014年4月28日）4月15日行经，经量少，右侧少腹痛，遵法上方加红藤15g，香附10g，玄胡10g。7剂，水煎服，日1剂，分2次温服。

三诊（2014年5月5日）近日查B超：未发现右侧卵巢囊肿，舌象舌红苔微黄腻，继续调经、清热化瘀巩固治疗，

逍遥散加减治之。处方：当归10g，赤芍15g，柴胡10g，云苓12g，苍术10g，黄柏10g，薏苡仁15g，牡蛎15g（先煎），凌霄花10g，三棱10g，莪术10g，红藤15g，香附10g。10剂，水煎服，日1剂，分温两次服。

【按】卵巢囊肿在中医范畴中归属于"肠覃""癥瘕""积聚"等范畴。所谓癥瘕即指腹内瘀阻积块的一类疾病，自古以来，便是妇科中的常见病、多发病。卵巢囊肿可发生于任何年龄阶段，大多属于良胜，发展缓慢，早期多无症状，很容易忽视，日久影响卵巢的排卵功能，导致排卵障碍性不孕、早期流产等，严重影响着妇女的健康。西医的治疗一般都采用手术切除，不仅会影响生育而且易于再发。自仲景创立桂枝茯苓丸，后世医家不断扩大桂枝茯苓丸证适用范围。米子良教授应用本方治疗病机为瘀血阻滞，寒湿（痰）凝滞有关的妇科疾病，均取得了良好的临床疗效。

本案年轻女性，已经切除左侧卵巢，右侧再发卵巢囊肿，为了保全卵巢，遂来米子良教授处求治。患者因患卵巢囊肿，瘀血阻滞，血不归经，故可见月经延期至10余日。瘀血内阻，寒湿（痰）凝滞，气血不通则出现腰疼或腰僵硬，腿凉，足跟疼。桂枝茯苓丸中桂枝温通血脉，以行瘀滞；茯苓渗湿祛痰，以助消癥；炒白芍同当归养血活血散瘀；三棱、莪术活血化瘀，破血行气；凌霄花凉血祛瘀；水蛭破血逐瘀，通经消癥；再以苍术、薏苡仁健脾除湿以除痰湿凝滞。诸药合用，几诊过后癥块消失，再以疏肝健脾，养血活血的逍遥散调理，最终经过米子良教授的诊治，保住了此位年轻女性的卵巢，患者万分感激。

2. 活血化瘀，利水除湿治疗卵巢囊肿

李某某，女，44岁，2015年5月25日初诊。

主诉：月经不调3个月，月经延期半月余。

初诊：患者述近3个月来月经不调，每次行经半月余，月经量尚可，色质黑稠，无腹痛，经期27～28天，末次月经2015年5月6日，现已干净。经人介绍患者求治于米子良教授。现症见：患者形体肥胖，易出汗，大便2～3日1次。超声检查：左侧附件区见一52mm×43mm无回声区，诊断为："左附件区囊肿"，余无明显不适。舌暗红苔偏腻，右脉反关，脉沉细弦。西医诊断：卵巢囊肿；中医诊断：癥瘕。治法：温经祛湿、逐瘀通络。方用桂枝茯苓丸加减。处方：桂枝10g，茯苓15g，丹皮10g，桃仁10g，赤芍15g，凌霄花12g，生薏苡仁20g，水蛭2g（冲服），土茯苓15g，白术10g，香附10g，仙鹤草15g，蒲公英15g。7剂，水煎服，日1剂，分2次温服。

二诊（2015年6月1日）：患者述大便每日1次，时觉手心热，余无明显不适。故桃仁减为6g，增仙鹤草20g，加生地15g。10剂，水煎服，日1剂，分2次温服。

三诊（2015年6月12日）：患者述于本月8日行经，经行4天而止，今日来诊月事已净，现觉口苦，余无其他不适。用二诊方加三棱10g，莪术10g。10剂，水煎服，日1剂，分2次温服。

四诊（2015年6月23日）：今日复查超声："左侧附件

区未见异常回声", 方有效, 故守法以巩固疗效, 用方减去仙鹤草、生地。处方: 桂枝 10g, 茯苓 15g, 丹皮 10g, 桃仁 6g, 赤芍 15g, 凌霄花 12g, 生薏苡仁 20g, 水蛭 2g（冲服）, 土茯苓 15g, 白术 10g, 香附 10g, 蒲公英 15g, 三棱 10g, 莪术 10g。7 剂, 水煎服, 日 1 剂, 分 2 次温服。

【按】《金匮要略浅注补正》:"血不止者, 其癥不去, 必害其胎, 去其癥即所以安胎, 故曰当下其癥。主以桂枝茯苓丸者, 取桂枝通肝阳, 芍药滋肝阴, 茯苓补心气, 丹皮运心血, 妙在桃仁监督其间, 领诸药值抵于癥痼而攻之, 使瘀血去而新血无伤。"本案其病机为血行不畅, 血积不通, 以致瘀血阻塞胞络外, 致冲任失调, 长年累月, 遂凝聚成癥瘕, 属于痰湿和血瘀阻滞, 故以桂枝茯苓丸加味治疗。以凌霄花、仙鹤草凉血活血; 水蛭、三棱、莪术增强活血祛瘀之力; 患者形体肥胖, 肥人多痰, 故形成癥瘕不仅责之于瘀血, 还与其脾虚痰湿有密切关系, 故活血破瘀的同时不忘燥湿健脾、化气行水, 故配以生薏苡仁、土茯苓、白术等利水除湿; 香附疏肝解郁、调经; 蒲公英消肿散结。四诊后超声复查左侧附件区未见异常回声, 囊肿消失, 月经正常, 诸症皆平, 故守法以巩固疗效。

（二）缺乳

1. 补气养血, 生津通乳治疗缺乳

武某某, 女, 30 岁, 2013 年 9 月 12 日初诊。

主诉: 产后 20 天, 乳汁缺少。

初诊：患者妊娠足月行剖腹产后 20 天，因乳汁缺乏，质稀且量少，欲服中药增乳，遂求治中医。现症见：乳房松软，无胀满感，平时汗出较多，进餐时更甚，大便干结，数日一行，食欲、食量一般，恶露基本干净，精神状况良好，诊其脉虚大微数，舌淡，舌中黄厚苔。中医诊断：产后缺乳。证候：气血津液亏虚，化源不足。治法：补气养血，生津通乳。处方：黄芪 12g，党参 12g，炒白术 10g，当归 15g，麦冬 10g，五味子 6g，瓜蒌 12g，王不留行 15g，漏芦 10g，陈皮 10g，炙甘草 6g，路路通 10g，鸡内金 12g，火麻仁 12g。5 剂，水煎服，日 1 剂。

二诊（2013 年 9 月 17 日）：出汗明显减少，大便已不干燥，一日一行，纳食渐增，舌面黄苔褪尽，乳房已时有胀感，嘱其多让婴儿吮乳，原方继服 4 剂后，乳汁大增。

【按】乳汁为气血所化生，气血的盛衰与乳汁的多寡密切相关。一般健康产妇本无他病，由于生产过程耗伤气血，身体虚弱或产后寒温失宜，饮食不节或情志所伤致使化源不足或乳络不畅而致。所以产后缺乳的辨治主要应注重以下几点：第一，通过乳房松软或胀硬以知证候的虚实，乳房松软属虚，当以补益，参、术、归、芪之类；胀满属实当以疏通，柴胡、枳壳、香附、穿山甲、王不留行、路路通等宜用。第二，通过大便干润而知营血津液的盈亏，大便干为津液不足，当以养血生津为主，用四物、麻仁、黑芝麻之类，津血旺则大便自润。第三，通过汗出情况可知津液的流失和正气的虚实，汗出多则化源不足，当以生脉散等敛汗生津，以助化源。第四,通过食欲的好坏可知胃气的强健与否,食欲好则胃气旺盛,食欲差则当以鸡内金、二陈等调和脾胃,增进饮食以生气血。第五,通过恶露通行情况可知体内气血的调畅与否,恶露不行,瘀血阻滞当以益母草、桃仁、生化丸等逐瘀生新,瘀去则气血渐旺,乳汁自可畅行矣。故凡见产后缺乳一证,有时也不必一味地使用炮甲珠等贵重稀有之品催乳,而应寻其本源,治其根本。本患乳房松软,无胀满感,知为虚证;大便干结乃津血不足所致;汗出过多,属气不摄津;脉虚大微数,乃气血亏虚津液内夺之象;舌苔黄腻乃胃腑不降,运化不力,中焦食聚也。故方中以生芪、党参、炒白术、当归补血健脾生血;党参、麦冬、五味子益气生津敛汗;陈皮、鸡内金行气和中助运;并以当归、火麻仁、瓜蒌以养血润燥通便。上药合用,可使脾胃渐旺,升降调和,气血充盛,化源充足,再加用王不留行、路路通、漏芦等通经下乳之品,自可乳汁通行矣。

(三)乳癖

1. 解郁散结,化痰软坚治疗双乳腺增生(纤维瘤)

白某,女,37岁,2011年4月4日初诊。

主诉:乳房时胀痛,近半年加重,两乳房外侧可摸到肿块。

初诊:患者在当地医院B超诊断:双乳腺增生(纤维瘤,约3cm×2.6cm)。甲状腺多发结节。现症见:乳房时胀痛,两乳房外侧可摸到肿块,质较硬,表面光滑,边缘不清,皮色不变，无热感，推之可移。心烦易怒，眠差梦多，胸闷善叹息，月经提前4~5天，量中，行经4~5天。舌淡红薄黄少津，脉沉细弦。西医诊断：乳腺增生、乳腺纤维瘤；中医诊断：乳癖。证候：肝郁气滞，脾湿痰凝，痰气结聚于乳络所致。治法：疏肝解郁散结，健脾化痰软坚。处方：生地15g，柴胡10g，赤芍15g，丹参12g，枳壳10g，生牡蛎20g（先煎），夏枯草15g，昆布12g，海藻12g，山慈菇10g，玄参15g，半夏8g，黄芩10g，白术10g。水煎服，日1剂。

二诊（2011年6月27日）：患者因在外地，服用30剂后复诊，诸症大减，随证加减继服50余剂，调理而愈。

【按】乳癖，中医病症名，是以乳房有形状大小不一的肿块、疼痛、与月经周期相关为主要表现的乳腺组织的良性增生性疾病。以乳房肿块和胀痛为主症，常见于中青年妇女。乳癖可见于西医学的乳腺小叶增生、乳房囊性增生、乳房纤维瘤等疾病。《疡科心得集·辨乳癖乳痰乳岩论》云："有乳中结核，形如丸卵，不疼痛，不发寒热，皮色不变，其核随喜怒消长，此名乳癖。"乳癖好发于30~50岁妇女，约占全部乳腺疾病的75%，是临床上最常见的乳房疾病。本病多与情志内伤、忧思恼怒有关。《圣济总录》云："冲任二经，上为乳汁，下为月水。"所以本病又多与月经周期相关。足阳明胃经过乳房，足厥阴肝经至乳下，足太阴脾经行乳外，若情志内伤，忧思恼怒则肝脾郁结，气血逆乱，气不行津，津液凝聚成痰；复因肝木克土，致脾不能运湿，胃不能降浊，则痰浊内生；气滞痰浊阻于乳络则为肿块疼痛。八脉隶于肝肾，冲脉隶于阳明，若肝郁化火，耗损肝肾之阴，则冲任失调。本病的基本病机为气滞痰凝，冲任失调，病在胃、肝、脾三经。

米子良教授认为乳腺疾病虽在体表，但与经络脏腑尤其是肝、脾、胃、冲任关系密切，肝气郁结为其主要病机。女子乳头属肝，乳房属胃，脾与胃相表里，肝气宜疏泄条达；若恚怒忧郁，思虑过度，肝脾受损，气滞痰凝及血瘀，出现乳房结块胀痛。正如《外科正宗》云："忧郁伤肝，思虑伤脾，积想在心，所愿不得志者，致经络痞涩，聚结成核。"《外症医案汇编》："乳症，皆云肝脾郁结，则为癖核。"米子良教授在临床治疗中，常从肝脾论治，疏肝理气，调畅气机；活血化瘀，疏通乳络；化痰软坚，消肿散结。疏肝解郁理气多用柴胡、香附、郁金、青陈皮、荔枝核、橘核、王不留行、夏枯草等；活血化瘀常用当归尾、丹参、赤芍、泽兰、桃仁、三棱等；化痰软坚多用半夏、浙贝、牡蛎、海藻、昆布、全瓜蒌、炮甲珠、莪术、山慈菇等。肿块疼痛者加炙乳香、没药；疼痛抽搐放射者多加僵蚕、全蝎、露蜂房；月经紊乱者加四物汤。从肝脾论治乳癖，须结合肿块的性质、疼痛的特点、病情的虚实、体质的强弱，灵活应用攻补消散诸法，调补元气，扶正除积，随证加减。

方中柴胡、黄芩、半夏，取小柴胡汤之意配以枳壳、白术疏肝健脾；生地、丹参、赤芍活血化瘀以散结；牡蛎、夏枯草、海藻、昆布、山慈菇化痰软坚以散结；玄参清无名火毒。米子良教授在长期的临床实践中，善于汲取现代医药研究之精华，如：海藻、昆布等可调节机体内分泌功能，有助于刺激促黄体生成素的分泌，改善黄体功能，并可促使病态组织的崩溃和溶解；丹参可抑制胶原纤维合成，促进纤维吸收，故临证特意选用这些药物，常可提高疗效。

2. 治肝调痰理气血治疗乳腺增生

桂某，女，38 岁，2001 年 11 月 3 日初诊。

主诉：乳房间断胀痛 2 年，加重 10 天。

初诊：2 年前患者因劳累、生气后出现乳房胀痛，痛连腋下，两乳房结块，每于行经前后疼痛加重。经医院红外线扫描显示：双侧乳房外上象限近乳头处均有不同程度的小叶增生，乳腺管增粗。服用乳癖消片后症状有所缓解，但劳累、生气时仍有疼痛。近日因家庭琐事心情愤懑，乳房胀痛加重，自己可触到乳房内节块增多，心生恐惧，遂来求治。现症见：双侧乳房胀痛，拒按，两侧乳房外上象限及内上象限均有大小不等、大如杏核、小如花生样结节增生，增生尚光滑，边界清楚，活动度好，腋下淋巴未触及。患者自述乳房胀痛，胸闷太息，胁肋不舒，急躁易怒，心烦口苦，睡眠不佳，纳呆，便干，月经周期正常，行经色黑有血块，经前乳房胀痛更甚，察其面色发青，舌红、苔薄黄，脉弦细。西医诊断：乳腺增生；中医诊断：乳癖。证候：肝郁血虚，痰火气血互结。治法：疏肝健脾，清火消痰化瘀。拟方：丹栀逍遥散加减。处方：柴胡 8g，白芍 10g，丹皮 12g，白术 10g，云苓 12g，栀子 8g，当归 10g，炙甘草 6g，夏枯草 10g，山慈菇 10g，玄胡 10g，川楝子 8g，牡蛎 15g（先煎），浙贝 10g，焦山楂 12g。5 剂，水煎服，每日 1 剂，分 2 次温服。

二诊（2001 年 11 月 9 日）：乳房胀痛明显减轻，两侧乳腺增生明显好转，仍纳差，上方去栀子，加三棱 8g，党参 8g，继服 7 剂。

三诊（2001 年 11 月 17 日）：药后两侧乳房变软，增生结节变小，最大者如花生，每侧乳房有结节三四枚，已无疼痛，余症悉减。上方继服 15 剂，水煎服，每日 1 剂，分 2 次温服。

四诊（2001 年 12 月 3 日）：双侧乳房乳腺增生基本消失，仍以上方继服 7 剂，以巩固疗效。

【按】乳腺增生又称乳腺小叶增生，属中医"乳癖"的范畴，是一种常见的乳房非炎症性疾病。其发病特点为单侧或双侧乳房疼痛，并出现肿块、疼痛，肿块与月经关系密切，每于经前疼痛加剧，肿块增大，行经后疼痛减轻，肿块稍变小。另外，本病与情志不畅和劳累关系密切。情志不畅则疼痛加重，甚至肿块可能变大，劳累后一般出现疼痛。究其发病原因，如陈实功言："乳癖……多由思虑伤脾，恼怒伤肝，郁结而成也。"米子良教授认为，本病的发生与情志抑郁、忧思恼怒关系最为密切，首因肝气郁结，进而气机不畅影响津液代谢而化为痰结，影响血液运行而出现瘀血，气郁不行而产生郁火，气血痰火互结而成有形之邪，致使肿块结于乳内。而乳房位于胸部，每于生气时胀痛即作，是肝经气滞之征，不必因足阳明经气过乳而牵强视作肝木克土，经气不行而作痛。

　　本病的治疗以治肝为主，理气为先，兼以消痰化瘀清火之法，使气顺则痰消，气行则血行，气行则郁火自散，脾气得通，气机畅达，气化得行，津液四布，结块得散。肝旺之人，每致脾虚，脾虚又易生痰，所以治疗中若兼脾虚之人，当以扶脾，以绝痰源，且使肝脾二脏功能协调平衡，可使气机调畅，运化正常，病不复生。

　　此病者于劳累生气后患此疾，是气滞痰浊阻于乳络导致。而此次加重亦为情志所伤，痰气血火互结较甚，致乳中结块累累；气郁化火致急躁易怒，心烦口苦；郁火内扰则睡眠不佳；肝木犯胃则纳呆、胸闷、太息、胁肋不舒；行经色黑有血块，面色发黑，乃气滞血瘀之象；脉弦细者，细为气血不足，弦乃肝气郁结。此患素有习惯性便秘，并经常胃疼、恶心，食欲不振已有数年，脾胃久病，气血必化生不足。实属土虚乘木，肝脾同病。单纯就乳腺增生结节来看，治疗时当以大剂开通之药，然气血内虚之人恐其不受攻伐，即使攻伐得效，脾胃运化无力，邪气又得复聚，故以调和肝脾法，扶正祛邪以缓图治之。方中柴胡、白芍疏肝养肝；白术、炙甘草、茯苓、白芍、当归健脾补血；丹皮、栀子清心肝郁火；夏枯草清肝火散郁结；山慈菇解毒散结；浙贝母化痰散结；牡蛎软坚散结；焦山楂消食助运，兼以活血散结；玄胡、川楝子乃金铃子散，善行肝经气滞而止疼痛。另外，炙甘草一味，兼扶脾、缓肝、调和药性之功，并可缓和诸药之峻性，防其体虚不受药攻及服药后产生不适之感。二诊去栀子，因患者热象已解，且纳差，恐栀子苦寒，损伤中阳；另加党参以健脾助运；加三棱以破气行血，散结削坚。全方攻补并用，肝脾共调，持续服用终使量变到质变，使邪实渐消于无形，而正虚亦复于悄然。

米子良教授认为中医药治疗乳腺类疾病有着独特的优势和潜力，中医药治疗从整体出发，内治与外治相结合，辨病与辨症相结合，标本兼治，不仅方法灵活，治愈率高，疗效好，无毒副反应。随着时代的发展，女性所面临的生活压力越来越大，情志因素导致的疾病与乳腺增生病的调节方面，中医有着西医不可替代的优势。临床上乳腺增生女性患者逐年增多，米子良教授认为此病发病多与脏腑机能失调、气血失和有关，病变脏腑责之肝脾。临证时米子良教授常嘱乳腺疾病患者要保持愉悦的心情、平和的心态，遇事不要过于急躁，饮食忌吃辛辣刺激之物，清淡为主。

（四）乳衄

1. 调和肝脾，清肝泄热治疗乳衄

刘某某，女，35岁，2007年9月14日初诊。

主诉：乳头溢出黄色液体1周。

初诊：患者自述半年前因家庭不和与工作不顺等原因，心情极度压抑，两个月后出现乳房胀痛、心烦易怒等症，行经前更甚。近1周因聚会饮酒熬夜后出现乳头痒且乳头常溢出黄色液体，甚感不安，遂到米子良教授处求治。现症见：乳胀、乳痛、乳头痒、乳头有黄色溢液流出，心烦口苦，急躁易怒，全身乏力，食少纳呆，舌淡苔薄黄，脉弦细。西

医诊断：乳腺导管扩张症；中医诊断：乳衄。证候：肝脾不和，肝经湿热，郁火蕴结证。治法：调和肝脾，清肝泄热，除湿。拟方：逍遥散加减。处方：柴胡 10g，赤芍 15g，当归 10g，白术 10g，茯苓 12g，薄荷 10g（后下），甘草 10g，生地 15g，通草 10g，王不留行 10g，漏芦 10g，山慈菇 12g，白花蛇舌草 12g，蝉衣 10g。6 剂，水煎服，每日 1 剂，分 2 次温服。

二诊（2007 年 9 月 21 日）：乳胀、乳痛消减，已无溢液流出，乳头仍发痒，上方加苦参 10g，紫花地丁 15g。6 剂，水煎服，每日 1 剂，分 2 次温服。

三诊（2007 年 9 月 28 日）：诸症悉除，守上方继服 6 剂。

【按】医家胡公弼指出："女子乳头属肝，乳房属胃"，是因乳房所处乃足阳明胃经所过之地，且乳房分泌乳汁亦由阳明胃气血所化生；而乳头属肝，是以乳头功能而言，乳汁的储存与排泄依靠肝气的疏泄功能，若肝之疏泄失职则乳头封藏排泄功能失常或有乳不出，或溢而不固。此患心情压抑日久，肝经郁火内生，肝木旺则脾土虚，脾虚则湿邪内生，复因饮酒熬夜助其湿热肝火使湿热之邪上壅于乳，故乳胀、乳痛、乳痒且溢液。米子良教授以逍遥散疏肝理脾、调畅气机以治其本；加用王不留行、通草、漏芦以清热利湿活血兼通乳络；山慈菇、白花蛇舌草清热解毒散结，另外此二药有抗肿瘤作用，可预防疾病恶变；加用蝉衣取其止痒之功。二诊乳胀、乳痛消失，说明肝气已达，乳头仍痒是为湿热未尽，故加苦参、紫花地丁以增清热燥湿解毒之力，使疾病速愈。

第三部分　外科病证

一、概述

中医外科学内容丰富，包括乳房病、瘿、瘤、皮肤病及性传播疾病、外伤性疾病与周围血管病等。外科疾病的病因多为外感六淫和内伤七情，或者饮食不节，毒气内聚，或者外伤因素。

二、米子良教授对外科病证的认识

在多年临证中，米子良教授对于外科疾病中的皮肤病、乳腺类疾病及甲状腺类等疾病治疗有自己独特的认识。现将其做一总结，旨在抛砖引玉。

纵观米子良教授对皮肤病的治疗，不难发现，中医整体观这一指导思想贯穿其治疗的全过程。米子良教授内治重视整体观，重视皮肤病与脏腑的辩证关系，如"诸湿肿满皆属脾""诸痛痒疮皆属心"。米子良教授认为治湿是治疗多种皮肤病的根本，治风湿则是治疗皮肤病的关键，故其善从风湿热论治皮肤病，在临证中常用清热利湿祛风之法。因热邪易伤阴，米子良教授在治疗中始终注意顾护阴液，善用养阴法。米子良教授认为皮肤疮疡等疾病，虽形于外，而实发于内；没有内乱，不得外患。皮肤病虽见于体表，但往往却是内部病变的反映，其病损的变化与阴阳之平衡，卫气营血之调和，脏腑经络之通畅息息相关。故米子良教授常教导学生在治疗皮肤病时切记要内外兼治。在用药上，米子良教授善用金银花、连翘清热解毒，祛在表之风热；荆芥、防风散风除湿走卫表；茯苓、薏苡仁健脾燥湿走肌腠；生地、赤芍、当归活血凉血并监制温燥药伤营血；黄芩、黄连清湿中之热。米子良教授临证 50 多载，对皮肤病的外治有自己独特之处，如治疗口疮、牛皮癣等，常用半夏、生天南星外用消肿散结以止痛；皂角外用消肿排脓，祛风杀虫；斑蝥虽有毒，但外用可治疗顽癣，这些都是米子良教授常用经验方。

甲状腺类疾病在米子良教授临证中也较多。据有关数据显示，用超声进行健康筛查，60% 的健康人可发现结节，其中女性病人更为多见。米子良教授认为甲状腺类疾病病机主要涉及到气、血、痰。气为血之帅，气滞则血凝，再有痰饮壅塞脉道，气血运行更加不畅，郁结日久，可致血瘀阻络，血瘀又进一步加重气滞和痰凝。因此，痰凝、气滞、血瘀交互为病，三者成为该病的基本病机。米子良教授临证多以夏枯草清肝经之郁火，兼软坚散结；牡蛎、玄参、贝母消瘿软坚散结之力强；昆布、海藻为治瘿专药，合海蛤壳此三味均海中之物，取其咸寒软坚散结之意；黄药子化痰散结亦为治瘿专药。

米子良教授在外科临床中常告诫吾辈同样要关注脾胃的重要性。如果年壮气血盛者则顺，年老体虚气血弱者则险。不过只要辨证准确无误，用药及时恰当，亦可转危为安。但须铭记，治疮始终要固护脾胃。前人说："外科即同内伤"，即说明前人同样重视后天脾胃的地位，因为胃主纳，脾主运，只有后天之本健旺而运行不息，才能生化无穷。得土者昌，失土者亡，盖脾胃盛则多食而易化，其人多壮，气血亦盛。脾胃弱则少食而难化，其人瘦，气血亦衰。米子良教授认为外科尤要注意调脾胃。

第十二章　皮肤病

（一）粉刺（痤疮）

粉刺相当于西医的痤疮，俗称青春痘、暗疮，中医称其为面疮、酒刺，是一种毛囊皮脂腺的慢性炎症，因皮脂腺管与毛孔的诸塞，致使皮脂外流不畅所致。主要好发于青少年，对青少年的心理和社交影响较大，青春期后往往能自然减轻或痊愈。临床表现以好发于面部的粉刺、丘疹、脓疱、结节等多形性皮损为特点。多发于面颊、额部、颜部和鼻颊沟部，其发病机理常与皮脂分泌异常、毛囊管角化过度、异常菌群和炎症的产生有关。其皮脂溢出的实际原因可能与内分泌有关。该病属于祖国医学的"肺风粉刺"范畴。

《素问·生气通天论》载："劳汗当风，寒薄为皶，郁乃痤。"在明代申斗垣《外科启玄》载："或绞面感风，致生粉刺，盖受湿热也。"古代部分医家从外邪郁表提出本病的病因病机，认为由于风邪、湿邪、热邪郁于肌表，久蕴不解而成痤。另有古代医家认为由肺脾积热所致。如《外科正宗·肺风粉刺酒齄鼻》载："粉刺属肺，齄鼻属脾，总皆血热郁滞不散，所谓有诸内，形诸外。"从古代医家和当代学者对痤疮病因病机的探讨中发现，其病因病机可以主要概括为：风热之邪，侵袭人体肺卫，局部皮肤气血郁闭，风热熏蒸而发；或过食辛辣肥甘厚味，酿湿化热，湿热互结，上蒸颜面而致；若湿热久聚，则可化毒生瘀而发；或女子冲任不调，致气血瘀滞而发；若外感湿邪，或饮食不节，损伤脾胃，脾虚生痰湿，痰湿凝结而致；素体血热，或嗜食辛辣，助生内热日久累及血分，血热郁滞而发。米子良教授认为，此类患者大多夹热夹火，所以总体治则外散内清，痒甚加祛风散邪之药，用药需注意不可太过寒凉以免邪气入里产生变证，且治风宜治血，取"血行风自灭"之意。米子良教授临证常用自拟的清热解毒祛湿、养血祛风的痤疮方为基础方进行加减治疗。痤疮基础方：忍冬藤 20g，连翘 12g，黄连 4g，黄芩 10g，防风 10g，白蒺藜 12g，白鲜皮 12g，浮萍 12g，生地 15g，赤芍 15g，地骨皮 12g，甘草 6g。

1. 清肺解毒，凉血透热治疗痤疮

薛某，女，17 岁，2005 年 6 月 6 日初诊。

主诉：面部及额部生粉刺，疼痒近 1 个月。

初诊：1 个月患者于前面部、额部以及背部出现粉刺，红肿疼痒。平时月经不调，多数经期提前 20 天左右，行经 3 天，量少色红。现症见：患者颜面潮红，面部及额部生粉刺，面部及额部可见分布不均匀的疱疹、丘疹以及少量囊肿，有少量遗留疤痕。纳少，时有胃疼。舌淡胖、尖红，苔白黄中小裂，脉沉细弦关显。西医诊断：炎性丘疹型痤疮；中医诊断：痤疮。证候：肺胃积热。治法：清肺解毒，凉血透热。拟方：痤疮方加减。处方：忍冬藤 20g，连翘 10g，白芍 12g，

荆芥 10g，当归 10g，生地 15g，白鲜皮 12g，紫草 10g，土槿皮 8g，云苓 12g，甘草 8g，陈皮 10g，丹皮 10g，菊花 12g。6 剂，水煎服，日 1 剂，分 2 次温服。

二诊（2005 年 6 月 10 日）：服药后粉刺痛痒减轻，时感头痛，上方加栀子 10g，柴胡 10g。6 剂，水煎服，日 1 剂，分 2 次温服。

三诊（2005 年 6 月 20 日）：患者述近日白带偏多，发黄，无异味，大便干。于 6 月 6 日方去陈皮、土槿皮加地肤子 12g，土茯苓 15g，薏苡仁 15g。处方：忍冬藤 20g，连翘 10g，白芍 12g，荆芥 10g，当归 10g，生地 15g，白鲜皮 12g，紫草 10g，云苓 12g，甘草 8g，丹皮 10g，菊花 12g，地肤子 12g，土茯苓 15g，薏苡仁 15。6 剂，水煎服，日 1 剂，分 2 次温服。

四诊（2005 年 7 月 4 日）：背部粉刺消失，面部及额部粉刺痛痒减轻，白带、大便正常。6 月 26 日行经，4 天结束。守上方，6 剂，水煎服，日 1 剂，分 2 次温服。

五诊（2005 年 7 月 18 日）：诸症好转，面部无新发粉刺，散在分布疱疹、丘疹以及少量囊肿，痛痒大减，颜面无潮红。效则不变法，上方加黄柏 10g，苦参 10g，去金银花。6 剂，水煎服，日 1 剂，分 2 次温服。

六诊（2005 年 8 月 5 日）：7 月 28 日行经，月经未提前，经期 4 天。面部及额部无新发痤疮，旧疹已愈。服 6 月 20 日方，去土茯苓加芡实 15g，白果 10g。6 剂，水煎服，日 1 剂，分 2 次温服。

【按】米子良教授认为，因颜面主要是肺、胃、大肠经所过之处，所以痤疮的产生主要是肺、胃、大肠经郁热所致。肺胃积热型是痤疮的中医经典分型，肺主表，外合皮毛，肺经起于中焦，上行过胸，若腠理不密，热邪乘机侵犯肺经，使肺经血热郁滞，则肺卫失宣，皮毛被郁，邪毒肺热蕴于肌肤而致病；内因则由于饮食不节，过食辛辣肥甘厚味，使肺胃积热，积热循手阳明大肠经和足阳明胃经上熏于面部，郁聚于毛孔而发本病。本病青春期女性发病率较高，且多伴有月经先期，经量血块较多，腹痛，乳房不适等。米子良教授用痤疮经验方加减治疗。方中忍冬藤、连翘、荆芥、菊花清热疏风解毒；生地、紫草、当归、丹皮凉血活血以散血分之热，寓治风先治血、血行风自灭之义；配白芍养血合营，以清血分之热；地肤子、白鲜皮清热燥湿以解毒；同茯苓、陈皮健脾祛湿，共奏清利湿热之功。诸药共用使肺热得清，脾胃湿热得以清化，血热得清，再配以清利湿热之药，肺热、湿热、血热则去。全方上清，中化，下利，肺胃热清湿化以疗痤疮。同时随证加减，诸症皆愈。

2. 清热解毒祛湿、养血祛风通腑治疗痤疮

张某，男 24 岁，2010 年 2 月 26 日初诊。

主诉：面部痤疮 6 年，加重 10 余日。

初诊：患者自述面部痤疮反复发作 6 年，加重 10 余日。现症见：面部、背部痤疮明显，呈散发、簇集，自觉瘙痒。夜寐不安，多梦，便秘，五六天一次。舌质淡红中有小裂纹，苔薄白微腻，脉细。西医诊断：炎性丘疹性痤疮；中医诊断：痤疮。证候：湿热蕴结，腑气不通。治法：清热解毒祛湿，

养血祛风通腑。拟方：痤疮方加减。处方：忍冬藤20g，连翘12g，黄连4g，地骨皮10g，防风10g，白蒺藜12g，白鲜皮12g，浮萍12g，生地15g，赤芍15g，川大黄8g，皂刺10g，甘草6g。3剂，水煎服，日1剂，分2次温服。

二诊（2010年3月1日）：服上方3剂，症减轻，大便日2次，时有头晕，上方减皂刺，继服6剂。

三诊（2010年3月8日）：睡眠良好，痤疮减轻，无新发疹，舌脉同前。守方加当归12g，白花蛇舌草12g。服10余剂而愈。

【按】本案患者证属湿热久蕴、腑气不通、化毒化瘀而生本病。腑气不通，浊气上扰心神，故夜寐不安。方中忍冬藤、连翘、黄连清热解毒祛湿；防风、白蒺藜、浮萍、白鲜皮祛风止痒，其中白鲜皮为皮科要药，米子良教授各类皮肤病必用；生地、赤芍、地骨皮养血滋阴祛瘀；川大黄通腑泄热；皂刺行气祛瘀；甘草解毒调和诸药。全方配伍共奏清热解毒、祛湿祛风之效。

3.气血两清论治痤疮

李某某，19岁，女，2002年7月25日初诊。

主诉：颜面痤疮1年余，加重1周。

初诊：患者1年前面部出现痤疮，以额头为甚，当时未引起重视，亦未治疗。后来双侧脸颊及下颏部均先后出现痤疮，痤疮呈粟粒状，疼痛，瘙痒，挤破后出白脓点而愈合，留有小的凹陷瘢痕，并有色素沉着。先后多次挤过的痤疮使面部凹凸不平，且近1周前同学聚会，大量饮酒，痤疮又明显加重，遂来求治。详询患者好食辛辣食物，素有习惯性便秘。现症见：颜面痤疮以额头、脸颊、下颌部为重，疮形红肿，有的内有脓点，并伴瘙痒、疼痛，纳食尚可，大便近日未行。查其舌红苔薄黄，脉沉而有力。西医诊断：脓疱型痤疮；中医诊断：痤疮。证候：血热内郁、湿热化风兼阳明胃火上攻。治法：清热凉血，祛风止痒，通腑泄热。拟方：痤疮方加减。处方：忍冬藤20g，连翘12g，赤芍12g，荆芥10g，防风8g，紫草10g，甘草10g，生地18g，当归15g，白鲜皮12g，大黄6g，蒲公英15g。5剂，水煎服，日1剂，分2次温服。并嘱其忌食辛辣食物、海鲜及饮酒等。

二诊（2002年8月1日）：服上方已效，未再出现新的痤疮，颜面痤疮缩小，瘙痒及疼痛均减轻，大便已通畅，日一行，守上方继服5剂。

三诊（2002年8月8日）：痤疮大部分已消退，近日纳食不佳，上方去大黄，减生地12g，另加野菊花12g，神曲15g，继服5剂而愈。

【按】《内经》言："诸痛痒疮，皆属于心。"又言："汗出见湿，乃生痤疿。"痤疮的病因病机多为嗜食辛辣肥甘，以及饮酒使中焦脾胃酿生湿热实火，循经上犯颜面，或肝经气郁，郁而化火，火性上炎，犯于颜面，或久处湿热环境，邪从外犯，导致风火湿热之邪郁于肌肤，使局部气血运行不畅而凝滞发为痤疮，热邪化腐则成脓。面部乃手足阳明经络循经之部位，所以颜面痤疮又与胃肠关系密切。另外，痤疮的加重多于月经周期有关，经前加重，行经后减轻，此亦肝经郁火所作。

本患素有习惯性便秘，且素食辛辣之物，阳明积热内蕴可知，又因近期饮酒，酒乃辛辣发物，湿热之性，内扰血分，故使痤疮加重。疮形红肿乃湿热内郁血分，瘙痒乃湿热内郁生风，疼痛乃热甚气血阻滞不通所致。故方中以忍冬藤、连翘、蒲公英清热解毒；紫草、赤芍、生地凉血清热；当归和血活血；荆芥、防风祛风止痒；白鲜皮清热燥湿，祛风解毒；大黄通腑泄热；甘草解毒兼以调和药性。全方合用，气血两清，表里同治，俾热去血清，气血条畅，痤疮乃愈。

（二）白疕

1. 滋阴润燥，凉血解毒治疗银屑病

米某某，女，33岁，2005年2月14日初诊。

主诉：周身散在牛皮癣已多年，久治不愈。

初诊：患牛皮癣多年，多处求医诊治不愈，经人介绍求诊于米子良教授。现症见：周身散在发生丘疹和斑丘疹，局部瘙痒甚、干燥、肥厚、脱屑，并伴有部分皮肤潮红、糜烂、湿润，全身低热，舌淡红苔白，脉浮缓。西医诊断：寻常型银屑病；中医诊断：白疕。证候：阴虚风燥型。治法：滋阴润燥，凉血解毒。处方1：金银花12g，连翘10g，赤芍12g，生地15g，荆芥10g，防风10g，地骨皮10g，白鲜皮15g，紫草10g，甘草10g，蝉蜕10g，川黄连4g，苦参10g，地肤子10g，木槿皮10g。水煎内服，每日1剂，在此方基础上反复加减服药。处方2：生半夏10g，生天南星10g，斑蝥2g，皂

角10g。用醋（或酒）浸泡外擦患处，每日2～3次。连续外用近3月余。

后随访患者连续内服加外用治疗共约3月余，未再复发。

【按】银屑病是一种常见的具有特征性皮损的慢性易于复发的炎症性皮肤病，中医称"白疕"，俗称"牛皮癣"。白色鳞屑、发亮薄膜和点状出血是诊断银屑病的重要特征，称为三联征。因其具有病程长、易复发、难以根治的特点，属俗语"外科不治癣"的范畴。

其初起多由于风邪外侵，伏于营血，血热毒盛，或因情志内伤，气血郁滞，郁而化热，风热相搏，发于皮肤而成红斑鳞屑，或因饮食失节，脾胃失和，更受风热毒邪而发病，病程迁延日久，耗阴伤血，而致阴虚血燥。肌肤失其养，血燥生风而起层层白屑，更因气血郁滞，渐至皮肤，皮疹可大如地图斑片。情志不遂，郁闷不舒，每易成诱发的重要因素，或紧张劳累，心火上炎，以致气血运行失职，凝滞肌肤，致病情反复发作。对于其急性期的治疗，据米子良教授多年临证经验认为，宜"清"不宜"补"，宜"凉"不宜"温"。内服常用滋阴润燥、凉血解毒之剂。上方为米子良教授多年临床验方，用金银花、连翘、荆芥、防风、白鲜皮、蝉蜕等清热祛风解毒；赤芍、生地、清热凉血而不伤阴；地骨皮清虚热，苦参、地肤子清热燥湿以解毒；紫草凉血活血；《内经》曰："诸痛疮疡皆属于心"，以川黄连入心经，清热燥湿，泻火解毒；木槿皮清热利湿，杀虫以止痒。

外用方亦为米子良教授多年临证经验总结用药。生半夏、生天南星二者外用消肿散结以止痛；皂角外用消肿排脓，祛风杀虫；斑蝥有毒，外用可治疗顽癣。米子良教授强调上述药外用定要严格掌握剂量，以免对皮肤的强烈刺激，造成不良后果。此病内外合治，顽症当可缓减，随访目前再未复发。米子良教授临证师古法而不囿于古方，融入新意，知常达变，因而临床能获捷效。

2.清热利湿，解毒凉血，养阴祛风治疗银屑病

徐某某，女，31岁，2001年2月12日初诊。

主诉：全身出现红色斑块，伴有鳞屑已3年余，加重4个月。

初诊：患者自述3年前不明原因在头部出现6～7片指甲大小片状红色皮疹，上覆银白色鳞屑，轻度瘙痒，用手挠之则脱屑，随后躯干及四肢皮损逐渐增多，始终未见消退。曾在本地及外地医院多方治疗，病情仍不见好转，且皮损日渐扩大，几乎遍及全身，层层脱屑，呈红皮征象。4个月前因饮酒当晚即瘙痒难忍，皮疹日渐加重，遂来求治。现症见：全身遍布大小不等红色斑块，上覆银白色鳞屑，鳞屑易剥离，基底浸润潮红，瘙痒难忍，挠破后有水液渗出，心烦，晨起口干，大便秘结，小便黄赤，舌质红、苔黄腻，脉弦滑数。西医诊断：银屑病；中医诊断：白疕。证候：湿热内蕴，毒热伤阴，化燥生风。治法：清热利湿，解毒凉血，养阴祛风。处方1：金银花12g，连翘10g，赤芍12g，荆芥10g，防风8g，蝉衣10g，紫草12g，僵蚕8g，生地20g，土槿皮10g，白鲜皮12g，甘草10g，川连5g。10剂，水煎服，日1剂，分

2 次温服。并嘱其忌食牛羊肉、辛辣发物及海产品，并忌饮各种酒类。处方 2：生半夏 10g，生南星 10g，斑蝥 3g，皂角 10g。用醋（或酒）浸泡，外擦患处，每日 2 ～ 3 次。

二诊（2001 年 3 月 15 日）：痒感稍减，旧皮癣面积稍有缩小，但近日下肢又有新起皮癣，上方加当归 10g，继服 10 剂。

三诊（2001 年 3 月 26 日）：药后效佳，无新起皮癣，原皮癣表面白色鳞屑变薄，脱落，瘙痒感好转，上方继服 10 剂。

四诊（2001 年 4 月 8 日）：头皮部皮癣基本消退，基底部颜色变淡，躯干四肢均好转，守方继服 20 剂，以巩固疗效。

【按】银屑病是一种比较常见的且易复发的顽固性皮肤病。此疾病因多为素体热毒蕴结血分，复又外感风、温、燥、湿热毒之邪，伤人肌肤，内外合邪，而作此顽固之疾。《医学入门》言："疥癣皆血分热燥，以致风毒客于皮肤"，然因受邪的偏重程度不同，临床症状亦有区别，风邪偏盛则痒剧；热甚则皮肤灼热而潮红甚或疼痛；湿盛则脱屑后水液渗出较多；燥盛则干燥层层脱屑；毒盛则皮疹泛发，鳞屑下遍布脓点，发热皮红，痒剧，痛甚；毒瘀互结则局部青紫肿胀，经久难愈。所以本病的治疗以清解血分热毒为主，辅以祛风、润燥、化瘀等法。并在治疗过程中嘱其严格忌口，这对疾病的预后至关重要，甚至病愈后也应忌口，可大大减少本病的复发率。

本患银屑病 3 年未愈，复因饮酒，酒本湿热之性，为五谷之精，入胃则于血同气相求，直走血分，扰动体内湿热毒邪，故使病情骤然加剧，皮疹遍布周身。基底潮红，层层脱屑，瘙痒剧，为燥热伤阴化风；挠破后渗出水液，湿邪为患；心烦、口干、二便、舌脉皆湿热火毒壅盛伤阴之象，故方中以生地、赤芍、金银花、连翘、紫草、川连清热解毒，凉血养阴；荆芥、防风、蝉衣、僵蚕祛风止痒；白鲜皮善清利皮肤间湿热之邪，配川连则清利湿热之力尤佳；甘草解毒，调和诸药；方中贵在土槿皮一味，土槿皮辛温有毒，其杀虫止痒之功广泛用于体癣、手足癣、头癣等各种癣病，一般只作外用，而米子良教授却常将其作为内服药用；方中佐以生甘草和之，所治患者甚多，未见一例中毒者，而治疗效果非常显著。本病乃顽固之疾，米子良教授用此法配合自拟外用方，收效甚速，很多患者十日内见效，一到两月即愈，所以寻米子良教授治牛皮癣者甚多。

（三）牛皮癣

1. 祛风清热燥湿，凉血解毒治疗神经性皮炎

范某，男，23 岁，2006 年 2 月 24 日初诊。

主诉：牛皮癣发病 10 余天。

初诊：患者自述牛皮癣发病 10 余天。现症见：全身瘙痒，皮损周身遍布皮疹，手臂、腰部甚，皮损有的发红、有的肥厚、有的苔藓样变。西医诊断：神经性皮炎；中医诊断：牛皮癣。证候：风湿热邪侵犯肌肤。治法：祛风清热燥湿，凉血解毒。处方：连翘 10g，赤芍 12g，陈皮 10g，紫草 10g，甘草 10g，土茯苓 15g，僵蚕 10g，生地 15g，土槿皮 10g，白

鲜皮 12g。3 剂，水煎服，日 1 剂，分 2 次温服。外洗方：白鲜皮 20g，土茯苓 20g，黄柏 20g，硫黄 15g，土槿皮 10g。2 剂，水煎外洗，2 日 1 剂。

二诊（2006 年 2 月 27 日）：药后部分皮损处起泡，火针放水后症轻，未发现新病灶，心烦。加地肤子 10g，川连 4g，清热除烦止痒。7 剂，水煎服，日 1 剂。外洗药继用。

三诊（2006 年 3 月 3 日）：诸症好转，舌苔白厚，上方加薏苡仁 15g，以健脾化湿。7 剂，水煎服，日 1 剂，分 2 次温服。

四诊（2006 年 3 月 13 日）：病愈，时有纳食欠香，继续用药巩固，用 2 月 27 日方加焦三仙各 15g，鸡内金 15g。7 剂，水煎服，日 1 剂。

五诊（2006 年 3 月 20 日）：患者亲属代诊，诉患者因饮食不当（喝啤酒、吸烟），胃不适，腰部及右脚部癣又起，用上方 7 剂治之。

六诊（2006 年 3 月 31 日）：再诊，诸症愈，守法，5 剂巩固。嘱注意饮食，随访 3 年未复发。

【按】牛皮癣是一种慢性顽固性皮肤瘙痒疾病，相当于神经性皮炎。因其好发于颈部，状如牛领之皮，厚而且坚而得名。临床特点为皮肤苔藓化，肥厚粗糙，瘙痒剧烈，病程缓慢，反复发作，常数年不愈，愈后易复发。多发生于颈、肘、骶等部位，以皮肤瘙痒、苔藓化为特征。根据皮损范围大小，临床上可分为局限型和泛发型两种类型。《医宗金鉴》载："此证总由风热湿邪，侵袭皮肤，郁久风盛，则化为虫，是以搔痒之无休也。"方中连翘清热解毒，疏散发热，消痈散结；土茯苓清热解毒，除湿通络；白鲜皮清热燥湿，祛风解毒；赤芍、紫草、生地凉血祛瘀解毒，养阴生津；陈皮、甘草益气燥湿；甘草缓急并调和诸药。更以僵蚕息风解痉散结，土槿皮清风除湿，杀虫止痒。合方共奏祛风清热燥湿之功。另外配有清热燥湿止痒方外洗，外用内服相配，效果更好。

（四）蛇串疮

1. 清利肝胆湿热治疗带状疱疹

那某某，女，52岁，2011年1月24日初诊。

主诉：右侧胁肋部针刺样疼痛1周，皮肤出现集簇水泡3天。

初诊：患者1周前无明显诱因出现右胁肋部针刺样疼痛，时作时止，未引起重视，3天前疼痛加剧，且右胁肋部皮肤出现3～4簇小水泡，疼痛呈针刺伴灼烧感，遂去社区诊治，诊为"带状疱疹"，予阿昔洛韦软膏外涂，口服阿昔洛韦片等治疗无效，且又有新起疱疹，遂来求治。现症见：右胁肋部有5～6簇簇集成堆的小水疱，基底潮红，水疱淡黄透明状，挠破后有渗液，疼痛呈刺痛伴灼烧感，疼痛剧烈，每簇约2cm×3cm，大便干结，小便黄赤，口苦，心烦，寐差，舌红，苔黄，脉弦数。西医诊断：带状疱疹；中医诊断：蛇串疮。证候：肝胆湿热，火毒壅结。治法：清利肝胆，泻火解毒。拟方：龙胆泻肝汤加减。处方：龙胆草10g，柴胡10g，白芍15g，炙甘草6g，板蓝根15g，夜交藤15g，生地15g，栀子 10g，川连 4g，姜黄 10g，丹参 10g。7剂，水煎服，日1剂，分2次温服。

二诊（2011年2月2日）：服药后水泡结痂，疼痛减轻，基底潮红渐消，二便转利，脉细弦稍数，上方加白花蛇舌草12g，牡丹皮12g，紫花地丁10g。5剂，水煎服，每日1剂，分2次温服。

三诊（2011年2月8日）：疱疹大部分干结，疼痛基本消失。上方继服3剂以巩固疗效。

【按】带状疱疹是因水痘－带状疱疹病毒引起的一种皮肤病，其初次感染表现为水疱，常见于儿童，以后病毒可长期潜伏在脊髓后根神经带中，当机体免疫功能减弱，病毒可再度活动，生长繁殖，沿周围神经而波及皮肤。出现皮疹即带状疱疹，因其好发于胸胁、腰等部位，且沿周围神经分布区出现，常呈带状分布，故中医称为"蛇串疮""缠腰火丹""蛇丹"等。中医对本病的认识，多认为是肝胆湿热火毒内蕴而循经外犯皮肤所致，所以治疗也多从清利肝胆出发。"热微则痒，热盛则痛"，若肝胆火毒内盛，则烧灼疼痛剧烈；若火毒稍缓，则多以痒痛为主；若湿盛则水疱晶莹透亮，挠破后渗液较多；若病久不愈，久病入络，致使气滞血瘀阻络，则常以针刺样疼痛为主，且以夜间为甚。临证治疗当明辨。

本患病发于胁肋肝经所过之处，疼痛剧烈，口苦、心烦、寐差、大便干结、小便黄赤乃肝经火毒内盛所致。水疱晶莹透亮，湿邪亦盛，且发病较急，用西药未能控制，并成蔓延之势，可知病重邪盛，肝胆湿热火毒俱旺。治当直拆火势，速清火毒，兼以利湿为法，故选龙胆泻肝汤为主方。方中龙胆草大苦、大寒，专清肝胆湿热火毒；更合川连、山栀入心经，清热燥湿，泻火解毒，亦有实则泻其子之意，三药相合，清肝泻火利湿，力猛效宏，相得益彰。板蓝根清热凉血解毒，为抗病毒之专药；柴胡疏肝清热；白芍缓肝急止痛；玄胡、姜黄、丹参三者活血化瘀止痛；生地凉血养阴，以解血分热毒；夜交藤清热安神，以治寐差；炙甘草调和诸药，兼以解毒、缓急止痛。全方合用，清肝火、疏肝气、养肝阴、泻火毒、化瘀止痛，诸法合用，终使邪去正安，病获痊愈。

（五）湿疮

1. 清热利湿，润燥熄风治疗湿疹

常某某，男，47岁，2011月4日7日就诊。

主诉：湿疮反复发作5年，双下肢明显，瘙痒甚。

初诊：患者自述5年前皮肤出现皮疹，瘙痒，双下肢严重，去医院检查诊断为湿疹。外用派瑞松后症状缓解，但停药后复发，如此反复发作迁延5年余。经人介绍求治于米子良教授。现症见：全身遍及皮疹、色红，尤以下肢两小腿为甚，皮肤见红斑、丘疹、鳞屑、结痂，搔破后又少量渗液，两侧胫骨面有两片巴掌大增厚皮肤，表面粗糙、色黑、脱屑、瘙痒严重，入夜更甚，常因痒甚而影响睡眠。查其体胖，体重达100kg，舌淡苔白腻中裂，脉沉弦稍数。西医诊断：湿疹；中医诊断为：湿疮。证候：湿热内蕴，化燥生风。治法：

清热利湿，润燥熄风。拟方：忍冬藤 15g，连翘 12g，赤芍 15g，防风 12g，蝉蜕 20g，牛膝 10g，当归 10g，苦参 15g，地肤子 15g，僵蚕 10g，夜交藤 30g，白蒺藜 12g，甘草 6g，生地 15g。7 剂，水煎服，日 1 剂，分 2 次温服。

二诊（2011 年 4 月 14 日）：服药后显效，上半身湿疹已愈，只留双下肢有疹，上方加苍术 10g，黄柏 10g，蒲公英 15g。7 剂，水煎服，日 1 剂，分 2 次温服。

三诊（2011 年 4 月 22 日）：腿部湿疹已愈大半，仍以上方继服 7 剂。

四诊（2011 年 4 月 29 日）：湿疹已基本痊愈，仍以上方 7 剂以巩固疗效。随访半年未复发。

【按】湿疮相当于现代医学的湿疹，是由多种复杂的内、外因素引起的一种具有多形性皮损和易有渗出倾向的皮肤炎症性反应疾病，自觉瘙痒剧烈，且易反复发作，甚至可迁延多年不愈。西医认为本病病因复杂，多难以确定。而中医将本病命名为"浸淫疮""湿毒疮""血风疮""粟疮"等，根据其发病部位的不同又称为"旋耳疮""肾囊风""四弯风""乳头风""脐疮"等。其病因病机多为体内素蕴湿热之邪，复又外感风湿热毒，是内外合邪搏于肌肤所致。若湿热邪毒久踞伤正，化燥生风，耗损阴血，则使病情迁延，反复难愈。

此患为广东人，平时喜食鱼虾、海鲜发物之类，体胖超重，肥人多痰湿，目前在北方做生意，应酬颇多，经常饮酒致使湿热内蕴，致邪毒浸淫肌肤而发此疾。虽外用抗过敏药有效，但内因不除，终致病情反复缠绵，日久湿热化燥，故见皮损出现粗糙、增厚、脱屑等变化。治疗此疾，当清热解毒利湿，祛风止痒以祛实邪，并结合滋阴养血润燥之品以安血分，使邪去正安，病愈后不再反复，并当严格禁吃鱼虾发物、忌烟酒，此对提高疗效和减少复发非常重要。方中以忍冬藤、连翘清热解毒；蝉蜕、僵蚕、防风、牛蒡子、白蒺藜清热祛风止痒；苦参、地肤子清热利湿止痒；生地、当归、夜交藤、赤芍滋阴凉血、养血、和血以清血分燥热；牛膝引药下行；甘草调和诸药，全方气血两清，标本兼治，使5年之顽疾，渐消于无形。

2. 祛风清热利湿治疗湿疹

闫某，女，48岁，2009年1月19日初诊。

主诉：周身起疹，瘙痒剧烈，加重1周。

初诊：患者周身起疹，遍及全身，皮疹为多形性，有红斑、丘疹、水泡，瘙痒剧烈，抓破易出水，遇冷遇热俱加重，眠差，烦躁不安，舌淡红苔薄白微腻，边有齿痕，脉弦缓。西医诊断：湿疹；中医诊断：湿疮。证候：风湿热阻于肌肤。治法：祛风清热利湿。处方：白鲜皮15g，赤芍15g，防风10g，苦参15g，当归15g，川连4g，蝉衣12g，白花蛇舌草12g，夜交藤20g，姜黄20g，地肤子15g，甘草10g。10剂，水煎服，日1剂，分2次温服。

二诊（2009年2月6日）：服上方10剂，症减轻，无新发疹，皮肤仍有痒感，上方加连翘10g。

三诊（2009年2月23日）：服上方10剂，面部恢复正常，四肢有色素沉淀，遇冷则痒，上方加白花蛇舌草 8g，浮萍 10g，地骨皮 10g。

四诊（2009 年 4 月 24 日）：服上方 50 余剂，面部基本痊愈，四肢仍未愈，内服 1 月 19 日方加连翘 15g，皂刺 10g，忍冬藤 20g。14 剂，水煎服，日 1 剂，分 2 次温服。外用：白鲜皮 15g，蛇床子 15g，苦参 15g，硫黄 6g，苍术 15g，黄柏 15g，豨莶草 15g，地肤子 15g。水煎外洗，日两次。调理 1 月余而愈。

【按】米子良教授认为湿疹与"湿"相关。内湿多为太阴脾气不足，脾胃失调，湿浊之气留在体内，久之渐成湿热体质。急性湿疹多属中医"湿热"型，患者证见皮肤红痒，水泡渗液，易口渴、心烦、便秘，小便深黄量少，采用清热除湿法。慢性患者多属脾虚夹湿，病程长，皮肤呈现暗淡不红，渗液少，有淡黄色的脱屑或结痂的斑片，面色苍白、纳呆、腹胀、便溏，应温脾除湿。部分慢性患者，属"血燥"型，皮肤变得粗糙、肥厚，表面有抓痕、血痂，肤色暗淡甚至色素沉淀，治宜养血润燥祛瘀。本案患者急性起病，故以祛风清热立法内服，并以祛风湿止痒之品外洗，内外结合以除病患。

（六）瘾疹

1. 固表清里法治疗顽固性荨麻疹

程某，女，53 岁，2011 年 8 月 30 初诊。

主诉：荨麻疹反复发作 7 年，近期加重。

初诊：患者自述 7 年前夏季因外出忽逢骤雨，冒风雨跑到附近商店避雨，但衣服已全湿透，回家更换衣服不久便觉全身瘙痒，泛发扁平丘疹，遂去附近门诊诊治。诊断为荨麻疹，予扑尔敏、地塞米松、维生素 C 片口服治疗。服药时症状好转，但停药即发，间断服药 1 月余，病情如前，后又静滴高钙剂，仍疗效不显。其后又在当地采用中医药治疗。虽经多年、多方诊治，疗效仍不佳。近期因夜间痒甚，不得安寐，甚为苦恼，经朋友介绍特来找米子良教授诊治。现症见：周身瘙痒，常常汗出，见风、受寒即起风团、丘疹，遇热亦甚，夜间尤甚，所起风团、丘疹或白或红，常连成片。查其体胖，舌淡、苔白、边齿痕，脉沉细寸大。西医诊断：荨麻疹；中医诊断：瘾疹。证候：表虚受风，邪气留恋，内郁化热。处方：忍冬藤 15g，连翘 12g，赤芍 15g，苦参 15g，川连 4g，夜交藤 30g，防风 12g，地肤子 15g，蝉蜕 20g，僵蚕 10g，黄芪 15g，桂枝 8g，白鲜皮 15g，当归 10g，土槿皮 10g。7 剂，水煎服，日 1 剂，分 2 次温服。

二诊（2011 年 9 月 8 日）：药后症轻，风团呈散在偶发，睡眠改善，效不更方，上方继服 7 剂。

三诊（2011 年 9 月 16 日）：诸症悉愈，仍以上方 10 剂以资巩固。

【按】瘾疹是中医病名，是一种皮肤出现红色或苍白风团，时隐时现的瘙痒性、过敏性疾病。该病相当于西医的荨麻疹，表现为时隐时现的边缘清楚的红色或白色的瘙痒性风团。本病急性者短期发作后多可痊愈，慢性者常反复发作，缠绵难愈。中医对本病有详细的论述，如《医宗金鉴·外科心法要诀》言："此证俗名鬼饭疙瘩，由汗出受风或露卧乘凉，风邪多中表虚之人"。以其发病与症状来看，发病迅速，消退亦快，瘙痒剧烈，遇风加重等，皆为风邪致病之特性，故本病的病因病机突出一个"风"字。

本患于夏季发病，天气炎热，腠理疏松，卒逢疾风骤雨，是风寒湿邪由表而入，郁于肌肤，因邪来甚急，发病亦猛，虽用抗过敏之药，但邪气终未祛除，只是缓解了症状，使病情迁延，病机亦不断转变。因风邪久留伤及卫阳而致表虚时时，自汗，且汗出恶风，起疹多色白而痒，遇风寒而发病，是因卫虚不能敌邪。邪气久郁，入里化热，进而燥伤阴血，使阴亏血燥，血分蕴热，故逢热亦甚，且起疹多为红色。入夜尤甚，是因夜间阳气入里，复加血分邪热内扰，使得本来亏虚之阴血不得胜二阳，而生风作痒且痒甚，此时其病机已成营卫俱病之势。故治当护卫祛风以固表，凉血益阴以清里，使内邪得清，肌表得固，卫营调和则邪不可入，病乃可愈。方中以黄芪、桂枝益阳扶卫以固表，合防风、蝉蜕、僵蚕以祛风，使表邪祛而卫表固，正如柯韵伯评玉屏风散之论一样，"故治风者，不患无以驱之，而患无以御之；不畏风之不去，而畏风之复来。"而赤芍、当归凉血和营活血，合川连、忍冬藤、连翘、苦参兼以清里热而安血分，且苦参、地肤子、白鲜皮、土槿皮此四药合用可共奏清热燥湿、利湿祛风、解毒止瘙痒之功，治瘾疹瘙痒多有殊功；夜交藤为不寐而设，且兼可养血通络祛风。纵观全方，表里同治，外祛风邪以固表,内清营血以和营,使邪去正复,病不复作。

（七）扁平疣

1. 清热除湿,通腑逐瘀治疗扁平疣

张某,女,29岁,2010年8月2日初诊。

主诉:面部扁平疣10余年。

初诊:患者自诉患扁平疣10余年,发于面部伴丘疹,瘙痒,近半年月经推后半月余,月经量少,色偏暗,有血块。末次月经2010年7月22日,行经4天。现症见:面部扁平疣伴丘疹,瘙痒,现便秘,五六天一次,心烦,舌偏红苔微黄,脉细。西医诊断:扁平疣;中医诊断:扁瘊、月经后期。证候:热夹湿毒蕴结肌肤,腑气不通,瘀热交阻。处方:忍冬藤15g,赤芍15g,防风10g,蝉衣10g,生地15g,当归10g,苦参12g,浮萍10g,地肤子12g,川连4g,大黄10g,白鲜皮15g。7剂,水煎服,日1剂,分2次温服。

二诊(2010年8月9日):服上方7剂,自觉诸症稍减,近日咽干,上方加天花粉12g,杏仁12g,益母草15g。继服14剂,水煎服,日1剂,分2次温服。

三诊(2010年8月27日):8月24日经潮,量多,扁平疣、丘疹均大减,未有新疣、疹发,上方去杏仁、益母草,加玄参12g,薏苡仁15g等。随证加减20余剂,随访扁平疣痊愈。

【按】疣是一种发生在皮肤浅表的良性赘生物。因其皮损形态及部位不同而名称各异。从中医辨证来看,扁平疣的

的发病在四肢或面部皮肤，是六淫中的风、湿、热为患，由于人体感受湿热毒邪、内动肝火所致。因风为百病之长，风邪致病常侵犯人体上部，使人体肤腠理疏松，卫外不足，导致风热邪毒侵入体内，或体内肝虚血燥，筋气不荣，热毒外发郁积皮肤而发病。米子良教授认为此病主要因热夹湿毒蕴积肌肤所致，一般不需内治。对疣数目较多者，可采用清热除湿、活血逐瘀内治，效较好。

2. 祛风解毒，和血活血治疗扁平疣

姜某某，女，20岁，2010年10月2日初诊。

主诉：四肢皮肤出现扁平丘疹近半年。

初诊：患者自述5月前手背出现散在米粒大小乳头状凸起扁平丘疹，起初并未引起注意，后逐渐增多，双手背及双下肢均陆续新起，有逐渐增多之势。曾用艾灸、鸦胆子捣涂，均未脱落，遂前来求治。现症见：双手背、胳膊及双下肢可见约30～40个0.1～0.3cm大小扁平疣赘，稍高于皮肤表面，呈正常肤色，左颊部亦有少许同样丘疹。近5日前额起痤疮，余无明显自觉症状，舌尖红，脉细、寸脉大。西医诊断：扁平疣；中医诊断：扁瘊。证候：外感风毒，内蕴湿热。治法：祛风解毒，和血活血。处方：白鲜皮12g，生薏苡仁15g，浮萍10g，当归10g，防风10g，生地15g，赤芍15g，凌霄花10g，甘草6g，白术10g，地肤子10g。7剂，水煎服，日1剂，分2次温服。

二诊（2010年10月10日）：额部痤疮减轻，四肢少有新发扁平丘疹，瘙痒减轻，上方加苦参12g，蝉衣10g。7剂，水煎服，日1剂，分2次温服。

三诊（2010年10月18日）：部分扁平疣已脱落，未有新起疣，上方继服7剂，后随访扁平疣全部脱落，未留痕迹而愈。

【按】扁平疣是由人类乳头瘤病毒（HPV）所引起的表皮良性赘生物，具有传染性，传染途径多由接触直接传染或通过污染器物感染损伤皮肤而间接传染，其多发于青少年，尤以青春期前后的女性为常见。常对称发生于颜面、手背、前臂等部位，呈散在或密集分布，皮疹为粟粒至高粱大小的扁平丘疹，为圆形、椭圆形或多角形，边界清楚，表面光滑，呈淡褐色、黄褐色或正常肤色，本病一般无自觉症状，也可伴轻微瘙痒，容易自身接种，也可传染他人。《诸病源候论》指出，疣是"风邪搏于肌肉而变生也"。米子良教授认为体表赘疣物的产生，多因阴亏血燥，正气内虚，风毒、湿热之邪乘虚外袭而作，故治以祛风解毒、和血活血为法。米子良教授自拟治疣验方，疗效颇佳。

本案患扁平疣已5个月，逐渐增多，且伴瘙痒，乃风毒之邪较盛之故，舌尖红为上焦有热，脉象细乃气血亏虚之象，寸脉大，为风在肺卫。方中生地、当归、赤芍滋阴凉血、和血活血；浮萍、防风祛风止痒；凌霄花活血祛瘀、凉血祛风，善于治周身皮肤瘙痒；白鲜皮清热燥湿、祛风解毒，《药性论》言白鲜皮："治一切热毒风，恶风，风疮疥癣赤烂"，尤善清皮肤间风湿热毒之邪；地肤子清热利湿止痒，可导湿热之邪由小便而去；生薏苡仁甘淡渗湿，白术健脾燥湿，甘草调和诸药。全方合用，即可滋阴养血益气以扶其正，又可祛风胜湿、解毒凉血以祛其邪。二诊加蝉衣、苦参，仍意在加强祛风燥湿解毒之功，可使正复邪退，气血安和，赘疣自愈。

（八）脱发

1. 发乃血余肾华，脱发当益精血

李某某，女，21岁，2001年11月10日初诊。

主诉：脱发半年，近1周加重。

初诊：患者自述半年前因感情纠葛，心情忧郁、苦闷，头发呈散在脱落，先为头顶部脱发少许，后区域逐渐扩大，蔓延至全头部，每日清晨梳头时脱落约30～50根，洗头时更成缕掉落，因工作繁忙一直未诊治。近1周因工作压力大，精神紧张，脱发加重，遂来求治。现症见：头发稀疏，面白无华，神疲乏力，纳差，心烦，寐差、梦多，夜间手足心热，经期推后，小便黄，大便干，舌淡苔薄黄少津，脉沉细弦。西医诊断：脂溢性脱发；中医诊断：脱发。证候：属阴血亏虚，血不荣发。治法：滋阴清热，养血生发。处方：生地15g，山萸肉10g，制首乌15g，太子参8g，当归12g，生黄芪15g，生白术15g，炙甘草10g，远志10g，五味子10g，白芍15g，侧柏叶12g，黑芝麻10g，柴胡10g。10剂，水煎服，每日1剂，分2次温服。

二诊（2001年11月21日）：服药后见效，脱发减少，心烦减轻，但仍寐差、纳差，查舌脉如前，上方加砂仁醒脾畅中，以助运化，生地黄加量至18g，增滋阴养血清热之力，加

夜交藤 15g，柏子仁 10g，以养心安神，继服 10 剂。

三诊（2001 年 12 月 2 日）：患者精神好，面部有光泽，头发较前脱落明显减少，已脱落头发部位已有新生的细白绒毛，纳食正常，睡眠好转，大便通，手足心热减轻，上方去太子参、夜交藤，继服 20 剂，半年后随访，头发已不再脱落，新生头发都已长长，病情告愈。

【按】《内经》有言："肾主蛰，封藏之本，精之处也，其华在发""发为血余"。所以肾中精气充盛，则头发乌黑光亮茂盛，肾虚则头发早白脱落。头发又名"血余"，即血之余气所化，气血充足则头发浓密光亮，反之则枯泽脱落，如草木失水滋养而枯萎凋落。然精血同源，精血互化，精亏则血亏，血虚则精衰，二者相互联系，息息相关，也很难截然分开。

此患心情抑郁致气机郁结，郁久化火耗伤阴血，不能上荣于头而生发，故致头发脱落。近期复因思虑过度，损伤心脾，气血生化不足，阴血更加亏损，故致头发脱落加重；心脾受损，心神失养则寐差梦多；脾伤则气血化生不足而现面白、神疲乏力、纳差等；阴血不足则手足心热，月经期推迟，所以治宜滋阴养血生发为主，方中以黄芪、当归、白术、白芍、太子参、甘草以健脾益气生血，生地、山萸肉、何首乌、五味子、黑芝麻滋养清热、补肝肾益精血，炒远志安神定志，侧柏叶乃生发主药，柴胡解郁，助其生发之性，诸药合用，共奏滋阴生津、养血生发之效，终使脱发获愈。

第十三章 其他病证

（一）口疮

复发性口疮是口腔黏膜病中最常见的一种疾病，具有复发性和自限性，又称复发性阿弗他溃疡。本病的病因和发病机理目前尚不清楚，可能与免疫功能异常、遗传、胃肠功能紊乱、内分泌失调（有些妇女发病与月经周期有关）、精神紧张、睡眠不足、感染及某些维生素和微量元素缺乏等有关。中医学认为，凡外感湿热，或内伤热郁，积于胃脘，损于口舌，症见口腔、舌面、口颊生疮，溃疡疼痛，称为口疮。又名痄疮、蝶毒、口破、口疡、口疳、口疽。男女老少均可发病，以青少年为多见，部分成反复发作之势。一般可自行恢复，甚者延月逾年才愈。

《素问·至真要大论》曰："诸痛痒疮，皆属于心。"但临床口疮之火不能独责之于心。口疮病因多为饮食所伤，食积胃热。明·陈实功曰："口破者，有虚火实火之分……实火者，舌红而满口烂斑，甚者腮舌俱肿，脉实口干，此因膏粱厚味，醇酒炙煿，心火妄动发之。"（《外科正宗》）明确简述实火口疮之因，为胃中积热所致。亦有风热外感，邪热入侵，热壅上焦；或热邪侵犯肺卫，不得宣散。热邪入内，胃热积滞，加之体虚卫外不固，热郁化火，胃火上乘，灼伤口腔、舌面，引发口疮。另外，久病伤阴，或损伤阳气；阴虚内热，虚火上炎；阳虚格阴，虚阳浮越，阴阳不调，即为口疮。临床上，心脾积热、肺胃郁热、肝胆蕴热，口疮多发为实证；肾阴不足，虚火上炎、劳倦伤脾，中焦失枢，心火循经上扰等导致口疮多为虚证。

张景岳曰："口疮口苦，凡三焦内热等证，宜甘露饮、徙薪饮主之；火之甚者，宜凉膈散、玄参散主之；胃火盛者，宜竹叶石膏汤、三黄丸之类主之"；又曰："若劳伤心脾兼火者，宜二阴煎、清心莲子饮之类主之；若思虑谋为不遂，肝胆虚而口苦者，宜七福饮、理阴煎或五君子煎之类主之"；又曰："凡口疮六脉虚弱，或久用寒凉不效者，必系无根虚火，宜理阴煎、理中汤之类反治之，或用官桂含咽亦可"（《景岳全书·口舌》）。同时提出针刺廉泉、金津、玉液、天突、少商治口疮，针药并施。时方治口疮、舌烂，多以玉女煎、清胃散、泻黄散、导赤散主之。米子良教授认为，本证反复发作，往往本虚标实，寒热错杂，上述诸方，无一对证，唯经方甘草泻心汤与此相应，故米子良教授治疗本病常用甘草泻心汤加生地、升麻祛寒热调虚实，外用蒙药格木珠尔清热凉血敛疮生肌。同时，米子良教授强调口疮之治，应注意整体与局部相结合。

1. 平调寒热，和胃除湿治疗口疮

雅某，女，10岁，2010年8月2日初诊。

主诉：口腔溃疡多处反复发作，经久不愈，近日加重。

初诊：患者自述口腔溃疡多处反复发作，经久不愈，自

觉伴肛周溃疡，时有咽痛。现症见：左侧扁桃体肿大，鼻塞，前额头痛。舌淡红苔白，脉细。西医诊断：复发性口腔溃疡；中医诊断：口疮。证候：脾胃虚寒兼夹湿热。治法：平调寒热，和胃除湿。处方：生姜 4g，炙甘草 6g，半夏 6g，黄芩 10g，川连 3g，干姜 3g，焦三仙各 12g，木蝴蝶 10g，升麻 10g，生地 15g，辛夷 8g（包煎），白芷 8g，丹皮 8g。6 剂，水煎服，日 1 剂，分 2 次温服。外用格木珠尔 3g 涂患处，日 1 次。

二诊（2010 年 8 月 16 日）：服上方诸症减轻，肛门处现只有一处溃疡，咽痛、前额痛已除，大便不畅。上法继续治疗。6 剂，水煎服，日 1 剂，分 2 次温服。外用格木珠尔 3g 涂患处，日 1 次。

二诊（2010 年 8 月 23 日）：诸症大减，肛周溃疡已愈，鼻塞除，前方加玄明粉 4g，去木蝴蝶、升麻、辛夷。7 剂，继续治疗，调理而愈。

【按】《金匮要略·百合狐惑阴阳毒病证治》："狐惑之为病，状如伤寒，默默欲眠，目不能闭，卧起不安，蚀于喉为惑，蚀于阴为狐，不欲饮食，恶闻食臭，其面目乍赤、乍黑、乍白。蚀于上部则声喝，甘草泻心汤主之。"甘草泻心汤为治疗狐惑病的主方，医家多认为狐惑病如今之白塞病，白塞病必具之症状为口腔溃疡，本医案口腔、肛周反复溃疡与本病临床表现有类似之处，故亦获效。本案甘草泻心汤祛湿热调脾胃，标本兼治，加生地、丹皮凉血清热，升麻甘辛微寒，入肺、脾、胃经，能升举脾胃清阳，兼解湿毒，米子良教授口疮每多用之，焦三仙消食健脾，辛夷、白芷、木蝴蝶随证治疗头目不适、咽痛等症。外用蒙药配合，迅速达到凉血敛疮生肌之效。诸药配伍温健脾胃，提高免疫力，清湿热去火毒，敛疮生肌。

2. 清胃泻火，消食导滞治疗口疮

王某，女，24岁，2009年4月27日。

主诉：口腔溃疡疼痛半年。

初诊：自述近半年来口腔溃疡时作，多发于颊齿之间，其色灰黄，周围发红，此起彼伏，迁延不愈。进食疼痛，无牙痛，口干渴，伴见纳谷不香，便秘，不寐，易醒。该患自述自幼"消化不良"。现症见：两颊齿间见散在口腔溃疡，其色灰黄，周围发红，察其舌脉，见舌质深红，苔薄黄有裂痕，脉细弦关显。西医诊断：口腔溃疡。中医诊断：口疮。证候：脾胃积热。治法：清胃泻火，消食导滞。拟方：清胃散加减。处方：升麻10g，川连5g，黄芩10g，生地20g，当归10g，丹皮10g，白花蛇舌草15g，川大黄6g，夜交藤20g，连翘10g，焦三仙各15g，白芍15g，甘草8g。4剂，水煎服，日1剂，分2次温服。

二诊（2009年5月4日）：口腔溃疡已愈，不寐好转，便秘、腹胀明显。前方去升麻、丹皮、当归，加木香6g，槟榔10g。6剂，水煎服，日1剂，分2次温服。后患者反馈，口腔中再无溃疡出现，纳谷香甜，腹胀消失，便秘好转。每晚可睡六七小时，睡眠深度增加。

【按】口疮是一种可以发生在口腔黏膜的任何部位，以

周期性反复发作为特点的口腔黏膜溃疡损伤。最早记载见于《内经》："岁金不及，炎火乃行……民病口疮。"中医学认为，其发生乃是基于外感六淫燥火，内伤脏腑热盛，以致口舌生疮。心开窍于舌，脾开窍于口，少阴肾经挟舌本，胃与大肠经入口环唇，故口疮的主病之脏在于心、脾、胃、大肠。

米子良教授认为，口疮其实是身体内在的消化系统发出的预警信号，凡是导致消化系统功能不良的原因，皆可引起口疮。本例中患者消化不良，易致食积，郁而化热，循经上攻，熏蒸口舌生疮；火热伤津，肠道干燥，传导失司，则为便秘；胃不和则卧不安，故其不寐。其治疗当针对病因，清胃泻火，消食导滞。清胃散清胃凉血，使上炎之火得降，血分之热得除，则溃疡自愈；舌为心之苗窍，连翘主入心经，清心火，解疮毒；黄芩、白花蛇舌草清热解毒，可治痈肿疔毒；焦三仙消食化积；酒大黄既可泻下攻积导滞，又可配连翘清热解毒，治疗痈肿疔疮；夜交藤养心安神；白芍所含芍药苷有较好的解痉、镇静、镇痛作用，与甘草联用药效增加。二诊，上炎之胃火已降，去升麻、丹皮、当归，加木香、槟榔行气除胀。全方清胃泻火，消食导滞，火降热除则口疮自愈。

3. 阳明经腑同治疗口疮

杨某某，男，25岁，2000年3月6日初诊。

主诉：口腔溃疡反复发作3年余，加重1个月。

初诊：患者自述3年前患口腔溃疡，反复发作，时轻时重，屡治不愈。饮酒或食辛辣之物后加重，并有习惯性便秘史。近1个月来，因春节期间多食肥甘厚味且多次饮酒，致使溃疡加重，疼痛难忍，甚至影响进食，遂来求治。现症见：牙龈、舌尖、睑颊黏膜多处溃疡，有麻仁大小，红肿疼痛，多以下午及夜间为甚，伴消谷善饥、口气臭秽、心烦口苦、大便秘结、小便短赤，舌红苔黄腻，脉滑数有力。西医诊断：复发性口腔溃疡；中医诊断：口疮。证候：阳明实热，胃火上攻。治法：清热泻火，养阴生津。拟方：内服清胃散加减。处方：生石膏50g（先煎），生地18g，丹皮12g，川连5g，升麻10g，白花蛇舌草15g，甘草10g，云苓12g，川大黄5g，当归10g，山栀6g。7剂，水煎服，日1剂，分2次温服。外用方：青黛5g，硼砂5g，冰片3g。1剂，共研细末外涂患处。

二诊（2000年3月13日）：服上方口腔溃疡渐愈，疼痛减轻，便秘好转，口臭消失，舌苔转为薄黄，上方石膏减为15g，去栀子、川大黄，加知母10g，麦冬12g。继服7剂，水煎服，日1剂，分2次温服。

三诊（2000年3月20日）：原溃疡基本愈合，但舌下又新起一小溃疡，余症悉减，上方去川连，加怀牛膝12g，淡竹叶6g。继服7剂，水煎服，日1剂，分2次温服。

四诊（2000年3月27日）：口疮已愈，近日时有腹胀、纳差，习惯性便秘好转，基本每日1次，上方去石膏、知母、升麻，加太子参6g，砂仁8g。处方为：生地18g，丹皮12g，白花蛇舌草15g，甘草10g，云苓12g，当归10g，麦冬12g，怀牛膝12g，淡竹叶6g，太子参6g，砂仁8g。7剂，水煎服，日1剂，分2次温服。后随访，药后口腔溃疡已愈，未新起溃疡，纳运如常，大便通畅，病乃告愈。

【按】《内经》言："诸痛疮疡，皆属于心。"心者，火也，实疮疡之证皆由火而发，口疮亦然。然口疮之作，当分虚火、实火，实者，不外嗜食肥甘，饮酒无度，中焦酿生湿热实火。或七情乖违，气郁化火，抑或外邪由表入里化热。虚火则多由中焦气虚，阴火上攻，或因肾阴亏损，虚火浮越，或由实火口疮，日久屡发，耗伤气阴而虚火上炎，使证情由实渐转虚实夹杂证，而成缠绵之势。

此例患者，嗜食肥甘，饮酒无度，致使阳明酿生湿热化火上攻而发口疮，此为实火所作，故见疮面较大，红肿疼痛；阳明热结故大便干燥，小便短赤；腑气不降，胃中浊气上犯，故口气臭秽；下午及晚间为阳明热盛之时，故痛甚；热邪伤津致口干欲饮，心烦口苦乃心胃火盛所致。故治当清热泻火，养阴生津，方中以大量石膏以泄阳明之经热，生大黄以通阳明之腑实；配以栀子、黄连、升麻以直折心胃之火；白花蛇舌草清热解毒；生地、丹皮、当归走阴血分养阴凉血活血；云苓、甘草渗湿和胃，全方合用，重在清泻实火，损其有余。二诊时诸症已减，因恐过用寒凉败胃损伤中阳，且邪热内居、阴液已损，故减石膏用量，去栀子、川大黄，加知母、麦冬，全方转为清润之法。三诊复起小溃疡，加牛膝、淡竹叶以导热下行，使余热由小便而出。四诊时腹胀、纳差，是因中阳受伐，故去石膏、知母、川连、升麻，加太子参、砂仁醒脾健脾，全方共奏益气养阴兼清余热之效，以善其后。外用青黛、硼砂、冰片为米子良教授贯用经验方以治疗本病，临床常用之，疗效颇佳，可促进溃疡面快速愈合。

（二）脱疽

脱疽是指四肢末端坏死，严重时趾（指）节坏疽脱落的一种慢性周围血管疾病。又称脱骨疽。其临床特点是好发于四肢末端，以下肢多见，初起趾（指）间怕冷，苍白，麻木，间歇性跛行，继则疼痛剧烈，日久患趾（指）坏死变黑，甚至趾（指）节脱落。在《灵枢·痈疽》中即有关于本病的记载，云："发于足趾，名脱疽，其状赤黑，死不治；不赤黑，不死。不衰，急斩之，不则死矣。"本病相当于现代医学的血栓闭塞性脉管炎和动脉粥样硬化闭塞症。好发于青壮年男子或老年人，我国北方较南方多见。本病的发生与长期吸烟、外伤等因素有关。

中医学认为脾主四肢肌肉。本病主要由于脾气不健，肾阳不足，又加外受寒冻，寒湿之邪入侵而发病。脾气不健，化生不足，气血亏虚，内不能壮养脏腑，外不能充养四肢。脾肾阳气不足，不能温养四肢，复受寒湿之邪，则气血凝滞，经络阻塞，不通则痛，四肢气血不充，失于濡养则皮肉枯槁，坏死脱落。若寒邪久蕴，则郁而化热，湿热浸淫，则患趾（指）红肿溃脓。热邪伤阴，病久可致阴血亏虚，肢节失养，干枯萎缩。总之，本病的发生以脾肾亏虚为本，寒湿外伤为标，而气血凝滞、经脉阻塞为其主要病机。

血栓闭塞性脉管炎多发于寒冷季节，以 20 ~ 40 岁男性多见，常先一侧下肢发病，继而累及对侧，少数患者可累及上肢。根据疾病发展过程，临床分为三期。一期局部缺血期：患肢末端发凉，怕冷，麻木，酸痛，间歇性跛行，足背动脉搏动减弱，部分患者小腿出现游走性红硬条索（游走性血栓性浅静脉炎）。二期营养障碍期：患肢发凉，怕冷，麻木，酸胀疼痛，间歇性跛行加重，出现静息痛，夜间痛甚，难以入寐，患者常抱膝而坐。患足肌肉明显萎缩，皮肤干燥，汗毛脱落，趾甲增厚，且生长缓慢，皮肤苍白或潮红或紫红，患侧足背动脉搏动消失。三期坏死期：二期表现进一步加重，足趾紫红肿胀，溃烂坏死，或足趾发黑，干瘪，呈干性坏疽。病程日久，患者可出现疲乏无力，不欲饮食，口干，形体消瘦，甚则壮热神昏。本病发展缓慢，病程较长，常在寒冷季节加重，愈后又可复发。

米子良教授认为本病多为营卫失和，气血失调，经络阻滞所致，据临床所见病性寒热可以分为以下两型：

①寒凝型：属寒凝血滞，经络闭阻，其症状是患肢喜暖怕冷，麻木疼痛，局部皮肤潮红或青紫，遇冷加重，或患趾（指）溃烂，小便清长，大便溏，舌质淡苔薄白，脉象细弱或沉紧。治法：温经散寒，佐以补气通络活血。方药：温经活血汤（自拟方）。黄芪30g，熟地15g，鸡血藤30g，党参15g，赤芍15g，附子10g（先煎），当归15g，牛膝15g，桂枝6g，没药6g，乳香6g，毛冬青30g，金银花15g。日1剂，水煎两次，早晚分服。

②湿热型：为寒湿下受阻于经络，气血阻滞，郁而化热为病，其症状是患肢发凉疼痛，酸胀，乏力沉重，足部肿痛溃烂，无趺阳脉，小便赤，大便干，苔黄脉弦。治法：清热解毒利湿，佐以活血。方药：清热活血汤（自拟方）。玄参

15g，金银花 15g，忍冬藤 30g，毛冬青 30g，当归 15g，石斛 15g，牛膝 15g，赤芍 15g，甘草 10g，黄柏 10g，没药 6g，乳香 6g。日 1 剂，水煎两次，分早晚分服。其中多数病例配合解毒通络汤化裁中药外洗，处方：丹参 10g，桂枝 10g，威灵仙 10g，金银花 15g，乳香 6g，没药 6g，当归 15g，红花 10g，蒲公英 30g。每剂煎洗 2 日，每日温洗 3 次。

1. 温经散寒，活血通络治疗脱疽

王某某，男，55 岁，1965 年 10 月 24 日入院。

主诉：手足其冷如冰，遇冷痛甚多年。

初诊：7 年前春，患者下水受寒，当即不醒人事，经抢救复苏，但手足厥冷，20 天后痒疼始作，手足指趾皮肤现黑色斑点，下肢发生游走性跳动，行走时腨部麻疼。2 年后足部疼痛加剧，足跟跳痛肿胀，继而右足大趾溃烂脱落一节，左手指也见痒痛破溃。1963 年住院截除左手食指二节，曾用硫酸镁、抗生素、镇痛剂，疗效不显，病势日趋发展。现症见：患者精神不振，面色少华，呈慢性病容，舌质淡红，苔白腻，左脉迟缓，右脉沉细而弱，足背动脉搏动微弱，四肢消瘦，手足其冷如冰，遇冷疼甚，尤以右手拇、食指，左手中、食指，右脚拇、四趾、小趾，左脚小趾显著，昼夜不得静寝，手足皮肤色泽呈紫红晦暗，指（趾）甲变厚纹裂，右手拇食指溃烂，不流脓水。西医诊断：血栓闭塞性脉管炎；中医诊断：脱疽。证候：寒凝血滞，经络闭阻。治法：温经散寒，活血通络。拟方：附子汤加味，处方：炮附子 25g（先煎），党参 15g，白术 15g，干姜 15g，当归 30g，桂枝 15g，生甘草 15g，

赤芍 15g，黄芪 50g，桃仁 15g，全蝎 10g，金银花 15g。水煎日 1 剂，3 次分服，临时加服优散痛。溃处外敷磺胺膏，两日换药 1 次。进药 3 剂后，疼痛大减，自觉四肢发热，有如蚁行作痒之感，又服上方 4 剂，手足指（趾）不再疼痛，溃疡面渐愈，仅左手食指觉凉，11 月 1 日患者守方带药 2 剂出院续服。

二诊（1965 年 11 月 5 日）：11 月 5 日复查，体征均正常，为巩固疗效，再服原方 4 剂，追访两年，未见复发。（经方治验急症二则. 米子良. 内蒙古中医药，1987，3:46—47）

【按】本案患者由于感受寒湿，浸渍于筋脉骨节之间，络脉凝滞，阳气被郁，不得宣达于四末，气血运行受阻，故肤冷肢厥，疼痒破溃，坏死脱落。病机是寒凝经脉，血络阻闭，治当温经散寒。辨证准确，故疗效确切。

2. 温经散寒，佐以活血解毒治疗脱疽

李某某，男性，22 岁，农民，于 1973 年 11 月 11 日入院。

主诉：因左下肢麻木疼痛，足趾溃破 2 月余。

初诊：2 个月前，患者受寒和过劳后，左侧小腿拘挛麻木，胀痛怕冷，得热痛减，此后症状渐重，发生足背大拇趾、次趾等处皮肤变红转紫而后溃破，疼痛日益加剧，住院后诊为脱骨疽。既往两足有冻伤史，吸烟。检查：左足趾及次趾肤色红紫，皮肤干燥皲裂，趾端坏疽溃破，流脓性液，无臭味，溃处以次趾为著。切诊，左足跌阳脉消失，腘动脉搏动减弱，足部温度减低，左下肢血压测不清楚，右侧血压为 120/80mmHg，腹平软，胃纳尚好，二便如常，气息平和，脉象沉紧,舌质淡红,苔白腻。病人平素禀赋不足,气血亏虚,虽有溃处,但液脂少而无臭味,肤色青紫而暗,属阴寒内陷之象,实为心主血脉而受阻,脾阳虚,运达四末而无权摄之故。西医诊断:血栓闭塞性脉管炎;中医诊断:脱疽。证候:寒凝血滞,经络闭阻。治法:温经散寒,佐以活血解毒。拟方:温经活血汤化裁。处方:党参15g,黄芪30g,石斛15g,牛膝15g,金银花15g,当归12g,丹参10g,红花6g,桂枝6g,川芎6g,附子10g,乳香6g,没药6g,毛冬青30g。日1剂,两次水煎分服。连服12剂后,临床症状逐渐好转,病变局部疼痛见轻,出汗,伤口溃破面积缩小,分泌液脂减少。再服20剂,临床症状基本消失,伤口完全愈合,自觉下肢再未疼痛,仅左次趾发凉,趺阳脉弱,别无不适,共服汤剂32剂。为巩固疗效,守方连服75剂,诸证痊愈。患者出院后,随访1年以上,再未复发。

【按】米子良教授认为,本病多为营卫失和,气血失调,经络阻滞所致,为寒凝型。属寒凝血滞,经络闭阻,其症状是患肢喜暖怕冷,麻木疼痛,局部皮肤潮红或青紫,遇冷加重,或患趾(指)溃烂,小便清长,大便溏,舌质淡苔薄白,脉象细弱或沉紧。治以温经散寒,佐以补气通络活血。方用温经活血汤加减(米子良教授经验方)。(米子良.治疗血栓闭塞性脉管炎10例.内蒙古中医药,1985,3:7-8)

(三)瘿病

瘿病相当于现代医所说甲状腺系统疾病,包括甲亢、甲减、甲状腺结节、甲状腺肿大等疾病。米子良教授善于"从肝论治"瘿病。米子良教授认为肝主疏泄，主升主动，疏泄太过与不及均易导致瘿病的发生。疏泄过度，则易激动，急躁易怒，气血津液输布失常，则颈部肿大。肝脏升散太过，则烦躁失眠、心悸、乏力、怕热、多汗、消瘦、食欲亢进，肝风内动则手颤。如果肝失疏泄，升发无力，则乏力、嗜睡、少汗、表情呆滞、精神抑郁、反应迟钝。

1. 治肝为主兼顾他脏治多发性甲状腺腺瘤（囊肿）

于某某，女，55岁，2011年4月22日初诊。

主诉：多发性甲状腺腺瘤（囊肿）3年，咽部不适，胸憋闷，呃逆，心慌，汗出，头晕，头痛，心绪烦乱，加重半月余。

初诊：患者自述3年前体检时发现右侧有一甲状腺囊肿，1.5cm×1.2cm大小，医院建议其定期复查。一年后复查，发现左侧甲状腺亦有一囊肿，1.6cm×1.0cm大小，右侧2.2cm×1.6cm大小，未于治疗。又一年后复查，右侧甲状腺囊肿3.6cm×3.1cm大小，左侧2.8cm×2.2cm大小，且又新增一个大小为1.2cm×1.3cm囊肿。因为囊肿不断增多、变大，便来找中医诊治。现症见：咽部不适，胸憋闷，呃逆，心慌汗出，头晕头痛，心绪烦乱。近日做B超示：多发性甲状腺腺瘤（囊肿）。右侧甲状腺囊肿3.8cm×3.2cm，左侧甲状腺囊肿3.0cm×2.3cm，1.5cm×1.3cm。查其舌淡苔白滑，脉沉弦，详询其近来因家庭问题，心情一直处于抑郁状态。西医诊断：多发性甲状腺腺瘤；中医诊断：肉瘿。证候：肝郁气滞，痰凝血瘀。治法：行气逐瘀化痰，软坚散结消瘿。处方：柴胡 10g，半夏 10g，玄参 12g，桔梗 10g，射干 12g，海蛤壳 15g，昆布 10g，海藻 10g，牡蛎 15g（先煎），浙贝 10g，夏枯草 15g，黄药子 8g，丹参 10g。7 剂，水煎服，日 1 剂，分 2 次温服。

二诊（2011 年 4 月 29 日）：药后自觉呃逆、心慌、汗出均好转。上方继服 7 剂，水煎服，日 1 剂，分 2 次温服。

三诊（2011 年 5 月 8 日）：咽部不适感消失，余症轻，仍以上方继服 10 剂。其后以上方加减服用 3 月余，B 超复查：左侧甲状腺囊肿消失，右侧甲状腺囊肿 1.5cm×1.2cm。

【按】甲状腺囊肿是一种地方性流行性疾病，主要由于缺碘引起甲状腺增生肿大出现甲状腺囊肿。另外，心情郁闷、女性生理期及生理功能失调或个体的体质因素均可引起甲状腺囊肿，根据其发病特点，属于中医"瘿病"的范畴。对于瘿病的治疗，《肘后方》首先提出用海藻、昆布治疗瘿病，《千金要方》及《外台秘要》中均记载了用海藻、昆布、鹿靥、羊靥治疗瘿病。《儒门事亲·瘿》中言："海带、海藻、昆布三味皆海中之物，但得二味，投之于水瓮中，常食亦可消矣"，均已证实含碘药物及以甲状腺脏器疗法对瘿病的疗效。而《外科正宗·瘿瘤论》则主要论述用"行散气血""行痰顺气""活血消坚"等法来治疗瘿病。

米子良教授认为，瘿病的形成主要由于饮食失宜，摄碘含量不足，或情志内伤，忧思恼怒致使肝经气滞，气滞血瘀痰凝结于颈前喉结两侧所致。然痰生于脾而结由乎气，血本于心而滞，亦因于气，而气之所以郁滞不行，皆因肝之疏泄之力不足所致。所以针对此因，米子良教授诊治本病，每多用自拟消瘿散结汤加减，以疏肝理气，化痰行瘀，散结消瘿。

本患者精神压抑日久，肝气郁结气滞则血瘀，气滞则痰凝，气滞血瘀痰凝结于颈前则生瘿病，气郁不解，如冰之渐结，故囊肿渐大，且逐渐增多。胸闷、太息、呃逆为肝气久郁不得舒展，气机上逆之故；肝郁化火扰于清空，故见头晕头痛；心慌，心绪烦乱为肝火扰心，母病及子；汗出为郁热内扰，迫津外泄所致。方中以柴胡疏肝理气，夏枯草清肝经之郁火，且可散其郁结；牡蛎、玄参、贝母消瘿软坚散结之力强；昆布、海藻为治瘿专药，合海蛤壳，此三味均海中之物，取其咸寒软坚散结之意；黄药子亦为治瘿专药，李时珍《本草纲目》言其具"凉血降火，消瘿解毒"之功，并论其效力可"以线逐日度之，乃知其效也"，可见其消瘿之力颇佳；丹参入心经血分，凉血活血，清心安神；桔梗化痰利咽，亦可为诸药向导，引药上行；射干清热解毒，利咽消痰，《本经》谓其"主咳逆上气，喉痹咽痛，不得消息，散结气，腹中邪逆，食饮大热"，米子良教授每遇咽痛喉痹诸证及癥瘕积聚之证亦每多用之，合桔梗共治咽部不适。米子良教授以此方加减，曾治多例甲状腺囊肿、甲状腺结节患者，疗效可靠。

2. 理气清热化痰法治疗甲状腺肿大

柴某某，男，59岁，2007年3月16日初诊。

主诉：右侧甲状腺肿大、疼痛5天。

初诊：患者于2001年感冒后引发右侧甲状腺肿大，大如鸡卵，并伴疼痛。曾来米子良教授处就诊，服中药6剂后肿消痛止。此次又因感冒后诱发甲状腺肿大，且伴疼痛5天，遂来米子良教授处求治。现症见：右侧甲状腺肿大约 3cm×3cm×3cm，疼痛，下午加重。伴心烦口苦，舌红苔黄、脉细弦。中医诊断：瘿病（气瘿）。证候：气机不利，痰火郁结。治法：理气化痰，清热散结。处方：柴胡 10g，白芍15g，枳壳 10g，夏枯草 15g，牡蛎（先煎）15g，昆布 10g，海藻 10g，白花蛇舌草 10g，半夏 8g，黄药子 8g，丹参 10g，桔梗 10g，防风 10g，乳香 10g。6 剂，水煎服。

二诊（2007 年 3 月 22 日）：服药后肿块减小，约为 2cm×2cm×2cm，局部疼痛消失，口苦、咽干等症亦减，时觉头晕，上方加菊花 15g，土贝母 10g。6 剂，水煎服。

三诊（2007 年 3 月 28 日）：药后肿消痛止，诸症悉平，仍以上方 3 剂巩固疗效。

【按】本患气瘿由外感引发，外感邪热壅滞肝经，致使肝经气滞，内生痰浊，痰、气、火互结于颈下而成，其病来势迅速，当属实证，故米子良教授以理气消痰、泻火散结为法，祛瘀为要，邪去则正自安。方中柴胡、枳壳一升一降，调畅气机，气顺则痰自消；夏枯草清肝火散郁结善治瘿瘤、瘰疬之疾；海藻、昆布、牡蛎咸寒软坚散结，以消痰火之郁结；白花蛇舌草清热泻火解毒；半夏化痰散结为治痰要药；黄药子乃治瘿瘤之专药；丹参、白芍、乳香和血活血、消肿止痛；防风祛风发散，乃"火郁发之"之意；桔梗属舟楫之剂，载药力而上行。全方诸药合用，配伍合理，辨证用药思路清晰，使气顺痰消火降，乃获显效。

第四部分　儿科病证

1. 补肾固摄止遗治疗小儿遗尿

高某，女，10岁，2012年5月4日初诊。

主诉：夜间遗尿多年。

初诊：据患儿母亲叙述，患儿自出生到现在每夜遗尿2～3次，未曾间断，起初以为孩子年纪小，懒惰，不愿起床，但孩子长到现在仍然每夜遗尿，白日尿频，每在上课中途需和老师请假去小便，孩子甚为所苦，故其母领患儿前来诊治。现症见：食少体瘦，白日尿频，夜间遗尿，每夜遗尿1～3次，诊其舌淡苔薄白，脉弱，两尺若无。中医诊断：小儿遗尿。证候：肾气未充，肾气不固。治法：补肾固摄止遗。拟方：六味地黄丸合补中益气汤加味。处方：熟地10g，山药6g，山萸肉6g，桑螵蛸6g，乌药6g，益智仁6g，补骨脂6g，菟丝子6g，黄芪9g，党参6g，炒白术6g，升麻3g，柴胡3g，当归6g，陈皮6g，炙甘草3g，鸡内金8g。5剂，水煎服，每日1剂，分2次温服。

二诊：（2012年5月10日）：患儿服药后已有两夜未遗尿，小便时可自然醒来，药已中的，效不更方，上方继服5剂。

三诊：（2012年5月15日）：药后效佳，后因患儿苦于服药，故嘱其停药观察数月，未再复发。

【按】《素问·灵兰秘典论》云："膀胱者，州都之官，津液藏焉，气化则能出矣。"所以膀胱贮尿、排尿功能的正常发挥均有赖于其气化功能的正常，而膀胱的气化功能实来自肾阳的蒸化。《素问·宣明五气篇》言："膀胱不利为癃，不约为遗溺。"《灵枢·口问》说："中气不足，溲便为之变。"另外，肾者主水，司开阖，所以膀胱之约束力实有赖于肾气的固摄力以及中气的升举，升清作用。

该患儿先天禀赋不足，肾气不充，肾气亏虚又后天失养而至脾胃虚弱中气不足，肺肾之气俱虚使膀胱约束功能下降，故遗尿久不能自愈。方中以熟地、山萸肉、山药、补骨脂、菟丝子、桑螵蛸、乌药、益智仁以补肾气，秘精气，合补中益气汤健脾胃，益中气，使脾肾之气渐旺，膀胱气化功能及约束功能正常而疾病可渐愈。

2. 健脾和胃，润肠生津治疗小儿厌食

史某，男，10 岁，2014 年 1 月 2 日初诊。

主诉：厌食伴习惯性便秘 8 年。

初诊：其母诉患儿 6 个月时因伤食自购小儿七珍丹打食，致日泻 6～7 次后即患便秘，一直至今。近几年患儿挑食、厌食，大便 5～7 日一行，干结如球，面黄形瘦，发干枯无光泽，诊其脉弱，舌淡。中医诊断：小儿厌食。证候：脾胃虚弱，大肠津亏。治法：健脾和胃，润肠生津。处方：生白术 15g，太子参 8g，生地 12g，玄参 12g，麦冬 10g，川朴 10g，槟榔片 8g，枳实 8g，当归 12g，火麻仁 12g，炒鸡内金 12g，半夏 6g，焦三仙各 12g。4 剂，水煎服，每日 1 剂，分 2

次温服。

二诊（2014年1月6日）：大便已不干结，两日1次，有饥饿感，饭量较前增加，本方继服4剂。

三诊（2014年1月10日）：饮食大增，大便基本每日一行，患儿基本不挑食，上方继服4剂，以巩固疗效。

【按】中医认为："伤食则厌食"，一般指饮食不节，损伤脾胃，使脾胃受纳运化功能下降，纳运失司而出现厌食、少食的症状，进而因脾胃虚弱，气血化生不足而出现皮肤干燥、面黄肌瘦、毛发枯黄无光泽等一派虚弱症状，严重时则发为疳积。

此患儿伤于药而非食滞，因过用下药，强行泻下伤其脾胃，使其运化失职并同时损伤大肠津液，使水枯不能行舟，大便干结，进而又影响脾胃的和降，出现厌食之症。如今此类患儿屡见不鲜，更有一些父母定时给小儿吃打食药，又掌握不好剂量，每致中伤小儿脾胃功能，使小儿患上此疾。本病的治疗原则以健运脾胃、生津润燥为法，使脾胃健、津液复，清气得升，浊阴下降而病得转愈。此类病证的治疗应尽量少用或不用苦寒泻下之品，因其病机并非邪热内结，需要速荡热结，而是津液匮乏，燥热内结所致，故治疗当以清润、和降为法。方中生白术健脾通便以斡旋中焦气机，合太子参、半夏益气健脾，和胃降逆，以复中焦运化之职，增液汤合当归、麻仁以生津养血润燥通便，更有小量枳实、川朴、槟榔片以下气通腑，胃气降而大便通，加用焦三仙助运导滞，全方合用可达脾胃健，津液复，腑通便畅，厌食自可治愈。米子良教授临床运用本法曾治多例患儿，均属于过用下药而致者，都取得良好疗效。

3. 滋阴清肺润燥，通腑泄热治疗难治性咳嗽

黄某某，女，7岁，2007年10月19日初诊。

主诉：间断咳嗽1年。

初诊：据患儿母亲叙述，患儿于1年前患重感冒合并气管炎，经输液、服药等方法治疗，感冒症状消失，但咳嗽迁延日久不愈，又服用多种止咳药，疗效不佳，咳嗽仍时好时坏，时断时续，始终未得痊愈。近日因家中通暖，室内温度较高，且较干燥，患儿咳嗽症状加重，遂前来求治。现症见：咳嗽，咳声清脆，干咳少痰，咳则面红，严重时咳则汗出，口唇干裂，口干舌燥，尤以下午及晚间较重，剧烈运动或跑跳后亦加重，大便干燥，诊其舌红少苔脉滑少数。中医诊断：咳嗽。证候：阴虚肺燥，肠腑郁热。治法：滋阴清肺润燥，通腑泄热。处方：桑白皮5g，知母6g，川贝5g，款冬花5g，大黄3g，桔梗5g，黄芩5g，甘草5g，芦根8g，莱菔子5g，沙参6g，杏仁5g。6剂，水煎服，每日1剂，分2次温服。

二诊（2007年10月25日）：咳嗽明显好转，大便通畅，口唇干裂减轻，咳嗽时面已不红，上方去大黄加麦冬6g，苏子7g（包煎）。继服3剂。

三诊（2007年10月28日）：病已痊愈，饮食二便如常，其母恐其反复，仍以上方继服3剂。

【按】此例患儿，因感冒导致肺气宣肃不利，肺火内郁，郁火下传阳明，而成上郁下闭之势，故上为咳逆，下为便燥。

日久太阳阳明津液被烁，故干咳少痰，咳则面红，口干唇燥，大便干结。所以米子良教授以桑白皮、黄芩、芦根以清肺热；沙参、知母、川贝母、款冬花、杏仁生津润燥止咳；大黄、莱菔子通腑泄热。采用清上通下之法，使郁火得泄，津液得复，气机得畅而久咳得止。

4.清热宣肺，下气平喘治疗小儿疹毒内陷咳喘

苏某某，女，1岁，1989年1月31日初诊。

主诉：疹出1周，咳喘加重1日。

初诊：患儿近1周发热，全身出疹、高出皮肤，咳嗽微喘，伴呕吐流鼻涕、眼泪。今日咳喘加重，呼吸急促，鼻翼煽动，测体温38.7℃，指纹风关色紫，舌质淡苔薄白。中医诊断：疹毒内陷之咳喘。证候：邪热壅肺，肺失清宣。治法：清热宣肺透疹，降气止咳平喘。拟方：麻杏石甘汤加减。处方：炙麻黄1g，杏仁2g，生石膏6g，生甘草1g，桑叶2g，桔梗2g，薄荷2g（后下），芦根6g，知母2g。2剂，水煎服，日1剂。患儿服2剂后，体温正常，咳喘止，汗出疹畅，继服1剂透疹。

【按】小儿咳喘是由外邪犯肺，肺失清肃，痰恋于肺，肺气闭郁，气机阻滞所致。该病是儿科常见病、多发病，一年四季均可发生，尤以冷热无常的冬末春初发病率为高。麻杏石甘汤功用辛凉宣泄、清肺平喘，《伤寒论》原用本方治疗太阳病，发汗未愈，风寒入里化热，"汗出而喘"者。后世用于风寒化热，或风热犯肺，以及内热外寒，但见邪热壅肺之身热喘咳、口渴脉数，无论有汗、无汗，皆可以本方加减。

对于麻疹已透或未透而出现身热烦躁、咳嗽气粗而喘，

属疹毒内陷、肺热炽盛者，亦可以本方加味。在儿科临床可用于肺炎、支气管炎、支气管哮喘等属邪热闭肺者，效果极佳。"宣肺"可使邪气及痰液外达而不收闭于内，用麻杏石甘汤清宣肺气，治其主证。又视其兼证不同，酌情配合其他方药，化裁运用。麻杏石甘汤方中麻黄宣肺开郁，佐杏仁利肺平喘，重用生石膏以清肺热，甘草和中益气，配石膏又可甘寒以化生津液。本方为"麻黄汤"的变方，以石膏易桂枝，变辛温之法为辛凉之法。石膏倍麻黄，功用重在清宣肺热，临床应用以发热、咳嗽、喘息、苔薄黄、脉数等为辨证要点。麻杏石甘汤针对热咳喘痰的病机，具有清热宣肺、下气平喘的功效。本案患儿既有咳喘又伴出疹高热，故治疗宜清热宣肺透疹，降气止咳平喘，麻杏石甘汤基础上加桑叶知母清透肺热，桔梗、薄荷、芦根清热透疹生津。

5. 甘缓止痛，行气消积治不典型虫症

郭某某，男，5岁，2005年4月15日初诊。

主诉：不定时腹部疼痛近3个月。

初诊：患儿母亲述，近3个月该患不定时出现腹部疼痛，以脐周明显，大便2日1次，平日喜欢俯卧睡觉，其能食而体不胖。现症见：患儿面黄少华，舌淡苔白中厚，苔微花剥，脉细。指纹：紫线色青至风关。西医诊断：腹痛待查；中医诊断：不典型虫症。治法：甘缓止痛，行气消积，杀虫。处方：白芍3g，甘草2g，玄胡2g，枳实2g，槟榔片2g，杏仁2g，川大黄1.5g，炒山楂2g。3剂，水煎服，日1剂，分2次温服。

二诊（2005年4月18日）：仍有不定时发生腹痛，大便

干结。上方加乌梅2g，玄明粉1g（冲服）。4剂，水煎服，日1剂，分2次温服。

三诊：（2005年4月22日）：腹痛消失，大便日1次，守方，加太子参2g。3剂，水煎服，日1剂，分2次温服。

四诊：（2005年4月25日）：诸症消失，腹不痛，大便不干，每日1次。巩固疗效，守上方。6剂，水煎服，日1剂，分2次温服。

【按】虫症的临床表现有轻有重，病势有缓有急，静则安，动则痛。轻者可无症状，或仅见脐周时有腹痛，重者则表现不一。虫内扰肠胃，阻滞气机，不通则痛，故腹部疼痛；脐周是小肠盘居之处，故腹痛多发生于脐周；虫动气机郁滞则痛，虫静气机疏通则痛止；虫劫取精微，耗伤气血，运化失司，故能食而不胖。虫寄于肠内，扰乱脾胃气机，吸食水谷精微，故可见面黄少华等气血不足之证。故以白芍、甘草取芍药甘草汤之意以缓急止痛；玄胡、枳实行气止痛；杏仁下气润肠通便；川大黄攻积泻下以排虫，并取其味苦，则虫"得苦则下"；槟榔片杀虫、破积、下气、行水，现代药理研究证实槟榔对蛔虫、蛲虫、肝吸虫、钩虫、血吸虫均有麻痹和驱杀作用；炒山楂消积理脾。杏仁在此，米子良教授并不是取其宣肺止咳之功，而是取其润肠通便之效，以助川大黄攻积排虫。二诊又以乌梅安蛔止痛，方中重用白芍与乌梅，其用意有二：一是取其此药之柔肝解痉之功，解除胃肠括约肌的痉挛，缓解疼痛。二是白芍之酸，再加乌梅之酸，使虫"得酸则静"而痛止。后又以太子参补气健脾，调理脾胃以善后。